医療専門職のための生涯キャリアヒストリー法

働く人生を振り返り、展望する

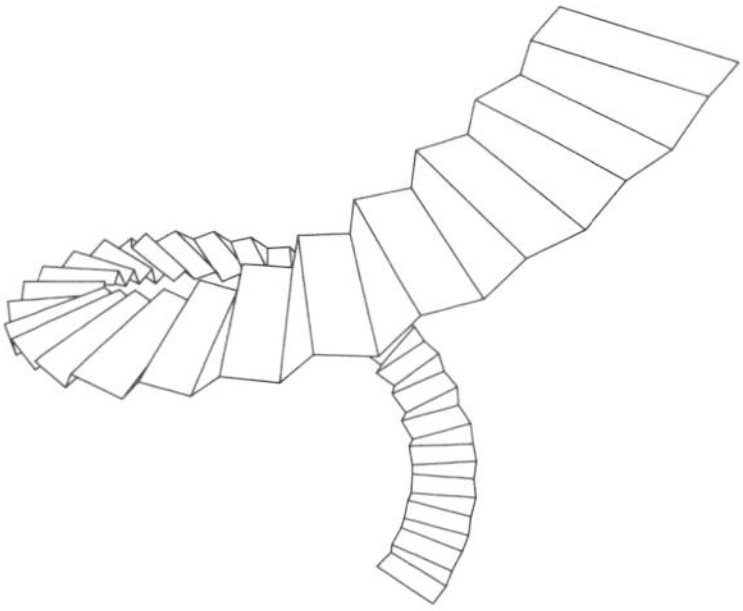

生涯キャリアヒストリー法研究会代表

渡邊洋子 編著

Yoko Watanabe

犬塚典子

Noriko Inuzuka

池田雅則

Masanori Ikeda

種村文孝

Fumitaka Tanemura

池田法子

Noriko Ikeda

柏木睦月

Mutsuki Kashiwagi

明石書店

Lifelong Career History

reflective methodology for medical profession

はじめに

本書は、医師・看護師をはじめとする医療専門職における、省察ツールとしての生涯キャリアヒストリー法の理論・実践・研究経緯をまとめたものである。生涯キャリアヒストリー法とは、働く人が自らのキャリアヒストリーを言語化・視覚化し、それを個人あるいは集団で振り返ることにより、今後のキャリアと人生の展望を築く方法を指す。本書は、筆者らによる「生涯キャリアヒストリー法研究会」の研究成果である。

2018年夏、医学部不正入試の発覚を発端に、「入口」段階での女子差別が社会問題化した。この件は、それまで明確に認識されなかった女性医師のキャリアの困難さが、社会に一定程度共有される契機ともなった。だが、その背景には、性別にかかわらず、最先端の医療専門職が直面している医療現場の、ワークライフバランスとは程遠い厳しい労働の現実がある。医師のみならず看護師、他の医療職でも、人員不足による過重労働やバーンアウトなど、生涯働き続ける上での問題は山積している。

働き方改革が叫ばれながらも状況が簡単には改善されない中、COVID-19の世界的蔓延（パンデミック）が世界を席巻し、感染症治療の最先端にいる医療専門職の日々のワーク（業務・仕事）を激変させた。それはまた、医療者個人の、あるいは家庭・社会におけるライフ（生活・生き方）に対し、さらには、医療者自身の生涯にわたるキャリアの見通しや設計にも、多大な影響を及ぼしてきたといえる。同時にこのことは、日本の医療政策や医療人材育成策に大きく関わる問題でもある。

世界的にCOVID-19の状況は収束方向とはいえ、未だに先の見通しが持ちにくい時代であることは変わらない。時代の波に翻弄され続けることなく、専門職として自分らしく自己実現し、個人としても活き活きと生き抜いていくには、生涯的視野に立ち、自らのキャリアとライフを切り離さずにトータルに省察する機会が必要となる。医療専門職が自らの「今」と「ここ」を確認するには、「これまで」のキャリアとライフを振り返りながら「過去―現在」の道筋を跡づけ、また「これから」のキャリアとライフを中長期的に展望しながら、「現在―未来」の時間軸の起点として「今」「ここ」を位置づけることが、「次の一歩」のために重要であると考える。

本書は、このような問題意識と課題認識をもとに、医療専門職が「働く当事者」として自らのキャリアを省察するアプローチの方法（メソッド）として著者らが開発した「生涯キャリアヒストリー法」について、理論・実践の両面から論じたものである。基盤となる研究は、京都大学・医の倫理委員会（2016年度R0350）および新潟大学倫理審査委員会（2020-0293）から研究倫理審査を受けている。

本書の構成

本書は、理論編（第1～5章）と実践編（第6～11章）で構成される。どちらのパートから読み始めることも可能であるが、マニュアル的・対処療法的な利用を避けるため、可能な限り、両方を合わせて読まれたい。

理論編ではまず、医療専門職を代表するものとして、医師・看護師の現状と課題に焦点を当てる。第1章では、専門職である医師が、「女性参入型」専門職として成立した医師世界においてプロフェッショナリズムとキャリアの間で直面する現代的課題を、COVID-19の影響も含めて概観する。第2章では、看護師の働き方と自己認識の現段階について、女性全体の就労状況と対比しつつ大規模調査から明らかにし、COVID-19が看護職のキャリアに及ぼした影響とキャリアの振り返りを求められる現実を解説する。続く2つの章では、本研究で「生涯にわたるキャリアヒストリーという考え方」に至った経緯を示し、「生涯キャリアヒストリー法」における省察と省察ツールの理論的検討を行う。第3章では、先行研究の動向を整理し、2つの鍵概念（「生涯キャリア」「キャリアヒストリー」）の意味と独自性を明らかにする。第4章では、「生涯キャリアヒストリー法」の文脈における省察とは何かを、3人の論者の省察概念から検討し、筆者らが開発した省察ツール「キャリアヒストリーチャート」の特徴と省察プロセス、学習支援者の役割から、「省察」支援への示唆を提起する。第5章では、改めて実践の文脈に生涯キャリアヒストリー法を位置づける。同法に込めた筆者らの「願い」を示し、メソッドとしての見取り図を解説した後、実践の文脈でも、本メソッドが「ライフ」「ストーリー」でなく「キャリア」「ヒストリー」である意義を確認する。

実践編ではまず、第6章で生涯キャリアヒストリー法の実践方法の組み立てを明示すべく、それがどのようなプロセスで構築されたかを述べる。続く2つの章では、生涯キャリアヒストリー法の実践方法を具体的に解説する。第7章では個人レベルの実践方法について、個人でライフラインチャートを作成し、それをもとに「自己との対話」という形で省察を行う方法とプロセスを明示する。第8章は、グループワークを用いた実践方法について、ワークショップの目的、プロセス（ワークショップの導入―講義―個人ワーク―グループワーク―まとめ）と方法を示す。第9章では、実践研究の方法としての3つのフォーカスグループインタビューの実践経緯と考察内容を報告する。第10章では、コロナ禍後の本研究会での生涯キャリアヒストリー法実践への取り組みの経緯として、2021年度にオンラインで実施した3つの取り組みの経過と結果について、詳細を報告する。第11章では、それらのうち、参加者一般公募型セミナーとして実施したオンライン・ワークショップの開催プロセス、参加者の構成とニーズ、参加者の気づき、生涯キャリアヒストリー法の課題と可能性について報告を行う。これを通して、生涯キャリアヒストリー法の実践を通して見えてきたことについて、現時点での私たちなりのまとめを示す。さらに、英国における医師の動向、男性看護師のキャリア、19世紀英国の女性医療専門職、カナダ女性医師会、医学教育改革に関わるコラムも掲載している。

英訳について

「生涯キャリアヒストリー法」の英訳について述べておきたい。ここでの「生涯」は「生涯にわたり、生活や生き方全般に及ぶ学習」（lifelong and lifewide learning）の視座に立つことを明示する。この視座を明確にし、方法論としての特徴を盛り込んだ英語名として、'Methods of career history reflection and analysis from the perspective of lifelong and lifewide learning' を使用するものである。ここで特筆したいのは、「生涯キャリアヒストリー法」の「法」（＝メソッド）には、実践・支援方法を意味する「省察法

（reflection）」とアカデミックな研究方法を意味する「分析法（analysis）」の2つが含まれている点である。すなわち上掲の英語名は、このメソッドが両者を兼ね備えることを明示するものである。

なお、単数の 'Method' ではなく、'Methods' と表記するのは、これまで筆者らが主にライフライン法を中心に取り組んできた「キャリアヒストリーチャート」に加え、今後、同様の趣旨に立つメソッドを研究開発していく潜在的可能性をも含みこんでいるためである。

- 生涯キャリアヒストリー実践法（省察法）

'Methods of career history reflection from the perspective of lifelong and lifewide learning'

- 生涯キャリアヒストリー研究法（分析法）

'Methods of career history analysis from the perspective of lifelong and lifewide learning'

以上のような各章やコラムの総体を通して、医療専門職にとっての生涯キャリアヒストリー法の理論的位置づけと実践の形態、具体的方法について提起したい。本書を通して、すべての医療専門職が性別にかかわらず、生涯キャリアの視点を持ち、プロフェッショナリズムとキャリア・ライフを調和的に追求できるような、ともに活き活きと働きやすく住み心地の良い社会に向けて、少しでも社会的使命を果たせたら幸いである。

2023年3月

生涯キャリアヒストリー法研究会　代表

渡邊 洋子

主な出典

本書の内容は、筆者らの次の論文・論稿に大きく依拠している。文中では可能な限り、出典箇所を注釈で示したが、特に指定しない箇所でも、著作権に慎重に配慮しつつ、適宜、再構成・加筆修正して叙述した（以下、刊行年順）。

〈2014～2016年〉

渡邊洋子・柴原真知子（2013）イギリスにおける女性医療専門職の誕生と養成・支援活動――パイオニア女性のキャリア確立プロセスに関する成人教育的考察から．京都大学大学院教育学研究科紀要．59. 99-123

渡邊洋子（2014a）近代日本の女性専門職教育――生涯教育学から見た東京女子医科大学創立者・吉岡彌生．明石書店

渡邊洋子（2014b）コラム：キャリアヒストリーを書く．京都大学生涯教育フィールド研究．2. 151-152

渡邊洋子（2015）日英における女性医療専門職の比較研究の視点――医師とジェンダー．京都大学生涯教育フィールド研究．3. 11-21

佐伯知子（2015）〈研究動向〉女性医師をめぐるキャリア研究の現状と課題．京都大学生涯教育フィールド研究．3. 101-105

池田法子（2015）資料紹介：E. N. Anionmu『メアリー・シーコール小伝――看護師・学生のためのリソース』（英国看護協会、2005より）京都大学生涯教育フィールド研究．3（通巻14）．125-133

渡邊洋子（2016）専門職のキャリアをめぐる現代的課題――女性医師を手がかりとして．京都大学生涯教育フィールド研究．4. 3-16

〈2018年〉

池田法子（2018）英国における医師のキャリアに関する動向――2005年医学部卒業生のコーホート調査（2016年実績）を手がかりに．女性医療専門職における生涯継続教育の方法論的開発――キャリアヒストリー法の構築と活用（本科研研究成果最終報告書）

池田雅則（2018）看護師のキャリアヒストリーに関わる国内文献．女性医療専門職における生涯継続教育の方法論開発――キャリアヒストリー法の構築と活用（本科研研究成果中間報告書）．71-87

池田雅則・池田法子（2018）フォーカスグループインタビュー・パイロットプログラムの実施．女性医療専門職における生涯継続教育の方法論的開発――キャリアヒストリー法の構築と活用（本科研研究成果最終報告書）．51-54

犬塚典子（2018）カナダの医師養成と女性の生涯学習ネットワーク．女性医療専門職におけ

る生涯継続教育の方法論開発――キャリアヒストリー法の構築と活用（本科研研究成果中間報告書）31-54
渡邊洋子（2018）キャリアヒストリー法の構築に向けて――女性医師を対象として．創生ジャーナル Human and Society．1. 65-74
〈2019 年〉
池田雅則（2019）看護教員養成所の設置および入学の動態――平成期（1989-2019）30 年の変化．創生ジャーナル Human and Society．2. 130-149
犬塚典子（2019）カナダにおける女性医師の養成と継続専門教育（CPD）．田園調布学園大学紀要．13. 133-147
種村文孝・犬塚典子・池田雅則・池田法子・渡邊洋子（2019）ライフラインチャート活用の到達点と課題――女性医療専門職のキャリア研究方法として．創生ジャーナル Human and Society．2. 118-129
渡邊洋子（2019）医学部入試と医学教育の関連を考える――カナダ・マクマスター大学入学者の属性から．創生ジャーナル Human and Society．2. 123-130
渡邊洋子（2019）総論　日本の医療専門職の特徴――医師をめぐる多面的考察から．社会保障研究．3-4．国立社会保障・人口問題研究所．458-474
〈2020 年〉
渡邊洋子（2020）医学部入試と医学教育、生涯キャリアをつなぐ初年次教育――カナダ・マクマスター大学の事例から．創生ジャーナル Human and Society．3. 93-121
〈2021 年〉
池田雅則・池田法子・種村文孝・犬塚典子・柏木睦月・渡邊洋子（2021）キャリアヒストリー法の構築――看護職のためのヒアリングシートの開発．看護研究．54（4）．352-367.
はじめに
柏木睦月（2021）男性看護師のキャリアに関する研究動向と論点――2000 年代以降の文献から．創生ジャーナル Human and Society．4. 63-74
〈2022 年〉
渡邊洋子（2022）専門職者にとっての生涯キャリアヒストリー法――名称変更の経緯と背景、および省察ツールの機能と可能性．創生ジャーナル Human and Society．5.　78-91

※なお、本研究の起点として、非医療系教育専門家（non-clinical educationalist）に関わる科研研究「医療従事者の専門的研修に関する成人教育的実践研究」（挑戦的萌芽研究、19653089、代表者：渡邊洋子）および以下の２論文がある。
渡邊洋子（2009）医学教育において非医療系教育専門家が果たす役割とその意義．京都大学生涯教育学・図書館情報学研究．9. 1-13
渡邊洋子・米岡裕美・柴原真知子・鎚純香・山口記世・原摩利彦（2011）日英医学教育の現代的課題と非医療系教育専門家の可能性――英国の事例にみる「アウトサイダー」の経験と役割を手がかりに．京都大学生涯教育学・図書館情報学研究．10. 37-59

「生涯キャリアヒストリー法研究会」について

2021年末より改称、旧キャリアヒストリー研究会。メンバー：渡邊洋子、犬塚典子、池田雅則、種村文孝、池田法子、柏木睦月。

なお、本研究会は次の科学研究費の助成を受けている。

基盤（B）「女性医療専門職における生涯継続教育の方法論開発――キャリアヒストリー法の構築と活用」（2016-18、課題番号16H03763、代表者：渡邊洋子）および同「女性医療専門職におけるキャリアヒストリー理論の実践的構築および適用に関する研究」（2019-21、課題番号19H01625、代表者：渡邊洋子）。

目　次

第2部　実践編

コラム

読者のみなさまへ

《生涯キャリアヒストリー法・同フォーマットの活用に関わる留意点》

1　生涯キャリアヒストリー法は下記のように商標登録されています。
指定商品又は指定役務並びに商品および役務の区分「第 41 類」、登録第 6575094 号

2　フォーマットの著作権は本研究会に属します。
著作権法上の「私的使用」や「引用」の範囲を超えての「無断転載」や「無断改訂」による使用はできません。

3　生涯キャリアヒストリー法や本フォーマットを使った研究、FD や各種研修会などを実施する場合は事前に必ずご相談下さい。ファシリテーターなどを必要とする場合は下記までご連絡下さい。

生涯キャリアヒストリー法研究会
連絡先：careerhistory@googlegroups.com

第1部

理論編

第1章
専門職のキャリアをめぐる現代的課題Ⅰ
—医師とジェンダー—

渡邊洋子

1．専門職としての医師

現代に求められる専門職像を「省察的実践者」に集約して示したショーン（Schön, D）によれば、現代社会を生きる専門職は「不確実性、複雑性、不安定性、独自性、価値観の衝突」の中で、専門的多面性（professional pluralism）を鋭く求められている（Schön, 1973／佐藤・秋田訳, 1987）。専門職の「現場」では、高等教育・職業教育で学んだ知識技術の適用や応用では対応し難い、複合的で難解な事象が日々展開される。そこでは、現場の文脈において直面する課題を即座に的確に捉え、柔軟かつ臨機応変に対応できる資質や能力が、ますます切実に要請されるようになってきた。

専門職に共通して見られるとされたこのような状況の中、当事者である専門職者が個人として抱える課題、すなわち自身が「専門職」としてどう生きていくのかとの「問い」も、従来に増して一層重要なものになっている。このような見地から、筆者は2018年、『社会保障研究』の「特集：医療専門職の業務の変化と現代的課題」において、日本の医師についての多面的考察を行った。そこで得られた知見と課題をもとに整理すると、次のようなことが指摘できる。

①医師世界は、医師＝男性を前提に構築され、女性の参入によって変化を遂げてきた専門職世界（「女性参入型」専門職）であり、その性質が現在も濃厚であること、②近年、患者本位のプロフェッショナリズム教育が強調される一方、「患者のため」との至上命題と人員不足により、ライフやファミリーの縮小・最小化が許容・自明視される傾向が否めないこと、③キャリアの問題が、

女性医師の職業継続と家庭との両立問題に集約されてしまい、人員不足の解消、ライフとワークのバランス調整や長時間労働の是正、ワーク・ファミリーコンフリクトの解決などには至っていないこと、④医師個人の中で、表裏一体で共存すべきプロフェッショナリズムとキャリアが、現状では、プロフェッショナリズム＝男性、キャリア＝女性のように分岐してしまっており、このことが、男女医師の働き方や労働時間に影響を及ぼしていることが示唆されること、などである（渡邊, 2018b: 458-475）。

本章ではこれら4つを軸に、その後、COVID-19の世界的蔓延（パンデミック）の中、最先端に立つことになった医療専門職の新たな状況と課題をも視野に入れながら、医師のキャリアをめぐる現代的課題をジェンダーとの関わりから見ていきたい[1]。

2.「女性参入型」専門職としての医師世界

「女性参入型」専門職とは、男性を前提として成立し、後に女性の参入によって一定の構造変化が見られた専門職領域を指す。以下、近代以降の発展の経緯を概観する。

日本の医師は、明治政府の近代化政策の中、1874（明治7）年の「医制」によって生み出された。ここを起点とする日本の西洋医としての医師養成は、民間医療に携わっていた漢方医を実質的に排除し、また女性が医師になることを全く想定しない、純粋な「（男の）職業」を前提に成立した。このことは、医術開業試験を受けるための官立学校や民間の教育機会はほぼすべてが男性のみに開かれていたこと、また、女性が医術開業試験を受験できなかったという事実とその「理由」に顕著である。その「第一の理由」は「医業は命を預かる重要な仕事である。身分の低い女性が携わる仕事ではないと、役所は女性の受験を拒否した」（酒井, 2005）ことにあったとも言われる。また明治政府は、従来の開業医（漢方医）に履歴を出させ、新たに開業医と認めて医業を継続させたが、そこでも女性は排除された。開業医として十分な資格があったシーボルトの娘イネさえも、明治期の新制度のもとでは産婆として扱われ、医師としては認められていない。

「女性の病は女性が診るべき」と一大決心をして医学を学んだ荻野吟子（女性医師医籍第1号）の受験に際し、荻野の恩師に依頼されて掛け合った医学界重鎮石黒忠悳（陸軍軍医監・大学医学部総理心得）は、当時の衛生局長に「女は困る」と言われたと回想している。そこで石黒が「『女が医者になってはいけない』という条文があるか、ない以上は受けさせて及第すれば開業させてもよいではないか、もし女がいけないなら『女は医者になる可からず』と書き入れておくべきだ、と言ってやった」との発言の記録が残されている（『日本女医史追補』71-80）。

この時期、女子が一時的にでも在籍できた教育機関や私塾は、高橋瑞子や吉岡彌生が学んだ済生学舎をはじめ、わずかであった。医師世界は以後、荻野、高橋らをはじめとする一連のパイオニア女性たちの孤独な闘いと、吉岡による東京女医学校（後に東京女子医学専門学校、現東京女子医科大学）などに代表される民間の取り組みにより、女性にも徐々に門戸を開くこととなった。その後、女性が一人前の医師として社会的認知を得るには長い道のりを要したが、戦時中は男性医師の代替えとして女性医師は増加した（渡邊, 2014a, 2018b）。以上のように、医師は、男性を前提に（女性を想定せずに）成立し、後に女性の参入や増加により一定の構造変容が見られた専門職、いわば「女性参入型」専門職（渡邊, 2014a, 2016, 2018b）であった[2]。

第二次世界大戦後、「教育の民主化」が謳われ、1945年12月には男女間における教育の機会均等、教育内容の平準化などを目指す「女子教育刷新要綱」により、女子の大学入学を妨げる規定の改正、女子大学の創設、大学での共学制の実施、などが定められた。翌46年の「米国教育使節団報告書」でも高等教育の女子への開放が強く勧告され、1951年以降、医師養成はすべて大学教育に統一された。以後、医師養成は、東京女子医科大学を唯一の例外として、男女共学の新設大学医学部・医科大学で行われてきた。現在、日本の医療を支えている医師は概ね、男女平等の戦後理念を背景に、このような男女共学の環境の中で育った世代である。

とはいえ、戦後日本においても医師世界が長期にわたり、男性中心の社会として発展してきたことは否定し難い。現時点でも、医師会などの中央・地域組織、大学医学部や大学病院、各種病院の管理部門、各種学会の執行部などでも、特に責任の重い部署の圧倒的多数を男性が占めており、意思決定において男性優位の傾向は否めない。また社会的な医師イメージの形成への影響が少なくないと思われる従来の医療ドラマでも、いかに医師世界が男性社会であるかが描かれてきた。例えば、ドラマ「白い巨塔」はいうまでもなく、女性医師が主人公の「ドクターX」でさえも、背景となる大学病院や医師会などの組織構造はまさしく「男社会」である。他方、組織から外れ、慈恵医療や地域医療に取り組む旧来型の男性医師像（例えば「赤ひげ」「Dr. コトー」）も、日本の医師イメージを象徴・代表するものとして機能してきたといえよう。

2018年7月、医学部医学科や医科大学（計10大学）において女子（と多浪生）の点数に関わる医学部入試での不正が判明し、社会問題となった。一部は訴訟となり、2022年段階で判決が出たものもある。現役医師に占める女性医師占有率が2020年時点で22.8%、年代別には29歳以下が36.3%と3分の1を超える現実（「令和2年医師・歯科医師・薬剤師統計の概況」）、女性医師占有率がOECD最下位とはいえ、占有率増加が見られる動向（表1-1）に何らかの達成感や抵抗感を抱く層が、不正の温床の一部に存在したことも想像に難くな

表1-1　OECD加盟国における女性医師占有率の変化（2000～2015年）

増加割合の区分	国名・女性医師占有率の増加割合	備考
15.0%以上	オランダ17.3、スペイン15.8	
10.0～14.9%	ノルウェー*14.1、アイスランド13.0、デンマーク**12.9、ベルギー12.9、スイス11.5、英国10.5、カナダ10.5、イタリア10.5、ニュージーランド10.0、オーストラリア10.0	*2002 **2003 ***2014
5.0～9.9%	オーストリア9.7、ドイツ9.7、米国*9.6、ポルトガル8.5、スウェーデン**8.0、フィンランド7.8、フランス7.8、ギリシア7.4 **OECD34か国平均7.4**、アイルランド6.7、日本***6.0、ハンガリー5.8	*2014 **2014 ***2014
0.0～4.9%	チェコ共和国2.9、ポーランド2.7、イスラエル2.3、スロバキア共和国*1.4、ラトビア1.3、エストニア0.0	*2013
0.0未満	なし	
比較データなし	スロベニア、トルコ、チリ、ルクセンブルク、韓国	

出典：OECD (2017) Chapter8. Health Figurte 8.6. Share of female doctors, 2000 and 2015 (or nearest year), in *Health at a Glance 2017*, OECD Publishing, Paris. より筆者が計算・作成。なお、上記は基本的に2015年の女性医師占有率から2000年の占有率を差し引いた数字である（例外的に、2000年分のデータを2002・2003年、2015年分を2013・2014年のデータに代えている国については備考欄に*をつけて示した）。（渡邊, 2018b: 68から図2を転載）

い。

このような社会状況にいても、医師であることや医師として仕事をすることは、飽くまでも医師個人のレベルの話であり、ジェンダーに関わる問題と見なすのは適切でないとする医師も一定程度存在する。確かに、次に見るようなプロフェッショナリズムの議論は、属性にかかわらず、すべての医師に共通して肝要なものである。他方、キャリアの問題の取り扱われ方はどうか。「女性参入型」専門職の医師世界では、「女医」のようなジェンダー呼称が一部に残っている。未だに「男性」が暗黙の前提であり、旧来の男性医師モデルの私生活を顧みない働き方が、医師のあるべき姿として残像のように「働き方改革」の前に横たわっている。その中で女性医師の多くは、1人の医師としての責務と私生活で未だに自明視されがちな女性役割との「両立」に悪戦苦闘し、それらの調整の中で自らのキャリアの展望を見出しにくい状況にもある。

3．医師のプロフェッショナリズムの現段階

近年、医師のプロフェッショナリズムについて活発に議論がなされるようになった。2018年12月時点の研究情報検索サイトJ-Stageで「プロフェッショナリズム」を検索すると608件がヒットし、掲載誌別は『医学教育』（123件）、『日本内科学会雑誌』（55）、『日本プライマリケア連合学会』（33）、『心身医学』（24）、『日本マスコミュニケーション研究』（11）と、医学系学会が40％近くを占め、医学分野でのプロフェッショナリズムへの注目が、特にプロフェッショナリズム教育との関わりで顕著なことがわかる。

自ら医師である大生定義は、「医のプロフェッショナリズム」を「自律性を持ち、社会契約に基づいた医師という専門職の姿勢・構え・行動様式であり、その背景には健全な倫理感がある」こと（大生, 2011: 399）と、定義している。そこでは、チーム医療や患者中心の医療を行う現代では、もはや医師単独で「医師のプロフェッショナリズム」を考えることはできないとし、「社会の視点や医療を遂行する多くの職種との相互作用の中で考えていくことが必須である」として、現代的な問題意識を反映させた認識が示されている。

日本医師会はウェブサイトを活用し、2000年に新たな「医の倫理綱領」、

2004年には「医師の職業倫理指針」を作成後、医の倫理に関わる会員医師への情報提供や啓発に努めてきた。2016年11月には、世界医師会が刊行した『医の倫理マニュアル』（2005年1月）を翻訳刊行し、18年8月には「営利でなく、愛他的動機に従った公共の利益」を目指す「医の倫理の基本知識」ページを立ち上げた。そこでは、19世紀以降の医学の目覚ましい発展のもと、終末期医療、高度先進医療、生殖医療など、様々な倫理的問題が生じていること、これらの問題は、「ヒポクラテスの誓い」[3]をはじめとする従来型の「医の倫理」のみでは解決し難いこと、それらは「社会構造との係わりが深い」現代的課題であることなどが指摘されている（日本医師会HP）。

また「ジュネーブ宣言」(Declaration of Geneva)「医の国際倫理綱領」「ヘルシンキ宣言」「患者の倫理に関するリスボン宣言」「プロフェッショナル・オートノミーと倫理上の独立性に関わるソウル宣言」「医師主導の職業規範に関するマドリッド宣言」などを掲載し、世界医師会を中軸とする医師の職業倫理への認知の共有化を推進している。とりわけ「ジュネーブ宣言」は、1948年9月の第2回世界医師会（WMA）総会で採択された医の倫理に関する規定で、「ヒポクラテスの誓い」の倫理的精神を「現代化・公式化したもの」とされる。6度目の改訂による2017年最新版では、「患者の自律性」'patient autonomy'を掲げ、患者を客体から主体に改め、患者中心とするスタンス・方針への重点転換がなされた点が特筆される。そこでは、患者の権利、自主尊重原則、自己決定権、および「肉体的にも、精神的にも、そして社会的にも、すべてが満たされた状態」（WHO）を示す「ウェルビーイング」wellbeingが重視されている。

「医師の誓い」The Physician's Pledge（「ジュネーブ宣言」）の冒頭には、「私は、人類への奉仕に自分の人生を捧げることを厳粛に誓う」が高らかに謳われている。この理念と「医の国際倫理綱領」の「医師は、医療の提供に際して、患者の最善の利益のために行動すべき」との条項は、「ヘルシンキ宣言」(1964年）の「医学研究の対象とされる人々を含め、患者の健康、福利、権利を向上させ守ることは医師の責務である。医師の知識と良心はこの責務達成のためにささげられる」に反映されている。

このような潮流は、日本医学教育学会における倫理・プロフェッショナリズム委員会の設置や、その活動とも連動するものである。同委員会は『医療プロフェッショナルワークショップガイド』(2008)、『医療プロフェッショナリズム教育——理論と原則』(2012) を刊行し、2014年11月にはワークショップ「プロフェッショナル教育のコンセンサスを形成しよう」を開催した[4]。さらに、近年の複雑な医学・医療の状況における「プロフェッショナリズムに含まれる資質・能力」として、2015年に「1. 社会的使命に献身する意志、2. 患者中心の医学の実践、3. 誠実さと公正性の発揮、4. 多様な価値観の受容と基本的価値観の共有、5. 組織やチームのリーダー/メンバーとしての役割、6. 卓越性の追求と生涯学習、7. 自己管理とキャリア形成」(野村, 2015: 730-31) を提起している。

プロフェッショナリズム教育については、欧米では“明示的に”教えるべきものとして以前から教育が進められてきた一方、国内では公式に取り上げられることはほとんどなかった (宮田, 2018b: 33-36) とされる。だが、国際認証の必須化などを機に事態は変化し、2017年2月、すべての大学医学部・医科大学で採用される「医学教育モデル・コアカリキュラム　平成28年度改訂版 (最終版)」(厚労省高等教育局) が公表された。プロフェッショナリズムは「医師として求められる基本的な資質・能力」の第一項目に掲げられ、「人の命に深く関わり健康を守るという医師の職責を十分に自覚し、患者中心の医療を実践しながら、医師としての道《みち》を究めていく」ものと解説された。これを受け、2018年には同委員会が「卒前・卒後教育に継続的にプロフェッショナル教育を組み込む」べく、「プロフェッショナリズムは、医療専門職集団、個々の医療専門職者が、患者、住民、社会とともにより良い医療を進めていくために必要な信頼構築の基盤となる価値観、態度、行動」(宮田, 2018a: 5-9) との定義を提起している。

以上のようなプロフェッショナリズム教育の導入過程における一連の議論や取り組みの成果は、日本の医師の職業倫理の中核に「患者」「住民」「社会」が明確に位置づけられ、「患者のため」が医師の最大の使命と明示された点である。これは医師法第19条「診療に従事する医師は、診察治療の求があつた場合には、正当な事由がなければ、これを拒んではならない」の遵守について、単なるコンプライアンスの問題を超えた職業倫理上の裏づけを設けたものともいえる。

この「医師―患者」の関係性を軸とする医師の責務については近年、医学部の卒前教育において、医療倫理やプロフェッショナリズムに関わる授業を通して教育内容として教えられ、医師の職業倫理の根幹をなすものと見なされるようになった。医師において専門職的前提となるプロフェッショナリズムは、「医師であること」以外の属性を問うことなく、すべての医師に同じ価値規範や具体的行為を期待する汎用的・中立的な概念である。

4．医師におけるキャリアの現状

プロフェッショナリズムが汎用性を持つ中立的な概念であるのに対し、キャリアは、専門職である医師において、自らの属性や環境など固有の文脈における価値や行為と結びついて成立する概念である。キャリアはまた、働く当事者である医師が自分なりの職業人生のあり方について考え学び問題解決する、という当事者性の上に成り立つ概念でもある。

医療系の論文検索サイト、医学中央雑誌（「医中誌」）[5]を中心に、医学関係の研究動向を概観した佐伯知子によれば、医師のキャリア研究が盛んに行われるようになったのは、2000 年代後半以降である。2004 年に新医師臨床研修制度が導入され、医局の意向ではなく個人と研修機関とのマッチングにより、各自が研修先・就職先を自分で選べるようになり、その結果、キャリアに注目が集まるようになった。だが、医師のキャリア研究には、男性・女性と性別を冠したもの、特に女性医師に焦点化した研究が多い。中心的課題は、結婚・妊娠・出産・育児などのライフイベントをめぐる就業継続支援、すなわち「仕事と子育ての両立」である。具体的には、専門科・機関ごと女性医師の働き方と支援体制（労働環境の整備、チーム内の連携など）を取り上げたものが多く、医師個人の人生選択を周囲がどう応援し支えるかに焦点が当てられる傾向にあった（佐伯, 2015: 101-106）。

日本国内の現役医師における女性の占有率は、1970 年に 9.5％、1982 年に 10.2％、1990 年に 11.5％、1998 年に 14.1％、2002 年に 15.7％と遅々とした歩みながら、上昇してきた。2020 年の厚労省調査の時点で現役医師のジェンダー構成比は8：2～7：3の間（77.2：22.8）（「令和2年医師・歯科医師・薬剤師調査」）に位置し、医師国家試験合格者の女性割合は2021年に33.6％であった。正確な分析にはコーホート調査が必要であるが、従来、この動向については、30～40代の育児・子育て期に離職・休職者が多いために女性比率が低下していると解釈されてきた。実際はどうだろうか。

現代の女性医師の多くは日々、複雑化・高度化する世界と多元的なコミュニティの中で、多岐にわたる役割を様々な形で担いながら生きている。日本の医療を担う専門職の一員、男女共同参画社会に向けて活躍を期待される高学歴の職業女性、各々の職場や部署の責任ある構成員として、学会や研修団体などのメンバー、そしてプライベートな女性役割をも期待されつつ仕事と私生活を両立しようとする個人、などの役割である。

もちろん出産・育児期の女性医師が「仕事と家庭の両立」に悩み、医療現場から「撤退」（退職・休職）する例は以前から存在したが、近年、医師不足問題との関わりで脚光を浴び、問題視されるようになった。多くの女性医師の生き方や生活は、医師という職業の「患者の生命を救う」という排他的特殊な専門職性と、医師世界と生活世界の両方に張りめぐらされた「ジェンダー秩序」[7]に大きく規定されている（渡邊, 2014a: 31-33）。これらが相俟って、家庭責任を他に委ね難い女性医師の「仕事と家庭」の両立は、特に困難なものとなる。医師の「他を以て代え難い」専門性の期待水準と、「妻」「母」「嫁」等の「他を以て代え難い」役割期待との間に生じる齟齬や葛藤こそが、女性医師のキャリアのありように大きな影響を与えてきたのである。

古いデータで恐縮だが、田中朱美らは1996年、「近い将来、必然的に全医師に占める女性の割合は増加することが予測される」がゆえに、「来るべき21世紀における女性医師のあり方を模索する」として全国の女性医師全員29,275人に質問紙を送付し、就業状況および家庭環境などのアンケート調査を行っている。同調査では、「結婚によって生じた問題」は約半数が「ある」と回答し、「問題」の内訳（複数回答）は「仕事量が多くて家事ができない」が最も多く、「研究ができない」「夫の面倒が見られない」が続いた。また59.8％が「仕事と家庭の両立」は「大変」と回答している（田中・清水・澤口・神津・橋本, 1997: 181-86）。

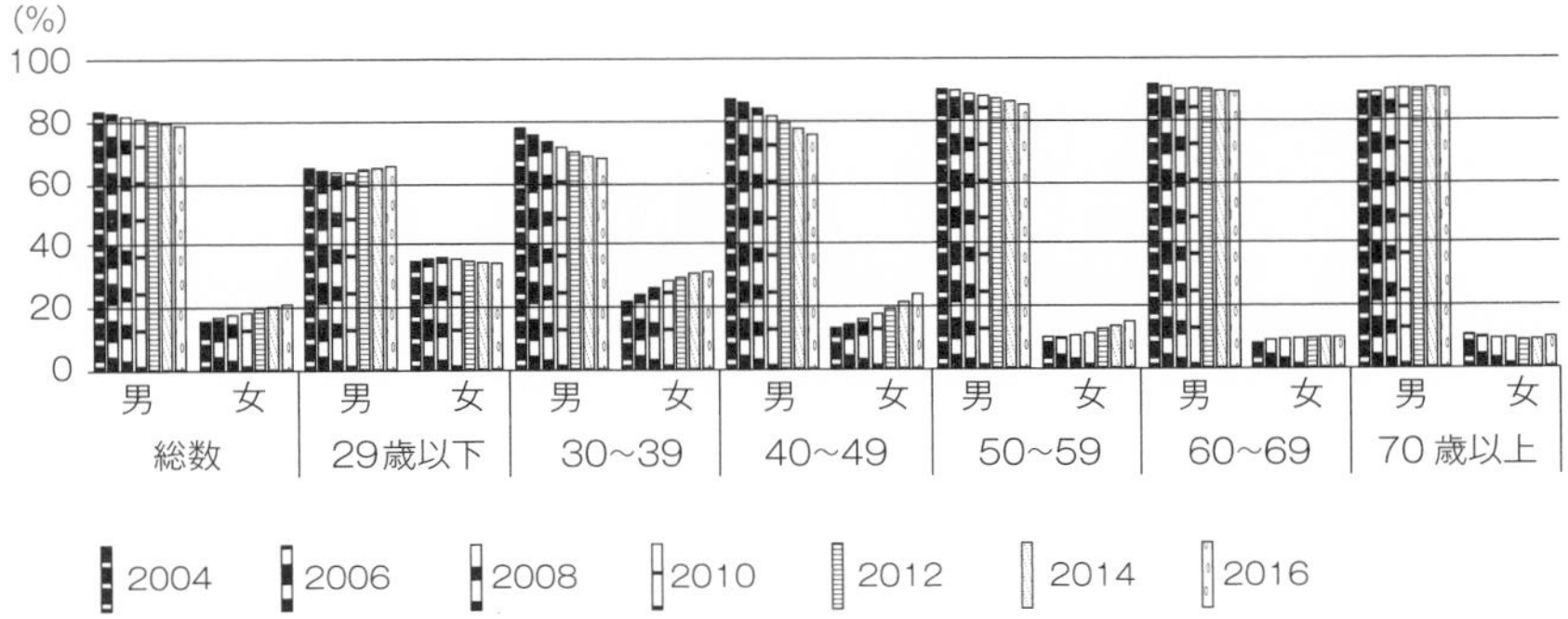

図 1-1　医師の男女構成割合の経年変化（2004-2016 年）

出典：厚生労働省「医師・歯科医師・薬剤師の概況」をもとに筆者作成。

図 1-1 は、田中らが想定した「近い将来」にあたる 2004 ～ 16 年度の各年代の医師総数を 100 とした場合に男女が各々占める割合をグラフにしたものである。20 代では 12 年間に女性割合に大きな変化はないが、30 代では 9.3％（22.1 → 31.4％）、40 代では 11.0％（13.3 → 24.3％）と増加していることがわかる。これは離職・休職者の減少を示唆するとはいえ、それは、望ましい形での職業継続ができていることを意味するわけではない。むしろ、「継続」にともなう諸課題に当事者や医療現場が様々な形で対応することにより、一定の効果を上げてきたことが関わるものと推測される。

他方、結婚や出産が、女性医師にとってキャリア形成の障碍になるよりむしろ、医師という職業への満足度を上げるというプラスの効果を持つことを示唆する研究もある。2011 年、2 つの医学部同窓生 962 人を対象（回収率は 38％・71％）とする調査では、医師という職業選択に「満足している」と回答した女性医師は 85％、既婚者は 74％、うち 80％に出産経験があり、77％が医師と結婚していた。女性医師の職業満足度に正の関連を認めた因子は、全女性医師では「未婚に比して既婚であること」、既婚女性医師では「出産経験」だったという（野村・山崎・鶴ケ野・丸井・矢野 , 2011: 209-215）。

また 2014 年には、女性医師の離職と復職および育児休業の取得について岡山大学卒業生などを対象にアンケート調査が行われ、回答者（1,403 名のうち 420 名、回答率 29.9％）のうち、離職経験者は 46.6％、離職時期は卒後 92.4％、離職理由は「出産育児」が51.5%、「夫の転勤」が21.1%で、初回離職時82%が復職を希望していたことが明らかにされた（片岡・野村・川畑・勅使河原・岩瀬, 2014: 365-375)。これらを見る限り、日本の女性医師にとって結婚、出産育児、それにともなう離職・復職などに関わる諸課題は決して少なくない。例えば、2012年のデータによれば生涯未婚率は男性医師2.8%に対し、女性医師35.9%と男女差は圧倒的なものである。さらに、女性医師の結婚の69%を占める医師同士の結婚が女性医師のフルタイム勤務の妨げになっているとの調査結果も、つい最近明らかとなった[7]。

現代の専門職全般への期待や要求の高まりで、今後、属性よりも「必要とされる能力を有するか否か」の価値がさらに優先されるようになろう。「女性参入型」専門職領域にも、より透徹した能力主義が導入されると思われる。そこでは従来、ジェンダーが直接・間接の負の要因となり、十分な能力の開花や発揮の機会が得られなかった女性を専門職への参入段階から主流化していくような、新たな可能性が示唆される。それはまた、医師という専門職の性格をよりジェンダー中立なものに変質させていく契機ともなりえるだろう。

5．直面する現代的課題

医師のキャリアをめぐる先行研究の動向については、プロフェッショナリズムとキャリアが全く異なる位相で議論され、「たとえば個々の医師が自身の専門職性をどう認識し、それを生涯キャリアにどう反映させているか、というように両者を一体的に捉えようとする視点」が希薄な傾向が指摘される（渡邊・佐伯・柴原・池田, 2015)。すなわち、プロフェッショナリズムの議論が、旧来型の男性医師モデルが暗黙の前提に論じられる一方、キャリアの問題は、就労継続に焦点を当てた女性医師の問題として取り扱われてきたのである。

医師という専門職のキャリアにおける最大の特徴は、「ライフ」を度外視してまでもプロフェッショナリズムを究極まで追求する、「旧来の男性医師モデル」を強固な存在基盤とする点である。このモデルはまさに、ジュネーブ宣言に掲げられる「患者のために生涯をささげる医師」像、すなわち医師の社会的使命と専門職性を体現する究極の姿である。患者中心主義を体現するこのモデルに同一化することにより、医師の使命が全うでき、医師としての存在意義やアイデンティティを確認でき、社会的評価や尊敬も得ることができる。だがこのモデルへの一義的な同一化は、医師個人には諸刃の剣となりかねない。この医師モデルが同時に、ワークライフバランスの実現とは対極にあるモデルだからである。このモデルへの一義的な同一化は、女性医師にも男性医師にも、「仕事がすべて」の生活を選び、そのために「ライフ」や「キャリア」が浸食・制限されることを甘んじて受け入れることの表明でもある。この文脈においてプロフェッショナリズムとキャリアは、医師個人の中で異なるベクトルを持つのである。

本来、プロフェッショナリズムとキャリアは1人の医師の中で、表裏一体の関係において調和的に共存すべきものであろう。だが現状では、個々の医師が自らの専門職性をどう認識し、それを自らの生涯的なキャリアにどう反映させるか、の視点が希薄といわざるをえない（渡邊・佐伯・柴原・池田, 2015)。これは職業継続や両立問題に悩む女性医師だけの問題ではない。一方で地域の深刻な医師不足や医療機関の経営困難などの外的要因により、「過労死寸前」までのシフトやローテーションで働くことを余儀なくされ、他方で「患者中心」を掲げるプロフェッショナリズム教育が強化される。結果的に、日々の業務（ワーク）を遂行するために、ライフやファミリーを犠牲にせざるをえなくなるといった医師全般の問題なのである。

このような状況は、まさに想定外の事態であった2019年以降のCOVID-19の度重なる蔓延により、より厳しくより深刻なものとなった。日々の業務（ワーク）が有無を言わせない速度と拡がりで肥大化を続け、最低限のライフを極限まで圧迫するような、新たな局面となったのである。2020年5月18日付「日本経済新聞」によれば、新型コロナウイルス感染症の検査や治療に当たる医師を対象にしたアンケート（勤務医でつくる労働組合「全国医師ユニオン」）で、「回答した172人のうち約9割が感染リスクに不安を覚えている」ことが判明した。「時間外手当がない」と答えた人は2割以上で、「法律に違反しかねない待遇で働く医師が相次いでいる現状」も明らかにされた[8]。また2021年2月、日本医師会が発表した「新型コロナウイルス感染症に関する風評被害の緊急調査」の概要では、医師以外の医療従事者（看護師など)、医療機関、医師や医療従事者の家族、医師の各々が、多くの風評被害を受けていたことが浮き彫りになり、「由々しき事態」との認識が示された[9]。

厚生労働省では2019年7月、「医師の働き方改革の推進に関する検討会」を設置した。2021年3月（第12回）には、10大学病院計26診療科における医師と大学院生を対象とする、勤務状況と労働時間に関する調査結果「新型コロナウイルス感染症への対応を踏まえた医師の働き方改革が大学病院勤務医師の働き方に与える影響の検証とその対策に資する研究」が報告された。そこでの「主な労働時間短縮のための方策」としては、第一に、勤務体制の見直し（主治医制からチーム制、複数主治医制の導入、シフト制や変形労働時間制の導入、各科当直から複数診療科によるグループ当直の導入、オンコールの併用、土日祝日の病棟業務等は当番医（必要に応じて主治医）で対応、土日のどちらかを法定休日として確保する体制の構築）、第二に、タスク・シフト／シェア（短時間勤務の医師の活用、医師事務作業補助者の活用、特定行為研修を修了した看護師の活用、助産師の活用）が掲げられた。同検討会の17回の議論を経て、厚生労働省は2022年4月、「医師労働時間短縮計画作成ガイドライン及び医療機関の医師の労働時間短縮の取組に関するガイドライン」を公表している。

これを受け、2024年4月から「医師の働き方改革」が開始されることとなった。同改革は、「勤務医の時間外・休日労働の上限を原則年間960時間以下（月100時間未満）、救急医療などを行う医師や技能向上を必要とする研修医などに、期限付きで年間1,860時間以下（月100時間未満）とする」ものである。ここに至るには「医師の時間外労働時間の上限規制が適用された場合に、大学医局から関連病院への医師の派遣等への影響を中心に、医師の働き方改革が地域医療提供体制に与える影響」調査が行われ、これをも踏まえて対応策が検討されたという経緯がある。

とはいえ、この改革には例えば、外科4学会から「明らかなマンパワー不足を長時間労働で補てんすることで高い医療の質を確保している現状に対し、外科医の献身的な無償労働を制限＝否定する制度になっている」[10]と批判が出されるなど、医療現場の実態との乖離が指摘されている。他方、一般の医師ではこの改革のうち、特に医師の時間外労働の改革の内容を知らない医師が全体の半数以上、上限時間が設けられることの影響について把握していない医師が全体の7割を占めることも、報告されている[11]。医師自身が自らのキャリアとライフを生涯的視野で見通せるには、未だ多くの困難や課題が山積するといわざるをえない状況にある。

同時に、医師の勤務状況や労働条件を、持続可能性の観点から再検討する必要も、国家的急務である。保坂隆は著書『医師のストレス』（中外医学社、2009）の序文で、深刻な医療現場の現状を踏まえ、「医療はだれのものでもなく、社会全体のものすなわち公共財である」と述べている。日本医師会では、「医療崩壊の背景のひとつである『医師のストレス』を真正面からとらえるべき時が来た」との認識のもと、「勤務医の健康支援に関するプロジェクト委員会」を設立した。同書は、医師のみならず、国や自治体、病院経営者や病院長、患者や一般の人々が、医師が社会全体の「公共財」であることを念頭に置き、その心身の健康維持を重視すべきことを提起している。

この「公共財」の発想は、「ジュネーブ宣言」2017年版の「医師の誓い」において最後から2番目の「私は、最高水準の医療を提供するために、私自身の健康、安寧および能力に専心する」との文言とも相通じるものがある。この項目がいつの時点で挿入されたか不明であるが、医師自身の「健康、安寧、および能力」への「専心」が「最高水準の医療の提供」のために必要不可欠なことを明示している点は、現代的状況に鑑みて大いに注目される。その「専心」が医師個人の「営利でなく、愛他的動機に従った公共の利益」にも繋がるという視野の拡がりこそが、患者中心主義と医師個人のワークライフバランスとの調和に道を拓くものとなりうるように思われる。

注

1 本稿は、渡邊洋子（2018b）日本の医療専門職の特徴——医師をめぐる多面的考察から．社会保障研究．3-4．国立社会保障・人口問題研究所．458-475の叙述内容に大幅に依拠しつつ、本書の趣旨に合わせて加筆・修正を加えたものであり、同研究所より転載許可を得ている。

2 「女性参入型」専門職としては、医師・法曹者・聖職者などの古典的専門職に加え、労働基準法第14条で「高度な専門知識を有する」者として挙げられる職種のうち、公認会計士、歯科医師、獣医師、一級建築士、技術士、社会保険労務士、税理士など、女性比率が一定比率（5％を目安とする）を超えるものが含まれる。他方、看護師、保健師、薬剤師など、当初は「女の仕事」として確立され、近年男性が増えている領域は「男性参入型」専門職と呼びうる。

3 医師の職業倫理について書かれた宣誓文で、世界中の西洋医学教育において長く教えられてきた。

金銭的報酬だけを目的に医療を施したり医学を教えたりすることを戒め、人命を尊重し、患者のための医療を施すこと、患者等の秘密を守る義務などについて述べられている。江本秀斗「ヒポクラテスと医の倫理」(「医の倫理の基礎知識 2018 年版、【医師の基本的責務】A-6」)日本医師会 HP、https://med.or.jp/doctor/rinri/i_rinri/a06.html　2022.10.29 最終参照。

4　同委員会の活動については、http://jsme.umin.ac.jp/ を参照。同ワークショップの成果は「特集プロフェッショナリズム教育の現在とこれから」『医学教育』46-2 号、2015 年 4 月。

5　医中誌は、特定非営利活動法人医学中央雑誌刊行会による国内医学論文情報の検索サービスで、2022 年 11 月現在、全国の医学・歯学・看護学系大学のほとんどで導入され、約 6,000 誌から収録した約 1,000 万件の論文情報を網羅している。

6　「ジェンダー秩序」とは「男らしさ」「女らしさ」という意味でのジェンダーと、男女間の権力関係でもある「性支配」を同時に産出する「社会的実践のパターン」を指す(江原由美子(2001)ジェンダー秩序. 勁草書房.「はじめに」i)。

7　総務省が 2012 年に実施した就業構造基本調査から算出されたデータによる。「女性医師の生涯未婚率 35.9%、休職の主要因は自分の病気――女性医師を破壊する医療現場の闇」(取材・文:小野貴史)ビジネスジャーナル https://biz-journal.jp/2018/09/post_24621.html　2022.10.29 最終参照。また、東京大学大学院公衆衛生学教授の宮脇敦士は 2005 ～ 15 年の国勢調査のデータを基に、結婚している 20 ～ 50 歳の医師を対象に、配偶者の職業と医師の働き方との関係を検討した結果を JAMA Network Open に報告し、明らかになった(「医師との結婚で女性医師のフルタイム勤務率減」)。2022 年 11 月 18 日付 Medical Tribune　https://medical.jiji.com/news/54984　2022.11.20 最終参照。

8　「医師の 9 割『感染に不安』新型コロナで労組調査」『日本経済新聞』https://www.nikkei.com/article/DGXMZO59230880Y0A510C2CE0000/　2022.10.29 最終参照。

9　日本医師会「新型コロナウイルス感染症に関する風評被害の緊急調査」(定例記者会見資料) https://www.med.or.jp/dl-med/teireikaiken/20210203_4.pdf　2022.10.29 最終参照。

10　この指摘を行った胸部外科関連 4 学会は、「必要なこと」は「マンパワー不足解消と外科医志望者増加への取り組み」であるとして、「1. 診療報酬の増額分の外科医への還元 2. ICU 管理体制(closed ICU など)の充実 3. 特定行為研修修了看護師の診療科付配属」の 3 項目を要望したとされる。Yahoo Japan ニュース、2022 年 10 月 6 日配信、https://news.yahoo.co.jp/articles/1aaf7961c37e41dccc18c3a14e2bc8d09061f016　2022.10.29 最終参照。

11　(株)エムステージが 2022 年 6 月「医師の働き方改革についてのアンケート」を実施し、医師転職・求人サイトに登録する 20 ～ 70 代の会員医師 1,276 人から回答を得ている。2024 年から医師の働き方改革の適用が始まることを 78% が「知っている」と答え、医師の時間外労働について改革の内容をよく知らない医師が全体の半数以上を占めた。さらに労働時間の上限規制の設置により「2024 年以降、自身の労働時間がどのような影響を受けるか」を把握していない医師が全体の 7 割を占める結果となった。Yahoo Japan ニュース、2022.8.5 配信、https://news.yahoo.co.jp/articles/99e8bb249bacf94934940b70486de51258924c90　2022.10.29 最終参照。

コラム①

英国における医師のキャリアに関する動向

英国における女性医師の割合は2020年時点で49.0%であり、約半数に迫っている。一方、日本は22.7%であり、OECD諸国の中で最も低い水準である[1]。

表1　日本と英国の女性医師割合の比較

	日本		英国	
	2010年	2020年	2010年	2020年
女性医師数（人）	53,420	74,368	72,058	99,795
女性医師割合（%）	18.8	22.7	43.7	49.0

出典：OECD Health Statistics 2022をもとに筆者作成。

英国では、英国民の医療ニーズに応えるための医療従事者の人材供給に課題を抱えている。そのため、医師のキャリアを長期的に明らかにするコーホート調査が大規模に行われてきた。オックスフォード大学に拠点を置く英国医療職キャリア調査グループ（UK Medical Careers Research Group、以下UKMCRG）が、ある特定の年に英国の医学部を卒業したすべての医師を対象に、全国規模のコーホート調査を実施している。UKMCRGは、これまで15回のコーホート調査を実施し、6万人以上のデータを収集している[2]。これは、1974年以降に医師免許を得た英国の医師の3人に1人以上の医師が同調査に参加したと推定されるものだという。

例えば、UKMCRGによる最新の調査結果のうち、2005年の医学部卒業生のキャリア状況について、2016年に調査した結果（UKMCRG, 2017）を見ると、調査時点において主に30代の医師たちのキャリア傾向が読み取れる[3]。以下、この中からデータを抜粋し、いくつか紹介していく。なお、同調査の回収率は52.2%（3,582名中1,875名）であり、男女別に見ると男性が52.0%（1,390名中723名）、女性が52.5%（2,192名中1,152名）であった。

①就労形態

89.8％の回答者は英国内で医療職として働いており（男性 89.2％、女性 90.1％）、7.1％は海外で医療実践を行っていた（男性 9.4％、女性 5.6％）。0.8％は医療職以外の職についており（男性 0.6％、女性 1.1％）、1.8％は働いていなかった（男性 0.4％、女性 2.7％）。すなわち、男性はより海外で医療実践を行う傾向がある反面、女性の方が医療職を離れる傾向にあるが、大多数が性別に関係なく英国内で医療職として従事していることがわかる。

英国内で医療職についている者のうち（n＝1,688）、39.9％はパートタイム勤務であった（男性 12.4％、女性 57.0％）。パートタイムで勤務する女性医師の割合は、男性に比べて顕著に高くなっている。

②専門科

専門科の選択においても、男女差が見られる。全体で最も多かったのは、39.1％を占める家庭医であり、病院医学が 12.2％、外科 10.4％、麻酔科 9.7％と続いた。ただし、家庭医は男女ともに最も多かったが、男性の

表 2　英国の医師の専門科（2005 年医学部卒業生の 2016 年時点の専門科）

	男性		女性		全体	
	人数	割合（％）	人数	割合（％）	人数	割合（％）
病院医学	102	14.1	126	10.9	228	12.2
小児科	22	3.1	82	7.1	104	5.6
救急医療	35	4.9	27	2.3	62	3.3
外科	131	18.2	64	5.6	195	10.4
産婦人科	9	1.2	48	4.2	57	3.0
麻酔科	77	10.7	104	9.0	181	9.7
放射線医学	21	2.9	17	1.5	38	2.0
乳腺外科	13	1.8	21	1.8	34	1.8
病理学	25	3.5	31	2.7	56	3.0
精神医学	34	4.7	53	4.6	87	4.6
家庭医	225	31.2	508	44.1	733	39.1
公衆衛生	4	0.6	19	1.6	23	1.2
その他の医療系	18	2.5	34	3.0	52	2.8
非医療系	5	0.7	18	1.6	23	1.2
計	721	100	1,152	100	1,873	100

出典：「英国の 2005 年医学部卒業生のコーホート調査報告（2016 年実施）」（UKMCRG, 2017）をもとに筆者作成。

31.2% に対して女性は 44.1% と多い。また、外科を選んだ男性（18.2%）は女性（5.6%）を大きく上回っている。病院医学と麻酔科は男女ともに人気であるが、5番目に人気の専門科は、男性では救急医療であるのに対し、女性では小児科となっている。

③仕事への満足度

現在の職位への満足度や、家庭生活や余暇時間に対する満足度は、男女とも概して高かった。また、職場環境や周囲からのサポートに対する満足度についても男女差は見られず、半数以上が肯定的に捉えており、特に約9割が周囲の同僚からのサポートを受けていると答えていた。

④家族の影響

配偶者またはパートナーと同居していると回答した人は 84.6% だった（男性 86.0%、女性 83.6%）。さらに、71.3% が 16 歳以下の子どもと同居していると答えた（男性 71.0%、女性 71.4%）。

家族の影響に関する質問への回答を見てみると、「NHS（National Health Service　※訳注：英国の国民医療サービス）は子どものいる医師にとって働きやすい雇用主であると思いますか？」という質問に対しては全体の 35.8% が「はい」と答え、「あなたの専門科は子どものいる医師にとって働きやすい科だと思いますか？」に対しては全体の 61.4% が肯定的に捉えている。「子どもがいることや、子どもが欲しいと思うことは、専門科のキャリア選択に影響を与えますか？」という質問に関しては 47.6% が「はい」と答えており（男性 32.7%、女性 57.1%）、女性の方が強く子どもによる影響を認めているようだった。

これらの調査結果から、英国の比較的若い医師たちの中で、子どもがいる割合は7割を超え、男女差は見られなかった。女性医師が出産後も仕事を継続していくために、女性医師のパートタイム勤務がある程度一般的となっている様子が示唆された。さらに、周囲に似た境遇の女性医師が多く存在するために、職場で同僚たちから理解を得やすくなっており、職場環境や周囲からのサポートに関しては、男女ともに満足度が高いという結果となっていると考えられる。

一方で、男性医師の方がより海外志向を持っており、女性医師の方が男性よりも離職する割合が高いこともわかる。また、専門科による差異も依然としてあり、専門科によって働きやすさが異なっていることが示唆される。さらに、女性医師の方が、出産や育児がキャリアにより強い影響を与えていると感じているという実態も存在しているようである。

（池田法子）

注

1 OECD Health Statistics 2022. https://www.oecd.org/health/health-data.htm 2022.12.28 最終参照。

2 The UK Medical Careers Research Group HP、https://www.ndph.ox.ac.uk/our-research/medical-careers-research-group　2022.10.13 最終参照。

3 UK Medical Careers Research Group（2017）*2005 cohort UK Medical Graduates: Report of Fourth Survey, conducted in 2016*, UK Medical Careers Research group, Oxford.

第2章
専門職のキャリアをめぐる現代的課題Ⅱ
―看護職の場合―

池田雅則

本章では、前の章で論じた医師とは異なり、歴史的にも文化的にも女性によって占められてきた医療職の象徴として看護職を取り上げる。本章のねらいは、女性全体の就労状況や昨今の新型コロナウイルス感染症の度重なる流行を視野に入れながら、看護職がキャリアを積み重ねていく上での現代的課題を論じることである。

1．女性全体の就労状況の変化

日本人女性の年齢層別の就労状況について、かつては、いわゆる「M字カーブ」がその特徴として指摘されてきた。多数の女性が結婚や出産を機として退職し、子育て期間を経て再び就労するというキャリアの一般的な推移である。しかしながら、2021（令和3）年度の『男女共同参画白書』では、M字カーブは相当に緩やかになってきたと指摘されている（内閣府男女共同参画局 2021）。過去20年の労働力率の変動は、表2-1より緩やかになっていることがわかる。25～29歳および30～34歳の年齢層を見てみると、2000年では2つの年齢層の間で13%近くあった労働力率の落ち込みが、2020年では8%程度に縮小した。現状において、労働力率の変動は諸外国と同様の台形型に移行しつつある。また、女性の労働力率自体の上昇も著しい。2000年では最大でも72.7%（20～24歳）であった労働力率が2020年度では85.9%（25～29歳）という労働力率になった。最大となる年齢層が上の年齢層に移行したのは、女性の高等教育進学率が同時期において上昇したことと、晩婚化のためであると

表 2-1　女性の年齢層別の労働力率

	20 ～ 24 歳	25 ～ 29 歳	30 ～ 34 歳	35 ～ 39 歳	40 ～ 44 歳
平成 12（2000）年	72.7%	69.9%	57.1%	61.4%	69.3%
平成 22（2010）年	69.4%	77.1%	67.8%	66.2%	71.6%
令和 2（2020）年	75.4%	85.9%	77.8%	76.0%	79.4%

出典：各年度『男女共同参画白書』。

見られる。そして『男女共同参画白書』によれば、男女ともに「子供ができても、ずっと職業を続ける方がよい」という回答をする割合もまた、上昇の一途にある。2002 年では 40%を下回っていた割合が、2019 年には約 60%になった。加えて女性 25 ～ 34 歳の非正規雇用比率の動向を見ると、ここ数年は非正規雇用の比率は減少傾向にあることが注目される。2000 年代後半から 2010 年代前半において 40%程度であった比率が、2020 年には 35%を下回る比率になっている。結婚や出産を機に、正規雇用を退く女性の比率は低下傾向にあるといえる。

しかしながら統計上の就業状況の変化をもって、女性の社会参画が進展しているものとしてそのまま肯定的に受け取ってよいわけではない。一方の男性については、非正規雇用の就労者の割合は高止まりの傾向にある。2000 年には約 5%であった男性 25 ～ 34 歳の非正規雇用の割合は、15% 程度まで上昇したままで低下しない状況が続いている。そして、女性就労者の賃金が男性よりも低い傾向にあることは周知の事実である。男性の就労の不安定化と賃金抑制の影響を受けつつ、もともと非正規が当たり前で賃金も低かったことを前提とされ揺るがないままに、女性の「社会進出」が果たされているという側面も見逃してはならない。また、働き続ける女性の増加にともなう保育施設の待機児童問題は、一時の高まりに比べれば落ち着きつつあるものの、子育て期にある女性就業者の増加に政策的支援がなお十分に追いついていない。また海外諸国のようにシッター、ナニー、家事代行のサービスが一般化していない。女性がぶつかる困難や苦悩が解消しているわけではない。

2．看護職の働き方と自己認識

さて、本章で取り上げる看護職は、他の職域と異なり歴史的にも文化的にも女性によって担われてきた。男女共同参画への理解とともに、以前よりは男性看護職の姿が病棟に見られることも違和感がなくなった。しかしながら、今なお女性が圧倒的多数を占める職域であることもまた事実として押さえておかなければならない。助産師に至っては、なお男性による資格取得が認められていない。『衛生行政報告例』によると、表2-2のように現在でも約90%の看護職が女性で占められていることがわかる（厚生労働省, 2022)。30歳未満の若い年齢層の看護職においても約90%が女性によって占められている現状を見ると、男性の看護職への進出は、割合の上では停滞傾向にあると考えられる。冒頭で紹介した女性全体の就労動向とは、異なる動向がある。

本章では、女性主軸の職域の象徴として看護職を捉え、その生涯キャリアの現代的課題について論じていきたい。なお、看護職とは、看護師およびこれを基礎資格とする課程で養成された保健師と助産師、一方で簡易な課程によって養成された看護職である准看護師を指す。

さて、看護職の就労環境については、もとより女性が大多数を占める職域であったため、病院内保育所の設置など、全体に比べると女性が就労し続けることに対する支援は先行して充実していたといえる。約20,000人の回答を集めた『看護職員就業状況等実態調査結果』（厚生労働省, 2011）より、第1子の育児の際に育児休業を取得した看護職の比率について見てみると、末子が16～20歳の看護職は50%であった。この数値は末子が5歳の場合は73.1%に、0歳の場合は91.2%に上昇していった。すなわち、離職をせずに育児支援制度を活用する労働慣行は、看護職においては早くも1990年代より拡大充実していったことがわかる。

同調査は2010年実施のものでやや古い情報であるものの、その後比類する

表2-2　2020年現在の看護職員の性別比

	25歳未満	25~29歳	30~34歳	35~39歳	40~44歳	総数
男性	8,972	17,917	18,303	16,832	16,661	104,365
比率	8.3%	10.8%	13.2%	11.0%	9.2%	8.1%
女性	98,602	148,595	120,489	136,691	164,620	1,176,546
比率	91.7%	89.2%	86.8%	89.0%	90.8%	91.9%
総数	107,574	166,512	138,792	153,523	181,281	1,280,911

出典：令和2年度『衛生行政報告例』。

質問内容を有する大規模調査が行われていないため、引き続き内容についても紹介していきたい。この調査では「受けたかったが受けられなかった」育児支援制度についても、質問している。そして「時間外労働の免除」「短時間勤務」「夜勤の免除又は夜勤回数の軽減」「休日労働の免除」「子の看護休暇」「病児・病後児保育」について1,000人以上の回答が寄せられている（1人3つまでの複数回答）。また退職経験者（11,999人）の退職理由の第1位が「出産・育児のため」（22.1%）、第3位が「結婚のため」（17.7%）となっている（第2位は「その他」）。「他施設への興味」（15.1%）、「人間関係がよくないから」（12.8%）、「超過勤務が多いため」（10.4%）や「休暇がとれない・とりづらいため」（10.3%）といった就労環境やキャリアアップへの関心を要因とする退職理由を上回っている。結婚や育児といった生活面の要素が、看護職の就業において少なくない影響力を有してきたことがうかがえる。

直近の類似する調査として、東京都が実施した『令和元年度 東京都看護人材実態調査』を確認しておきたい（東京都福祉保健局, 2020）。この調査では、退職経験のある看護職（3,980人のうち3,041人）の退職理由（3つまで選択可能）として、「出産・育児」を挙げたのは16.8%となっている。この調査には結婚という回答項目がないが、2010年の厚生労働省による調査にはなかった「転居」という回答項目がある。女性のライフイベントとしての「転居」は、パートナーの異動や結婚にともなう場合も多いことが知られる。この「転居」を理由に挙げた看護職は、「出産・育児」を上回る19.2%であった。そして、就労環境やキャリアアップへの関心を要因とする退職理由としては、「看護職として新たな経験を積みたかった」が26.2%、「職場の人間関係（セクハラ・パワハラを含む）」が24.5%であった。一方では人材の流動性が高く高度なキャリア形成が望める巨大都市であり、他方では少子化も進んでいるという東京の特殊性を考慮したとしても、2010年の全国大規模調査で示されたライフイベントに影響を受けやすいという傾向は大きくは変化していないのではなかろうか。

女性が継続して就労する慣行が拡大するとともに、いっそう重要な課題として浮上してくるのはワークライフバランス（以下、WLBと表記する）のあり方である。日本看護協会は、看護職に関わる諸機関はWLBの向上をねらった大規模な事業や調査を実施している。協会は、2010（平成22）〜2015（平成27）年度にわたって『看護職のワーク・ライフ・バランス（WLB）インデックス調査』を実施した（日本看護協会, 2016）。これは、日本看護協会と都道府県看護協会が協働しながらWLBに取り組む施設を募集し、3年間にわたって看護職員のWLBの向上をめざす事業を継続することに対して支援を行う事業である。その際、実現度を継続的に評価するために、各施設はインデックス調査が義務づけられていた。

インデックス調査では、WLBの充実度を「就業継続意欲」「仕事満足度」「生活満足」の3つの側面から捉えている。3つの側面の満足について職員に問う項目について「そう思う」「ややそう思う」という回答が6割を超えた施設を「高」、6割未満を「低」と分けると、「就業継続意欲」が「高」の施設は21.3%、「仕事満足度」が「高」の施設は15.4%、「生活満足」が「高」の施設は34.2%となっていた。3つの側面すべてが「高」の施設についてはわずか1.9%であった。インデックス事業に参加した施設でさえ、必ずしも職員に良好なWLBが実現できる条件や環境を提供できているわけではない。それぞれの満足度が「高」の施設に勤務する職員に見られる回答の特徴としては、「有給休暇は必要に応じて取得できる」こと、残業時間数が短いこと、「業務が終われば気兼ねなく帰ることができる」こと、「上下関係にこだわらず、主張すべきことを自由に話し合える」雰囲気であること、上司が「仕事の成果について公正に評価している」こと、研修の実施や支援が整っていること、などが挙げられている。なお先に挙げた厚生労働省の大規模調査では（厚生労働省, 2011）、「現在の施設で看護職員として働き続けたい理由」を3つまで問う質問に対して20%以上の回答が寄せられた項目は、「通勤が便利だから」（51.9%）、「人間関係がよいから」（39.2%）、「勤務時間が希望にあっているから」（26.2%）、「休暇がとりやすいから」（21.2%）であった（有効回答数11,129）。以上より、職場の人間関係、WLBを維持できる環境やキャリアアップの支援を受けられる環境といった要素が、看護職の満足度に大きく影響をしていることがうかがえる。

他方で、「他施設で働きたい理由」について20%以上の回答が寄せられた項目は、新しい施設自体への興味（34.1%）、給与への不満（31.1%）、休暇のとりにくさ（24.5%）、超過勤務が多い（22.3%）であり、キャリアアップの模索や職場環境への不満が挙げられている（有効回答数2,987）（厚生労働省, 2011）。

またインデックス調査の結果より、看護職に特徴的だといえることは「仕事満足度」や「生活満足」が高い施設ほど夜勤回数が多い、深夜業免除制度の利用実績の有無が満足度と関連しないという結果が出たことである。夜勤という心身にストレスとなりえる要素は、看護職という職業に不可分に結びついたことであり、その職に意欲的に取り組んでいる当事者にとっては必ずしもネガティブな要素として捉えられていないことがうかがえる。

ただし、労働団体である日本医療労働組合連合会が2017年に組合員33,402人（回答率約50%）を対象として実施した調査では（日本医療労働組合連合会, 2017）、慢性疲労を抱える者が71.7%、仕事に強いストレスを感じている者が62.5%いた。「全身がだるい」と回答した者は60.2%であり、1988（昭和63）年の調査より23%も上昇している。「いつもねむい」と回答した者は44.2%、「腰痛」があると回答した者は50.6%であった。75%程度の看護職が何らかの薬を常用しており、多くが生理痛を抑える薬剤である鎮痛剤であるものの、そのほかの薬剤として胃腸薬が19.9%、睡眠剤が7.4%、精神安定剤が4.1%が挙げられていた。そして何らかの薬を常用している看護職の割合は、2014年の調査と比べて15%も上昇している。全産業女性を対象として実施した調査において仕事や職業生活においてストレスになっている事柄があると回答した率が49.0%であったことを考えると（厚生労働省, 2021）、看護職の心身の不調は一般と比べても高い状況にあり、過去よりも疲労への感覚が高まっていると見られる。

以上のように、看護職がキャリアを紡いでいく際では、結婚や育児といったライフイベント、ストレスフルな就労環境と人間関係、キャリア支援といった仕事への満足、休暇の取りやすさといった要素が影響を与えていることがうかがえる。こうした状況に加えて、新型コロナウイルス感染症（COVID-19）の度重なる流行は、看護職の生涯キャリアの抜本的な見直しを迫ったのである。

3．COVID-19 が迫る看護職のキャリアの紡ぎ方

COVID-19の感染拡大という事態に直面して、看護職１人ひとりが専門職としてどのような形で医療にコミットメントしていくべきか、家族を含めた自身の生活をいかに守るか、自身の今後のキャリアをどのように考えていくか、について少なからず再考を迫られたのではないだろうか。パートナーや子どもとともに暮らす人は、自身が全面的にコミットメントすることの引き換えとして、パートナーや子が周りからどのような目で見られるかを、意識せざるをえなかったと考えられる。親族の介護に携わる人は、当然、被介護者への感染リスクを考慮せざるをえなかったであろう。生活基盤に影響があった人は、その維持を目的とした選択や進路変更を迫られたであろう。そして研究を志す人は、フィールドに入ることが困難となったことで研究計画の大幅な変更を迫られたのではないか。自身の生涯にわたる生活や人生のあり方をも模索しつつ、生涯にわたる長期的なキャリアの再考が生じていると思われる。

2021年の『看護職員実態調査』では、COVID-19が看護職にどのような影響をもたらしたのかについて、5,121人から回答を得ている（日本看護協会, 2022a)。生活面での影響について、10%以上の回答（複数回答）が寄せられた項目の中には、自身の感染への不安のほかにも、「家族等の収入の減少」(10.3％)、「自分自身に対する周囲からの差別・偏見・心ない言葉」(19.6%)、「職場の労働環境の悪化」(48.8%)、「職場の人間関係の悪化」(15.7%)、「子どもが通う学校・保育園等の休校（園）等への対応」(15.2%）が挙げられている。

表2-3には、COVID-19の蔓延以前と比較した心身の変化についてまとめられている。いずれの項目についても、不調が増大したという感覚を持たれていることがわかる。特に「生活に充実感や楽しみがない」や「将来に希望が持てない」という積極的なキャリア形成に対する負の感情が強まっていることに注目すべきである。

そして、看護職としてのキャリアを歩み始めたばかりの、平常時においてさえ職業移行に困難を抱える新人たちは、この事態に巻き込まれ、自身のキャリアの指針を定める機会も奪われ、自身にとっての看護の意味さえ見出せないままに、ただひたすら目の前で起こっていることに従事させられているという認

表 2-3　COVID-19 の発生以前と比較した心身の変化

（上段：実数、下段：%）

	計	とても増えた	やや増えた	変わらない	やや減った	とても減った	無回答
体調不良（肩こり、頭痛、胃痛等）がある	5,121 (100.0)	694 (13.6)	1,520 (29.7)	2,750 (53.7)	25 (0.5)	19 (0.4)	113 (2.2)
いつも体が疲れている	5,121 (100.0)	985 (19.2)	1,926 (37.6)	2,076 (40.5)	27 (0.5)	13 (0.3)	94 (1.8)
思考力や集中力が減退している	5,121 (100.0)	446 (8.7)	1,416 (27.7)	3,109 (60.7)	27 (0.5)	12 (0.2)	111 (2.2)
気持ちが落ち著かない（不安感や緊張感、イライラ等）	5,121 (100.0)	636 (12.4)	1,812 (35.4)	2,535 (49.5)	21 (0.4)	18 (0.4)	99 (1.9)
食欲不振・過食がある	5,121 (100.0)	359 (7.0)	970 (18.9)	3,628 (70.8)	31 (0.6)	18 (0.4)	115 (2.2)
よく眠れない	5,121 (100.0)	423 (8.3)	1,164 (22.7)	3,363 (65.7)	36 (0.7)	19 (0.4)	116 (2.3)
落ち込んだり憂鬱になる	5,121 (100.0)	493 (9.6)	1,516 (29.6)	2,960 (57.8)	28 (0.5)	17 (0.3)	107 (2.1)
仕事への意欲が持てない	5,121 (100.0)	667 (13.0)	1,553 (30.3)	2,730 (53.3)	56 (1.1)	18 (0.4)	97 (1.9)
生活に充実感や楽しみがない	5,121 (100.0)	1,706 (33.3)	1,599 (31.2)	1,600 (31.2)	76 (1.5)	46 (0.9)	94 (1.8)
将来に希望が持てない	5,121 (100.0)	749 (14.6)	1,554 (30.3)	2,634 (51.4)	54 (1.1)	22 (0.4)	108 (2.1)

出典：『2021 年看護職員実態調査』。

識に陥り、疲弊しているかもしれない。

いずれにせよ、予定されていなかった事態に直面し、また社会的な文脈に身を置きながら、働く自身の人生として何を重んじていきたいのか／いくべきなのかについて、立ち止まって考え直す必要性が生じ、それを求められている時機――危機といっても過言ではない――に、看護職は直面している。

4．キャリアの振り返りを求められる看護職

人生の針路を定めることとも連なってくる自身のキャリアを問い直すことの必要性については、COVID-19 の流行にかかわらず、長らく指摘されてきたところである（Schön, 1983 ／柳沢・三輪監訳, 2007）。特に医療専門職について

は、その必要性が高い。医療専門職は、日々加速度的に革新し高度化・複雑化していく科学と技術に応じて、自身の専門性の絶えざる更新を迫られている。そして、医療に関わる専門知や情報について、専門職だけで独占できる時代は遠い過去になっている。素人である患者や家族も専門知の一端に触れることが可能になった。説明責任を果たせない専門職は、その信頼性と正統性を維持することが難しくなりつつある。さらに、患者や家族の人権やニーズを満たすケアが求められる中で、定型的・一般的な原則やルールに通じるだけでは十分とはされず、個別化・流動化したニーズに応えられることこそが不可欠な専門性として求められる。すなわちプロフェッショナルたりえるために、自身の専門性のあり方、活用の仕方と伸ばし方を問い続けなければならない。そこでのキャリアは他者によって決定されるものではなく、唯一無二のものとして自分が責任をもって開発していくものとされる（青島, 2009）。

看護職については、加えて次に挙げるキャリア構築上の困難がある。1つには、看護職の専門性をめぐる議論の変遷によるあり方の模索である。古典的な専門職に関する捉え方は、法則性の水準や技術的合理性の純粋さに価値基準を置くものであり、その点においては看護職としてのキャリアは十分に確立したものではなかった。すなわち、看護職は長らく、医学や科学者といった「高台」にあるメジャーな専門職に従属する「ぬかるみ」の中のマイナーな専門職として見なされ、その職域や専門性の社会的評価や十全な発展が阻まれざるをえなかった（Schön, 1987／柳沢・村田監訳, 2017）。もちろん近年では、ケアの「ぬかるみ」に身を置きながら省察的に実践ができることこそが、専門職として欠かせざる要件であるという捉え方が浸透している。そして既存の権威による「高台」に接近するという手段だけではなく、むしろ看護職が行うケア自体に独自な専門性と自律性が見出されている。そこに根拠を置きながら、看護の専門職域の拡充と社会的評価のさらなる向上のための取り組みがなされてきている。とはいえ、看護職のキャリア発達のモデルは開拓途上にある。看護職が新しい模索にチャレンジする際には、先行モデルに学ぶだけではなく、自身が到達したキャリアの足跡を振り返りながら今後の見通しを切り拓く実践と思考が、たびたび求められる。

もう1つには、日本という社会において専門職がキャリアを積むにあたって、ジェンダーの要素が甚大な影響を及ぼしていることである（佐藤, 2020；角田, 2007)。もとより、ケア（世話）に関わる職業や営みは、歴史的に「女性的」かつ「母性的」なものと見なされており、その象徴が看護であった。ジェンダーに基づく性別役割分業という社会文化的、歴史的な経緯を背景としながら、看護職は現在でも女性が大多数を占めている。近年、「働き方改革」とか「女性活躍社会」といったスローガンが掲げられてはいる。しかし、家計を同一とするパートナーがいる女性についていえば、男性パートナーの「働き方」や人生が優先されることには大きな変化がない。帰宅した女性看護職は妻、母娘として、ジェンダーに基づく性別役割分業において家事の大半を支えることを受け入れている場合もあり、それを是とする価値観もまた濃厚なままである。結婚、出産、育児といったライフイベントだけでなく、パートナーの転勤、家族の事情もまた、女性看護職のキャリア構築に多大な影響を及ぼしている。看護職は二重、もしくは三重の意味で自身のキャリアについて問い続けなければならない困難な状況に置かれている。

5．看護職のキャリア形成に関わる実践と研究の特徴

もちろんのことながら、看護職、ひいては医療職のキャリアの特徴や各段階で課題となる要素の抽出やそれに対するアプローチに関しては、私たちの生涯キャリアヒストリー法が初めてではない。これまでも膨大な実践や研究が取り組まれてきた。ただし、文章化された形で専門職外にも公開されているような実践や研究の蓄積は必ずしも顕著であるわけではない。大家である医療職のモデルケースとした、キャリア形成やキャリアアップのプロセス、職務遂行上の課題や困難、職業人としてのサクセスストーリーや苦労話は、新聞雑誌などのインタビュー記事や講演録などを通して知ることができる。しかしながらそれ以外の大勢のキャリアについては、量的な形で、もしくは就職案内といった実践や研究とは目的を異にする情報経路を通してそのキャリアが紹介されるものの、本書が掲げるライフロングかつライフワイドな形でのキャリアについては十分に明らかにされていない。

しかしながら前章の医師と比べると、看護職については近年においてキャリ

ア形成をテーマとした実践や研究が多数報告されている。本章の筆者は、以前、2011 年から 2016 年の 5 年間に公表された看護職のキャリアに関する論文について、文献検討を行ったことがある（池田, 2018）。結果として 5 年間で原著としてデータベース上でヒットした文献の数は 200 件以上に上った。看護職における、キャリアに対する関心の高さが示される。この章を執筆するにあたって、同様の方法と基準で 2017 年から 2022 年までの看護職に関する文献を検索したところ、やはり 200 件以上がヒットした。また文献の傾向も同様であった。他方で医師では多数報告されているプロフェッショナリズム（専門職性）をテーマとした文献は、看護職においては 2017 年から 2022 年にかけて 30 件に満たない[1]。長く男性が中心を占め、生活のことを考えずに専門性の向上に集中できた医師とは異なり、女性が今なお主流を占め、生活（ライフ）に職業人生が左右されざるをえない看護職の働き方が反映されたものといえる。また、専門職として見なされるようになったのが最近のことでもあるため、プロフェッショナリズムの形成という観点から看護職を捉える認識が十分に定着していないものと見られる。

本章では、2011 年から 2016 年の文献に対する検討をベースとして、看護職のキャリア形成に関わる実践や研究の動向の特徴を検討したい。検索の結果、200 件以上の文献が挙がってきてはいるものの、タイトルや内容でさらに細かく類別していくと看護職のキャリアに対する関心には濃淡があることがわかる。キャリアや年齢段階に即して満遍なく均等に文献が発表されているわけではない。集中して成果が発表されていたのは、キャリアの新人・初期から中堅・中期にあたる看護職を対象とした文献である。看護職のキャリア形成の一大要素である子育て中の看護職を対象とした文献も 10 件を超えていた。キャリアとしては初期から中期に含まれると考えられ、初期・中期の看護職の就業を左右する大きなライフイベントであるために注目されたと考えられる。また新人・初期の文献の多さについては、社会人・専門職へと移行していく過程での離職や休職などの問題が、安定的な看護職確保という観点からクローズアップされやすい対象であることが大きいためだと考えられる。諸調査においても看護職の実感においても、経験が短い看護職ほど離職を考える者の割合が多い。

そしてマイノリティである男性看護職についても、比較的研究が多い。これは、長らく女性が占めていた職域へのニューカマーであるという特殊性が関心を高めているためだと考えられる。男性看護師のキャリア形成に関する研究の動向については、コラムで紹介する。

このように初期から中期にかけての看護職やニューカマーを対象とした研究が多い背景には、看護教育や看護管理といった領域に属する養成者もしくは管理者としての立場や関心、もしくは看護職不足の解消という政策的な要請から課題が設定されていることが大きいと考えられる。結果として、自身を含む管理者以上のキャリアに達した、もしくはキャリアの危機を乗り越えた看護職、定年に近づいた看護職を対象とした、実践や研究が比較的手薄になっている。また課題設定の結果、導き出されるキャリアの要素は私たちの考えるライフワイドのキャリアに比べると非常に焦点化された限定された範囲のものになっている。

そして公表される文献の傾向と関わりつつ、もう1ついえることは、長期的な観点――当事者にとってのヒストリーの観点――を持った文献が少ないことである。政策立案者、管理者や養成者の立場に立った課題設定からすれば、1人ひとりの当事者としてのライフロングのキャリアを引き出して検討する必要性が小さい。解決されるべき明確な課題にスポットを当てた実践や研究がなされることは当然のことである。筆者は「ヒストリー」を検索ワードとした文献も調査している。そして、少ないながらも行き当たった文献は患者のライフヒストリーを対象としたものであった。このことが意味することは、看護職にとっての「ヒストリー」とは看護実践に活かすために患者に「語らせる」ものであって、自らが語るものとは考えられてはいないということである。「語る」という点では、看護の実践や研究において「語り」（ナラティブ）を引き出すことによる半構造化インタビューが多くにおいて活用されている。ただしその「語り」は、生涯キャリアヒストリー法のように自身に還元されることを主旨としない。管理者や研究者へのデータ提供を主旨としている。患者や一般の看護職は、「語り」の客体として位置づけられる。

2023年には『看護職の生涯学習ガイドライン』が策定される予定である。2022年11月に案が提示されている（日本看護協会 2022b）。案によれば、看護職の生涯学習は「看護職における継続的専門能力開発（Continuing

Professional Development）に焦点化した学習」として定義づけられる。従来からの看護職のキャリア形成に関わる実践や研究の傾向が踏襲されている。その一方で経済産業省の提言（経済産業省 2018）をそのままを取り込みながら、当事者としての看護職が自律した主体となってキャリア形成を思い描くべきとも提言されている。このガイドラインの発表によって、看護職のライフロングかつライフワイドなキャリア形成の実践や研究のあり方が活発に検討されていくと見られる。

看護職は、今なお女性中心の医療職である。女性が就く職種として他に先んじてサポートが充実し、さらに近年ではプロフェッショナル・専門職としての認知が広まりつつあるが、生涯にわたるキャリア構築のモデルはまだ確立しておらず、なお専門職としては確立途上の段階にあるといえる。また他の女性就労者に比べて、心身に荷重がかかりやすい。COVID-19 の度重なる流行は、数多くの看護職のライフロングかつライフワイドなキャリア形成に、ネガティブな感情を抱かせており、また過労を強いている。アフターコロナを見据えて、自身のキャリアのあるべき形について、振り返り／見通す必要性がこれまで以上に高まることが予測される。

注

1　医中誌データベースにおいて、過去 5 年（2017 ～ 2022 年）の原著論文において「看護 and（プロフェッショナリズム or 専門職性）」で検索した結果。

●●● コラム② ●●●

男性看護師のキャリアに関する研究動向

男性看護師の近年の状況を厚生労働省の衛生行政報告例（就業医療関係者）から概観してみると、2020 年末時点での男性看護師数は 104,365 人（全体数 1,280,911 人うち女性看護師数 1,176,546 人）であり看護師就業者数の 8.1％である。2018 年からの増減率だけで見れば、女性看護師が 4.7％増なのに対して男性看護師は 9.7％増（2016 年から 2018 年の増減率は女性看護師 5.5％、男性看護師 13.0％）であることからも、着実に増加の一途をたどっていることがうかがえる。しかしながら未だ看護師全体の 8.1％であり、1 割にも満たない現状が続いているのも事実である。

以上のような現状において、男性看護師のキャリアに関する研究蓄積は比較的浅い。本コラムの基となった『男性看護師のキャリアに関する研究動向と論点――2000 年代以降の文献から』（新潟大学キャリア創生研究会『創生ジャーナル Human & Society』第 4 号、2021 年 3 月）では、男性看護師のキャリアを取り上げた 2000 年以降の数少ない文献を検討した論文である。検討により抽出された男性看護師のキャリア形成における課題を以下に紹介する。

①男女共通の課題と性差による 2 つの課題

男性看護師のキャリア形成においては、社会をとりまく「男女共通の課題」と「性差による課題」の二面性の課題が存在する。出産・育児等に付随するキャリアの悩みそのものは「男女共通の課題」ともいえる一方で、職業としての経済的安定性の視点から検討することにより浮き彫りになるのは、男性看護師自身の中にも存在する社会的な「性差による課題」であろう。例えば、家庭を支える大黒柱としての意識からキャリアアップを断念したり、育児休暇取得自体が浸透していなかったりする現状は、一般企業の男性が抱える悩みと相違ないことがうかがえる。さらに、キャリア形成の主軸が女性であるという一般企業とは真逆ともいえる看護の世界において、男性看護師を採用するメリットの 1 つが「育休を取得しないこと」だという認識が存在していることは、男性看護師のキャリア形成においてジェンダーの視点がいかに不可分なものであるかが特徴づけられる課題であるともいえよう。看護師としての視点だけでなく、それ以前に社会が求めている「男性としてのキャリア形成」に関する視点についても考慮していく必要がある。

②男性看護師特有のキャリア形成に関する課題

男性看護師のキャリア形成において考えなければならない２点目の課題は、男性看護師が置かれた少数派ゆえに引き起こされる課題であるともいえる。それはすなわち、「専門性を突き詰めるキャリアプラン」と「男性看護師という特性」の関係の中に存在しているとも言い換えられる。

例えば、男性看護師が「専門性を突き詰めるキャリアプラン」を考える際、男性看護師自身に内在するジェンダー意識も多分に影響を受けている。それは「男性としてのプライド」であったり「男性としての思い」として表現されたりするわけだが、他方でそのことが専門性を追求するための原動力にもなっている側面もある。しかしながら、女性を中心に発展してきた「看護師としての専門性」と「男性看護師としての専門性」における性差そのものが、「専門性」の中でどのように取り扱われていくかについては発展の途上にあるといえる。すなわち、組織内でマイノリティである存在であるがゆえに資格取得による付加価値をつけていく必要があることや、男性であることで女性の多い職場での「潤滑油的役割」を自ら引き受けることが、男性看護師のキャリア形成に大きく関わっている現状においては、「男性看護師」であるという事実が当然ながら立ち現れることになる。男性看護師自身がどのように引き受け、また乗り越えようとしているのかという姿勢は、看護師の専門性そのものに内在する課題に立ち向かうことと同義でもあるといえよう。

③「男性」看護師としての課題

繰り返しになるが、男性看護師は看護界においてマイノリティな存在である。当然ながら男性看護師が抱える葛藤が少なくないことは想像に難くない。しかしながら、それを「同性」の視点、すなわち当事者である男性だけで解消することだけが解決方法であるとも言い難い背景にも目を向けていく必要があろう。

男女共同参画の観点から考えるのであれば、男性看護師のキャリアを捉えることは、従来の「男性分野における女性の参入・参画・活躍」だけでなく「女性分野における男性の参入・参画・活躍」を推進するといった視点が求められることになる。さらに、ダイバーシティが叫ばれ、多様な性のあり方なども模索されている現代社会において「男性」であることに焦点を当てた看護師のキャリアは、非常に特徴的な側面も併せ持っているといえる。男性看護師のキャリア形成の体制を整備し支援していく際に忘れてはいけないのは、当事者でもある男性看護師だけでなく、周囲の女性看護師や看護管理者もが、「男性」看護師であることを考慮していく姿勢であろう。

（柏木睦月）

第３章
生涯にわたる
キャリアヒストリーという考え方

渡邊洋子

本章では、近年のキャリア研究の動向を踏まえつつ、特に、本研究に至る問題意識と思考プロセスに大きく関わるキャリア論者、スーパー（Super, D）、サヴィカス（Savickas, M）、シャイン（Shein, E）の３人に焦点を当てる。その上で、「生涯キャリアヒストリー法」の２つの構成概念「生涯キャリア」と「キャリアヒストリー」の定義と考え方を、キーワードとともに整理しておきたい。

１．本研究に関わる先行研究の動向

筆者らの共同研究は、女性医療専門職への注目から始まった。特に女性医師・女性看護師を主対象とする本研究は、「キャリアヒストリー法」の開発と実装に取り組もうとするものである。まずは「ジェンダーとキャリア」の領域で注目される先行研究として、矢澤澄子・岡村清子編（2009）『女性とライフキャリア』における青島祐子の提起した議論に目を向けてみよう。

青島は、キャリアにおける男女の非対称性について次のように解説している。

> 女性にとってのキャリアは、男性が想定するキャリアと基本的に大きな隔たりがあるとみなければならない。男性が社会的評価の高い職業に就くことや、組織のなかでの出世など、いわゆるキャリアの成功を目指す傾向が強いのに対して、女性にとっての望ましいキャリアとは、仕事と家庭のバ

ランス、私生活の充実、自己実現など、個人の視点にウェイトが置かれる傾向がある（青島, 2009: 7-8）。

このような認識から、現代の「キャリア」概念が「多義的で、単一の言葉に置き換えることができない複雑な意味合いをもつ」ことを指摘した青島はさらに、「企業組織や社会の仕組み、生涯にわたる人と職業の関係の変化、ライフスタイルや働き方の多様化などによって、キャリアは従来のように職業に焦点を当てた狭い枠組みや『成功』や『前進』といったイメージでは捉えきれなくなっている」（青島, 2009: 3-4）と指摘している。

それによれば、キャリアをめぐる諸状況の第一の変化は、キャリア概念が適用される範囲が拡大した点である。従来の職業生活に焦点を当てた狭義のキャリアを「ワークキャリア」と呼ぶのに対し、「人生・生き方・個人の生活」全般を視野に入れた広義のキャリアとして「ライフキャリア」が使われるようになった。第二の変化は、キャリアは、会社や組織が主導するものでなく、「本来的に個人が主体となる概念であるとの認識」が高まってきた点である。すなわち「キャリアとは、個人にとって唯一無二のものであるだけでなく、生涯を通して自分が責任をもって開発していくもの」との認識が共有されるようになった（青島, 2009: 5-6）という。筆者らの研究はこのような「キャリアとジェンダー」の先行研究から知見と示唆を受けつつ、出発した。

他方、専門職養成に関わる国内の先行研究は、高等教育や制度・政策史の研究、社会学的アプローチなどが主流であった。またキャリアを掲げる研究としては、キャリア理論研究、マクロな視点でキャリアの動向やキャリアパスなどを捉える社会学的研究、一般企業などでの（女性の）職業継続・両立問題やワークライフバランスを扱う研究、キャリア教育やキャリアデザインに関わる実践研究、ライフヒストリーの範疇でキャリアにも注目する研究、などに大別される[1]。全体的な動向としては、社会から個人へ、量的方法論から質的方法論へ、職業研究からキャリア研究へ、という発展の方向性が見られる。

2009年に米国で出された『キャリア研究ハンドブック』*Handbook of Career Studies*（Hugh Gunz et.al. ed.: 19-20）によれば、社会学的背景を持つ初期キャリア研究には、職業選択と職業的達成への社会構造的決定要因に焦点を当てた産業社会学などの潮流と、シカゴ学派のエスノロジー研究に引き継がれ、質的技法を主流とする社会学の潮流があった。

他方、心理学では1960年代頃からキャリア・カウンセリングが登場し、キャリア・カウンセラーの役割も重視されるようになった。下村英雄は、キャリア理論には50年に一度、大きなパラダイムのシフト（転換）を迎える傾向があるとし、1900年代はパーソンズ（Parsons, F）の職業選択理論、1950年代にはスーパーのキャリア発達理論、そして2000年代にはサヴィカスのキャリア構築（構成）理論を挙げている（下村, 2015: 10-43）。

パーソンズは「賢い職業選択のための3要素」として第一に「自分自身、自己の適性、能力、興味、希望、資質、限界、その他の諸特性」、第二に「様々な職業や仕事に関して、その仕事に求められる資質、成功条件、有利な点、不利な点、報酬就職の機会、将来などについての知識」、第三にこの「2つの関係について、合理的な推論を行いマッチングすること」を挙げ、科学的根拠に基づいた職業選択の方向性を示した（下村, 2015: 11）。

スーパーはキャリア発達理論と「ライフキャリア・レインボー」（A Life-Career Rainbow）理論の提唱者として知られる。著書『職業生活の心理学』で「職業的な成功」の意味を問い、成人の多重役割に注目し、「役割コミットメント」（役割への情緒的な関与）、「役割参加」（役割に実際に費やした時間やエネルギー）、「役割知識」（役割における直接的もしくは代理的な経験により獲得した知識）の3基準で決定される役割を重視した（Cook, 1994／仙崎・下村監訳, 2013: 128）。また「人は、自分を取り巻く環境を独自に解釈し、予測し、コントロールしようとする存在である」との自己概念論を展開し、人が生涯を通じて複合的に担う役割を視覚化したライフキャリア・レインボーを作成し、「自己と社会の双方を土台として、そこにアーチ状にかける架橋」として自己概念を位置づけた（岡田, 2007: 30-32）。

サヴィカスは、現代の米国キャリア心理学を代表する人物の1人であり、キャリア構築理論の提唱者である。「職業的パーソナリティ」（個人のキャリアに関連する能力、ニーズ、価値観、関心）、「キャリア・アダプタビリティ」（現在あるいは直近の職業的発達課題、職業的移行、個人的トラウマに対処するための個人的レディネスおよびリソース）、「ライフ・テーマ」（職業生活における意味づけ）の3者からなる主観的なキャリア意識を重視し、クライアントが過去、現在、未来の出来事について意味づけを行い、ストーリーとして語る実践として「キャリア構築インタビュー」を提起した。1990年代以降、キャリア構築理論は徐々に普及し、全体像が2つの論文（Savickas, 2002, 2005）で示されると注目を集めた。2010年代にはサヴィカスらコンストラクション系のキャリア理論[2]を駆使した事例研究が増えている（下村, 2015: 14-18）という。

2.「生涯キャリア」という発想

（1）ライフスパン・ライフスペース・アプローチ理論

「キャリアを最も包括的に定義した理論家」（青島, 2009）とされるスーパーのキャリア発達理論の枠組は、主観―客観、時間―空間の2つの基軸で構成され、キャリア自己概念、職業適合性、ライフスパン・ライフスペースの理論的アプローチの3つに要約される（岡田, 2007: 31-35）。1974年、スーパーはキャリア発達に「時間」と「役割」の考え方を取り込んだ「ライフスパン・ライフスペース・アプローチ」理論を発表した。さらに1980年に*Journal of Vocational Behavior*に掲載した論文‘A life-span, life-space approach to career development’では、「ライフキャリア・レインボー」（以下、レインボー）を提起している。そこでキャリアは「1人の人間が一生の間に果たす役割の組み

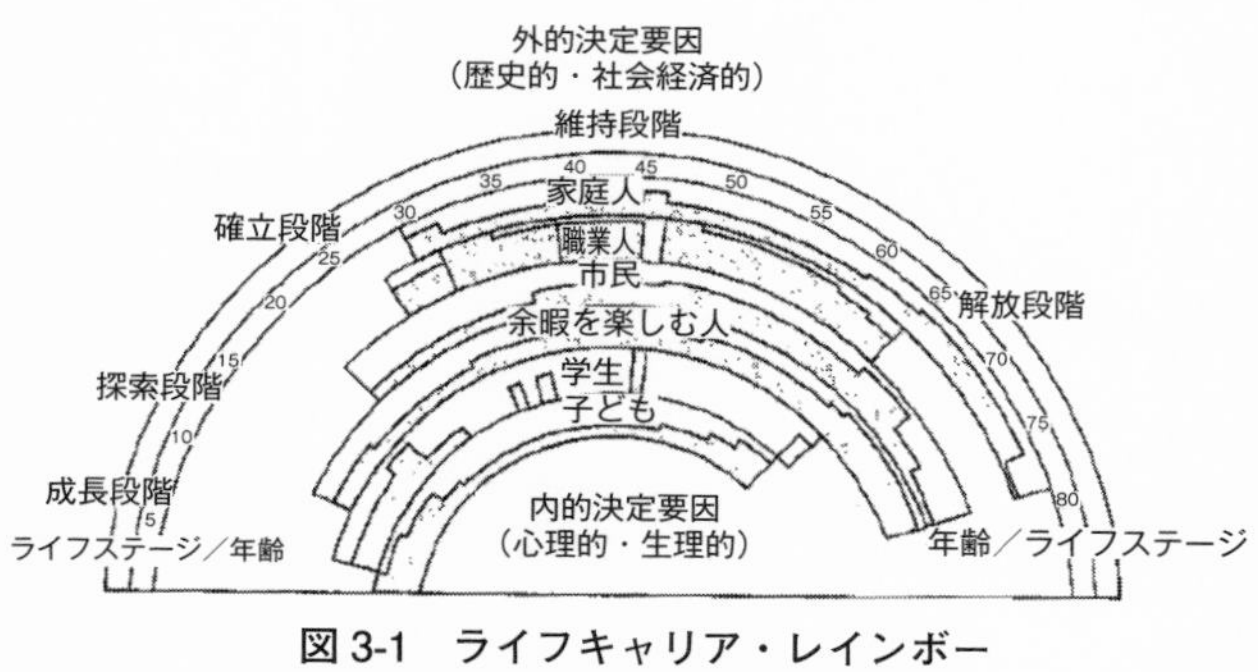

図3-1　ライフキャリア・レインボー

出典：矢澤・岡村編著（2009）『女性とライフキャリア』13頁より転載。

合わせと順序」と定義され、虹を模した半円の弧に沿って描いた重層的な帯により、人の生涯におけるキャリアの拡がりが図示された。そこで彼はキャリア発達を「時間」の視点から捉えたライフスパン（life-span）と「役割」の視点から捉えたライフスペース（life-space）の「二つの次元の交差する所」に位置づけ、人が生きることとの関わりから視覚化しようとした。加えて「これらの現場で個人が多元的に担う役割、各役割への時間的な関与、感情的なコミットメント」をも概念化しようとした点が、特筆される（青島, 2009: 12）。

人のライフスパンは、レインボーの図では一番外側の半月の弧で表される。左下から右上にかけ、成長（Growth、4 ～ 13 歳）、探索（Exploration、14 ～ 24 歳）、確立（Establishment、24 ～ 44 歳）、維持（Maintenance、45 ～ 65 歳）、晩年（Decline、65 歳～、1996 年版では解放 Disengagement と変更）の 5 つのライフステージが示される。他方、ライフスペースでは重層的な帯の中に子ども、学生、余暇を楽しむ人、市民、職業人、家庭人の 6 つの役割[3]が配置され、帯の太さに各々の役割が演じられる場（theater）の空間が示される。また弧の上部には、外的決定（歴史的・社会経済的）要因、一番内側の小さな弧の中に内的（心理的・生理的）要因が描かれた。このような「個人が多様な役割を果たしながら一生を送る様子」を視覚化することで、各々の役割における自己実現、役割の葛藤、役割選択と役割遂行の決定要因、実践的活用への示唆をすることが試みられた。

青島は、職業人の役割のみに焦点を当てた従来のキャリア理論に対し、スーパーが「生涯発達という視点と社会的役割の視点を取り入れて、包括的なキャリア概念の構築を試みた」点を強調する。また彼が「さまざまな役割に彩られるキャリアの多面性を鮮やかに描き出しただけでなく、男性も女性も役割の選択や組み合わせによって、自分なりの人生を創っていくというキャリアのダイナミックな側面をも明らかにした」点を評価した（青島, 2009: 11-16）。

（2）本研究における「生涯キャリア」

2000 年以降、国内で普及した「キャリア」（career）は、様々な文脈で用いられるが、総じて、働く当事者が自分なりのキャリアのあり方について考え、学び、問題解決するという当事者性への志向の上に成り立つ概念である。従来は「長い目で見た仕事生活のパターン」と単純明解な定義もなされたが、他方、金井壽宏が「長期的な（通常は何十年にも及ぶ）仕事生活における具体的な職務・職種・職能での諸経験の連続」および「節目での選択が生み出していく回顧的意味づけ（とりわけ、一見すると連続性が低い経験と経験の間の意味付けや統合）と、将来構想・展望のパターン」（金井 , 2002: 140-141）と周到な定義を行うなど、新たな認識も生み出されている。

本研究ではこれらを念頭に置きつつ、キャリアを、個人の一連の職業遍歴や職業経路のプロセスからなる職業的経験とそれらの「省察」（ショーンのいう reflection-on-practice）（本書 69 頁参照）に基づいて獲得された、職業的見通しの総体と定義する。すなわち、自らの「過去」の職業的な遍歴や経験だけでなく、それを省察することによって得られる「現在」と「今後」の見通しをも指すものとする。その上でキャリアを、生涯を見通した lifelong で、かつ職業以外の生活全般を含む lifewide なものとして、ダイナミックに捉え直すべく「生涯キャリア」概念を導入する。スーパーを俟つまでもなく、生涯教育学研究から導き出した概念ゆえに、キャリア研究の「ライフキャリア」とは敢えて別のものと捉える。

この「生涯キャリア」への転換とは、第一に、キャリアを一過性のものでなく、過去から現在、そして未来へ、という生涯的視座から長期的展望において捉えること（lifelong)、第二に、職業上の経験や業績・スキルなど職業生活の範疇だけで捉えるのでなく、それらをライフ（個人・家庭・社会生活等）との関連も含め、幅広い視点から捉え直すこと（lifewide)、である。これは、スーパーのライフスパン・ライフスペースと相通ずる発想であると同時に、サヴィカスのキャリア構築理論と同様、当事者（学習者）の観点から能動的にキャリアを捉えようとする発想（いわば生涯学習的要素を含み込んだキャリア観）に立つものである。

筆者らは「生涯キャリア」の視点を得ることによって、物理的諸条件の有無や如何を問わず、当事者自身が生涯継続的な視野に立って専門職としての自覚や意識を培うと同時に、生涯的視野におけるキャリア設計や人生・生活設計の視点をも獲得することによって、それらを実現するための具体的道筋を描き出すことも可能になると考える。

ゆえに本研究では、医療専門職者が抱える問題を、キャリアの継続・断絶という個人的な一過性の問題、ないし物理的に問題解決が求められる個別具体的な課題としてではなく、性別や属性の如何にかかわらず、医療専門職が、生涯を見通したキャリア、すなわち「生涯キャリア」の形成・継続・発展の方向性と諸課題を明確に捉えるために重要な手がかりを提供してくれるものと捉える。同時に、特にコロナ禍で浮き彫りになった医療専門職というエッセンシャルワーカーの文脈で「生涯キャリア」の視野を持つことが、日本の医療を担う専門職・人材育成という国家的なプロジェクトを、現代社会の文脈においてより有効・有益かつ持続可能な形で遂行することを可能にすると考える。

なお、「生涯キャリア」には「専門職としての生涯的なキャリア設計」と「専門職のワークライフバランスに基づく生活設計」の二側面が含まれる。前者は、専門職として自らの専門性をどう培い、何を目指し、いかに自らのキャリアを構築していくか、後者は、専門職であると同時に１人の人間としてどう生き、何を全うしたいか、という問いに、各々関わっている。「キャリア設計」と「生活設計」の二側面を有する「生涯キャリア」概念は、性別などの属性によらず、重要な意義を有している（表3-1 参照）。

表 3-1　専門職にとっての生涯キャリアの枠組みと構成要素

専門職にとっての生涯キャリア	キャリア設計	専門職としての自己形成 キャリアの構築・継続・確立
	生活設計	専門職を持った個人としての生活設計 ワークライフバランス

出典：筆者作成

３．生涯キャリアヒストリーに関わる概念的検討

（１）ワークキャリアとライフキャリア

本研究には、スーパーとは異なる観点からキャリアの客観的側面と主観的側面に注目し、そして空間軸と時間軸の次元で捉えようとした江頭説子（2009）の視点も示唆が多い。

特筆されるのは、第一に「仕事」を職業とイコールに捉えるのでなく「生きていくための活動であるとともに、社会と関わるための活動」と定義する点である。江頭は、職業は仕事の一部を形成する領域であり、仕事は公的な領域と生活の領域の双方に存在すること、仕事を軸に考えることで、生活全体の中でキャリアを捉えることが可能となること、との認識を示している。第二に、キャリアには「地位や給与あるいは業績など」の客観的側面と「職務満足や信念・態度、将来の見通し、自尊感情や有能感など」心理的側面を含む主観的側面があると指摘した上で、「キャリアについて空間的、時間的に拡大して、ライフという概念を中心に、職業キャリアからライフキャリアへ、捉え直すこと」(江頭, 2009: 50-54) を提案する点である。

> キャリアの概念を時間的に拡大して、生涯としてのライフとして捉えると、過去と未来をつなげることが可能になる。空間的な広がりの視点からは生活としてのライフを、また時間的な広がりの視点からは生涯としてのライフを中心に、キャリアについて捉えなおす必要がある。生涯にわたる生活について考えることは、生き方としてのライフを考えることにつながっていく。そこで、ライフという概念をもとに職業キャリアからライフキャリアへ、捉えなおすことが必要となってくる(江頭, 2009: 53、下線部引用者)。

以上を手がかりに、筆者らは専門職者自身がオリジナルな「キャリアヒストリー」を生み出す方途としての方法論の開発、すなわち「キャリアヒストリー法」を構想するようになった。第一に「生涯としてのライフ」への何らかの形での注目によって、「過去—現在—未来」の時間軸を得ること、つまり「今」を媒介に「これまで」と「これから」を一本の時間軸として生成できるようになることである。第二に、職業をめぐる経緯に加え、公的領域と私的領域に存在するより広い「仕事」やライフイベント、その他の活動に視野を拡げつつ「生活としてのライフ」を生涯的視野で振り返る機会を得ること、そして「生き方としてのライフ」をトータルに捉え直し、異なる視点から見つめ直せるようになることである。

すなわち、当事者自身が自らのオリジナルな「ヒストリー」を生み出すことによってこの時間軸を明確にし、「生活としてのライフ」を「ヒストリー」の中に見出していくこと、その「ヒストリー」の系譜を他者とともに振り返り、時間軸の中で、自らのキャリアを主観的・客観的に捉え直してみるといった営みが「生き方としてのライフ」を紡ぎだすことになるのである。

（2）キャリアヒストリーと生涯キャリアヒストリー法

一般に「キャリアヒストリー」という用語は、職業生活や職業人生（work）の経緯を指し、キャリア形成やキャリアアップのプロセス、職業遂行上の課題や困難、職業人としてのサクセスストーリーや苦労話を指す場合が少なくない[4]。従来、キャリアの軌跡を取り上げる場合には概して、ライフはキャリアと差し当たり別物と見なされる傾向にあり、当事者の生活や生き方、人生観など「ライフ（life）」に相当する部分は、副次的にしか登場しなかった。例外となるのは、ライフがキャリア形成・キャリアアップの「障碍」となった場合、ライフイベントなどが間接的にキャリアに影響を与えたことが明白な場合、などである。この意味で、キャリアとライフは、利害の反する一種の対立構図の中に位置づけられてきたとも言えるかもしれない[5]。

本研究では、個人が、自らの働き方・生き方を含むキャリアを生涯的視野から捉え直そうとする場合、その結果として生み出されたキャリアの系譜を「キャリアヒストリー」と呼ぶ。キャリアヒストリーは、個人が、自らのキャリアとしてたどってきた軌跡を何らかの手だてを用いて言語化、ないし視覚化することによって生成される。キャリアヒストリー生成の取り組みは「働く当事者」が自身の文脈に即してキャリアを具体的に捉え、その歩みを時間軸において振り返るものである。

生涯キャリアヒストリー法は、自らのキャリアの歩みを時系列的に、時期区分によって跡づけるとともに、自らのキャリアを牽引し・促進してきたと思われるキーワードを用いながら、自らの職業上の信念や信条、仕事への取り組み姿勢、キャリア形成上の画期や転機となった様々な経験などを、自分なりの観点からフォーマットに叙述していくものである。先行例としては、日本医学教育学会認定医学教育専門家資格の申請用ポートフォリオの要件の１つ「キャリアヒストリー」も挙げられる。申請者が自らの「教育者としての歩みをプロフェッショナリズムの視点から振り返る」ために設けたもので、筆者（渡邊）は制度準備メンバーの１人として同フォーマットの発案・開発に携わった。

生涯キャリアにおいて、キャリアデザインとキャリアヒストリーは、縦軸と横軸をなす。キャリアデザインは就業前の将来に向けたプランニングのみならず、就業後はより現実的に、仕事のしかたや職業人としての生き方を方向づける具体的指針となる。それは同時に「今日」「現在」の自分を「明日」「将来」の自分に向け、前進させる道筋を生み出す。その道筋をたどる中で「今日」は「昨日」となり「明日」が「今日」となる。その積み重ねが「過去―現在―未来」の時間軸とキャリアヒストリーを生成する（渡邊, 2014b: 151）。

本研究では、「働く当事者」が自身のキャリアを若年期まで遡り、振り返ることを通して、その当事者が、

①これまでどんな経緯をたどり、そのキャリアがいかに変遷してきたか、
②そのプロセスの中にどんな事柄やできごと、契機があったか、
③そこにどんな価値観（信念）や諸要因、こだわりなどが見出されるか、

などを確認し、検討することを可能にする。また、それを通して当事者が、

④自分が今どこにいるのか、なぜここにいるのか、
⑤これからどこに向かっていきたいのか、

をも考えられるようになることを、重視する。

この取り組みの中で「働く当事者」には、自らの立ち位置と職業意識、さらにその根底にある職業人としてのアイデンティティを内省的に確認・再吟味し、自らのキャリア＝ライフの生涯設計を改めて位置づけなおした上で、「今後」のキャリアを再構想・再構築する機会と手がかりを得ることが、可能になる。

筆者らは、このような「キャリアヒストリー」を省察ツール（第４章参照）として活用しつつ、その当事者の働き方・生き方を捉えるための研究法と実践法、すなわちその両者が一体となった複合的メソッドを「生涯キャリアヒストリー法」と呼ぶ。生涯キャリアヒストリー法とは、働く当事者が、自らのキャリアヒストリーをワークシートなどのフォーマットに視覚的に描き出した上で、それを見ながら単独で語り、ないし小集団で話し合う中で、自らのキャリアの時間軸とそれをめぐる価値観を浮き彫りにし、そのプロセスの中から生涯キャリアの展望を生み出していくプロセスを、研究・実践のメソッドとしてまとめ

たものである。

専門職者にとっての生涯キャリアヒストリー法では、生涯的視点に立ったキャリア（生涯キャリア）を、仕事（ワーク work）以外の諸要素（ライフ life）と切り離すことなくトータルに捉えることを前提とする。そこでは、生涯継続的な視野で専門職としての自覚や意識（プロフェッショナリズム）を培うと同時に、生涯的視点からキャリア設計や人生・生活設計への視座や展望を獲得し、その実現への具体的道筋を描けるようになることが目指される（渡邊, 2016: 3-16）。また抽出された個々人のキャリアヒストリーは、専門職者の生涯キャリアを、働く当事者自身の文脈に即して具体的に捉える手だてとなる（種村・犬塚・池田・池田・渡邊, 2019: 18-29）。

（3）キャリア・カウンセリング理論からの示唆

生涯キャリアヒストリー法、特にその実践法としての構築にあたり、サヴィカスのキャリア・カウンセリング理論とシャインの「キャリア・アンカー」理論に、多くの示唆を得た。

①キャリア・カウンセリングとプロセス・コンサルテーション

サヴィカスによれば、キャリア理論は、1960 年代以降普及したキャリア・カウンセリングの進化とともに発展してきた（Savickas, 2011 ／乙須訳, 2015: 第 1 章）。大まかに整理すると、パーソンズをもとにホランド（Holland）が構築した職業ガイダンス的なマッチング・モデル、スーパーの職業発達モデルを用いたキャリア教育型のカウンセリング、サヴィカスが提起した「個人の設計という計画者的視点」を重視する「キャリア構築カウンセリング」という発展である。一方、産業心理学の流れを汲み、キャリア発達論にも関わる形で産業・組織心理学として独自のキャリア研究を拓いてきたもう 1 つの流れに、組織心理学者シャインによる一連のキャリア研究がある。シャインは「キャリア・カウンセリング」ではなく、個人、集団、組織および地域社会において効果的な援助関係の樹立を目指す「プロセス・コンサルテーション」を重視した。プロセス・コンサルテーションとは「クライアントとの関係を築くこと」「それによって、クライアントは自身の内部や外部環境において生じている出来事のプロセスに気づき、理解し、それに従った行動ができるようになる。その結果、クライアントが定義した状況が改善される」こと（Shein, 1999／稲葉・尾川訳, 2002: 27）である。

以上を踏まえると、キャリア構築カウンセリングとプロセス・コンサルテーションの両方に共通するのは、クライアントの当事者性、および対話的で効果的な援助関係と見なすことができる。この点では、筆者らの生涯キャリアヒストリー法は、クライアントの当事者性に依拠し、それを最大限に尊重する点では、両者と共通性を持つものといえた。他方、生涯キャリアヒストリー法における筆者らは、当事者が自らの「生涯キャリアヒストリー」に向かい合う場面の設定者・ファシリテーターにあたり、広い意味での「援助者」として位置づくものではあっても、カウンセラーやコンサルタントのように、狭義の直接的な「援助者」ではない点が、両者とは異なる点といえよう。

②「キャリアストーリー」とキャリアヒストリー

サヴィカスは「21 世紀のキャリア」には、特有の「柔軟な組織と流動化した社会に生きて転職する労働者」の不安や怒りを念頭に置き、不確実性の世界における「仕事と関係性を通じた自己の構成（築）」に焦点を当てた新たなキャリア構築理論が求められると認識した。それを踏まえて 2011 年、サヴィカスは著書 *Career Counseling* を刊行した。そこでは、「地域社会における幸福実現のために、1 人ひとりが自分は誰であるかを自分は何をすべきかに関連付けて、自分の人生を手に入れ」ること、また「人生設計に取り組み、人生において仕事をどのように用いるかを決定する介入の学問」が必要と述べられている（Savickas, 2011／乙須訳, 2015: 23-24）。

サヴィカスは同書でキャリアストーリー・インタビューを提起した。これは、「カウンセラーがクライエントのキャリア構成（築）を支援する」キャリア・カウンセリングのモデル（Savickas, 2011／乙須訳, 2015: 15）として、ナラティブ（語り）を重視し対話形式で行うものである。「人が学校に入学しリタイアするまで」の一連の役割を客観的キャリア、他方で「自分の仕事人生についてのストーリーを構成する思考、あるいは精神活動から浮かび上がるもの」を主観的キャリアとした上でサヴィカスは、主観的キャリアを形成する上で「過去の役割を回想し、現在の役割を分析し、未来の役割を予測する精神活動」および「自己への気づき、特に過去から現在、そして未来への連続を作り上げる自意識的内省」（Savickas, 2011 ／ 乙須訳, 2015: 26）が必要であるとした。

本研究では、以上から多くを学びつつ、「過去の役割を回想し、現在の役割を分析し、未来の役割を予測する」ための「自意識的内省」の機会として、対面カウンセリングではなく、ワークシートへの記入を通しての自己との対峙を重視する。自らの経験は、想起し振り返りつつシートに記入・視覚化してみる作業により、主観的フィルターを通してもなお、周囲の他者とともにその場で確認・共有できるような客観性のある記録として再生される。それゆえに、筆者らの研究・実践を通して生み出されるものは、キャリアストーリーではなく、敢えて、キャリアヒストリーとして定置する。この一連のプロセスにより、客観的キャリアと主観的キャリアの「ずれ」を自ら見出し、その意味を再検討することも可能になると思われる。

③「キャリア・アンカー」とキャリアヒストリー

シャインの「キャリア・アンカー」研究は、1978 年に管理職を対象とする一連のインタビューを通して組織的に構築されたもので、職業的達成などの客観的尺度に依拠せず、キャリアの主観的特質に注目している。シャインは「あなたのキャリア・アンカーとは、あなたがどうしても犠牲にしたくない、またあなたのほんとうの自己を象徴する、コンピタンス（訳注：有能さや成果を生み出す能力）や動機、価値観について、自分が認識していることが複合的に組み合わさったものです」と定義を示している（Shein, 1978 ／金井訳, 2003: 1）。

近年、日本の企業で一般化してきた「キャリア・アンカー」は、「個人がキャリアを選択する際に、自分にとって最も大切で、これだけはどうしても犠牲にできないという価値観や欲求、動機、能力など」を指し、船の錨（アンカー）のように、職業人生のかじ取りの拠り所となるものと理解される。キャリア・アンカーは「一度形成されると変化しにくく、生涯にわたってその人の重要な意思決定に影響を与え続ける」（『人事労務用語事典』『人材マネジメント用語集』）とされる。シャインのポータルサイト[6]でその思想を解説する松尾順によれば、キャリア・アンカーは「セルフイメージ」のことを指し、端的には「自分がどうありたいかをよりどころとしてキャリアをデザイン（設計）すべきという思想が背景にある」（松尾, 2022）という。このように、長期的な視点でキャリアを考えるのが「キャリア・アンカー」である。

本研究の生涯キャリアヒストリーフォーマットでは、「大きな転機になった（なりそうな）出来事」や「長期的に影響を与えてきた（そうな）こと」の記入を求める。これらは、まさに「キャリア・アンカー」を探るためのツールといえる。「これまで」と「これから」を念頭に、これらを言語化・視覚化してみることによって、「自分がどうありたいか」を見通すための手がかりを得ることができると考えられる。

注

1 国内の研究では、例えば、前者については、橋本鉱市（2008）専門職養成の政策過程——戦後日本の医師数をめぐって．学術出版会、後者で女性に特化した文献としては、青島祐子（2009）新版 女性のキャリアデザイン——働き方・生き方の選択．学文社．乙部由夕子（2010）女性のキャリア継続——正規非正規のはざまで．勁草書房．金谷千慧子（2011）「働くこと」とジェンダー——ビジネスの変容とキャリアの創造．明石書店．などが挙げられる。

2 下村によれば、コンストラクション系キャリア理論の特徴は、構築論的・物語論的・構成論的の３点に集約される。すなわち「キャリア発達」より本人の主体性を強調し、「自分のキャリアは自分で作り上げること」を重視し、「その際、自分のキャリアを１つの物語であるかのように考え」、具体的には「自らの人生の短いエピソードを取捨選択して統合し、１つの意味ある筋書き（「プロット」）に仕上げることでキャリアの理解が進み、目標が得られ、「意味」や「価値」が提供される。また「広い意味での『他者』とともに考える」ことで「独りよがりにならずに、より現実的で、より有益なキャリア・カウンセリング」になるという（下村, 2015: 16）。

3 なお1980年論文では９つの役割 role（子ども、生徒、市民、余暇を楽しむ人（leisurite）、労働者、配偶者、主婦、親、年金生活者）が提起されたが、数回の改訂を経た1996年版（青島, 2009に掲載）では６つに変更されている。

4 例えば、ウェブサイト「日経 Woman」では「さまざまな分野で活動している女性」の「ヒストリー」を「失敗して落ち込んだ過去、そしてそれを乗り越え、新しい１歩を踏み出す…。そんな女性たちの物語」（「インタビュー記事」）を「あの人のキャリアヒストリー」（2022.12.14. 最終参照）と命名している。（https://doors.nikkei.com/atcl/column/19/071600205/091700010/）。

5 背景として、ジェンダーギャップ指数（2022年 OCED 加盟国146か国中116位）に顕著に示されるように、性別役割分業観が未だ根強い日本社会では、職業世界が未だ男性優位社会の側面を色濃く有することも反映すると思われる。

6 日本語版エドガー・シャインポータルサイト https://www.edgarschein.jp/ は、同博士の了解のもと、（株）白桃書房が運営事務局を担当し、数社の協力を得て運営されている。2022年12月16日最終参照。

第４章
生涯キャリアヒストリー法における省察と省察ツール

渡邊洋子

1．生涯キャリアヒストリー法の文脈における省察とは

生涯キャリアヒストリー法は、自らのキャリア＝ライフを「生涯」という時間軸において振り返る、という趣旨のもとに開発された省察（reflection）ないし省察的思考（reflective thinking）の生成を支援する実践メソッドである。ここでは、成人教育学分野において「省察」を主要概念と捉えた３人の論者に注目する。すなわち、デューイ（Dewey, J）、メジロー（Mezirow, J）、ショーン（Schön, D）の議論を取り上げ、各々の省察概念を手がかりに、生涯キャリアヒストリー法における省察についての試論を提起するとともに、省察ツールの位置づけを明確化する。

（1）ジョン・デューイ（John Dewey）の議論

「省察的思考」の定義は、日本の戦後教育にも大きな影響を及ぼした教育学者・哲学者ジョン・デューイの著書 *How We Think*（1910）に見出される。デューイは同書で「省察的思考」は「信念（beliefs）や内在する知の形態（supposed form of knowledge）を、それを支える根拠やそれが導くさらなる結論に照らして、能動的、持続的かつ注意深く考察することによって構成される」もの（Dewey, 1910: 6）[1] であるとした。デューイは思考を、①何かが頭に浮かぶ、頭をよぎる、意識するなどの段階、②五感で直接に確認できないよ

うな段階、③何らかの証拠や証言に基づく信念に関わる段階、の３タイプに分け、③のみが教育的価値を有する「省察的思考」だとした。すなわち「省察的思考」とは「ある信念の根拠や基盤を意図的に探し、その信念を支える妥当性を検討する」（Dewey, 1910: 1-2、下線引用者）プロセス[2]を指す。

このデューイの定義を生涯キャリアヒストリー法の文脈で捉え直してみよう。「ある信念」とは、当事者の働き方や生き方の底流にある、職業的アイデンティティやキャリアデザイン、社会活動、個人生活や家族・周辺の人たちとの関係性をも含む、中長期的かつトータルな人生設計に相当するものと考えられる。信念の「根拠」とは、そこに至る生育環境やライフイベント、それらの中でどのように自己形成してきたか、の経緯に相当すると思われる。また信念の「基盤」とは、広い意味での価値観（職業観や人生観、人間観）や思い、こだわりなどの総体と見ることもできるだろう。

以上から、生涯キャリアヒストリー法に向き合う当事者にとって「過去を振り返る」「将来を見通す」営みは、「現在の自分」がどのような「信念」をいかに培ってきたのかを明確化し、その「妥当性」を検討するためのリソースの獲得を可能にする取り組みといえよう。そのリソースの獲得プロセスを意図的に生み出し、方向づけるためのツールを、本書においては省察ツールと呼ぶこととする。

（２）ジャック・メジロー（Jack Mezirow）の議論

コロンビア大学ティーチャーズ・カレッジ名誉教授のジャック・メジローは、変容的学習（transformative learning）理論の提起で広く知られるが、そこでの省察は、成人性と深く結びついたものである。メジローは、子ども期の形成的学習（formative learning）が成人期には「変容的学習」へと変化するとの見解に立ち、「人びとは、これまでの知識獲得の方法に磨きをかけることで変化する状況に適応しようとするよりは、むしろ、変化するできごとをより完全に理解し、自分の生活に対する自らのコントロールの度合いを高めるために、新たな思考の枠組みを手に入れねばならないと考えるようになる」と考察する（Mezirow, 1991／金澤・三輪訳, 2012: 5、下線引用者）。

この考え方を生涯キャリアヒストリー法の文脈で捉えると、当事者は、目の前で日々変化する現場の専門職的状況をより正確に理解するとともに、自らのキャリア＝ライフへの自身の主導権を強化したい（ないし取り戻したい）との動機から、自らの仕事や生活への新たな方針や指針の獲得を期待して、ワークショップやセッションに能動的に参加する。このような成人学習では、「伝達されてきた考え、あるいは過去の学習した事柄の背後にある前提について、その正当性を示し、妥当性を確認するというプロセス」、すなわち省察が「決定的に重要な側面」と見なされる。

メジローは、デューイを起点に成人教育研究者、例えば、ノールズ（Knowles）、ガニエ（Gagné）、コルブ（Kolb）らの経験的学習理論を検討し、合理的な問題解決に向けた「問題の内容や説明」の省察にはデューイの考えが「的確」であるとする一方で、省察自体については次のように述べている。

> しかしながら、私たちは問題解決をめぐる戦略や手順についても省察し、ときには行動中や行動のあとでも、自分たちの決断を確認することである。これは、自分たちがこれからおこなうことやすでにおこなったことについて「立ち止まって考える」ことである。問題解決を試みるにつれて私たちはさらに、現在経験しつつあることがらと、以前に学んだことがらについて類似点や相違点を探究しようと省察する。（Mezirow, 1991 ／金澤・三輪訳, 2012: 146、下線引用者）。

下線部のように、メジローは省察を「自分たちがこれからおこなうこと」（未来）や「すでにおこなったこと」（過去）について「立ち止まって考える」（現在）ことと捉えている。すなわち、省察のプロセスにおいて「過去—現在—未来」をつなぐ時間軸の存在が浮き彫りになることが示唆される。「立ち止まって考える」中で、「現在経験しつつあることがら」と「以前に学んだことがら」を照らし合わせ／突き合わせながら「類似点や相違点を探究」することが重視される。すなわち、この省察は、かなり単純化された形ながら、「現在1→過去→現在2→未来→現在3」のように、時間軸を往還しつつ進むと考えられる。「現在1」から過去に戻ると、過去から戻ってきた「現在2」はすでに過去となった「現在1」とは異なる要素や局面を有する、のようにである。

メジローはさらに「省察とは、経験の意味づけを解釈し、意味づけをおこなう努力の内容とプロセスを、また努力の想定を批判的に評価するプロセスである」（Mezirow, 1991／金澤・三輪監訳, 2012: 145）と述べる。「自分の経験を理解したいと求めるのは、おそらく私たちのもっとも人間らしい特徴である」との認識により、効果的に行動するためにはまず、「自分の経験とは何かを理解〈しなければならない〉」とする。そこでの「意味」は、次のような学習概念に裏づけられている。

> 学習とは、私たちがすでに生成した意味を、現在経験していることについて私たちが考え、行動し、感じる仕方を導くために用いることを意味する。意味づけることとは、自分の経験の意味を理解したり、経験にまとまりを与える行為である。〈意味とは解釈なのである〉（金澤・三輪監訳, 2012: 6）。

すなわち、メジローにおいて「経験の意味づけ」とは、「このような解釈を行う際に必要となる特定の知識、信念、価値判断、感情」[3]の妥当性を検討することによって、「知覚や認知の作用を律する規則のシステム」[4]を再編する可能性を探ることともいえよう。メジローは「意味を生成することは<u>経験を把握し、経験に一貫性を与える</u>ことである」（金澤・三輪監訳, 2012: 46、下線引用者）とも述べている。私たちは知覚と認知の両方を用いながら解釈するのであり、この意味の生成は意図的な場合もそうでない場合もあるとされる。

その上でメジローは、省察には〈内容の省察〉〈プロセスの省察〉〈問題の想定の省察〉の３つがあるとする。〈内容の省察〉は、明示的な具体的事実を意識的に捉えることを指すものと思われる。〈プロセスの省察〉には、「自分がどのように理解し、思考し、判断し、感じ、行動しているのかをめぐって省察すること、および批判することの両方が含まれている」（金澤・三輪監訳, 2012: 148）。さらに、〈問題の想定の省察〉には「〈なぜ〉そのように認識し、考え、感じ、行動をとったのかについて気づくことが含まれる」（金澤・三輪監訳, 2012: 150）とされる。メジローは、３つの省察をともなう可能性のあるものを「遡及活動的な省察」と呼んでいる（金澤・三輪監訳, 2012: 150-51）。遡及とは過去のある時点まで遡ることを意味する。生涯キャリアヒストリー法に内包される省察は、この「遡及活動的な省察」に最も近いと推定される。このような省察の連続性ないし断続性を生み出すべく道筋を用意し保障する手だてを、省察ツールと位置づけたい。

（3）ドナルド・ショーン（Donald Schön）の議論

ドナルド・ショーンはマサチューセッツ工科大学（MIT）教授であり、「省察的実践」をキーワードに組織学習と専門職の現職教育に取り組んできている。ショーンによれば、省察は、自分の過去の行為について批判的な考察を加える「反省」とも、過去への指向性が残る「振り返り」とも異なり、深く自己を顧みることを意味するものである。だが、自己の内面を見つめることのみが重視されがちな「内省」とは異なる概念と見なされている（Schön, 1983／柳沢・三輪監訳, 2007: p.v. 註5）。ショーンによれば、専門職者の省察には2種類ある。「行為についての省察」reflection-on-actionは、実践を行った後に、記録などを手がかりにその実践を対象化し、実践の意味を考える営みを指す。他方「行為の中の省察」reflection-in-actionは、実践者が実践の最中に、それまで経験したことのない状況に出会った際、その場に対応するために行うものである。具体的には、枠組を転換し、新たな問題を設定し、問題の解決に向けた戦略をたてていくといった営みを指す（Schön, 1983／柳沢・三輪監訳, 2007)。後者は、多様な実践者たちに共通する「不確かで不安定で独自な状況を取り扱う時に用いる専門的技法に満ちた探究」に注目するものであることから「状況との省察的対話」(Schön, 1983／柳沢・三輪監訳, 2007: 287）とも呼ばれる。ショーンは、プロフェッショナル・スクールをはじめとする様々な現場の実践において、専門職の「状況との省察的対話」を詳細に検討している（Schön, 1987／柳沢・村田監訳, 2017)。

ショーンの議論を生涯キャリアヒストリー法の文脈において捉え直すと、自らの「これまで」のキャリア＝ライフを遡って跡づけながらその「意味を考える」点では、「行為についての省察」に相当しよう。とはいえ、本メソッドは単に「過去に遡る」だけでなく、現在―過去の間、現在―未来の間、さらに過去―未来の間と、時間軸上を何度も往還しながら、自らのキャリア＝ライフを省察する営みとも捉えられる。この意味では、生涯キャリアヒストリー法は、「自らのキャリア＝ライフをめぐる状況との（時間軸を往還しながらの）省察的対話」による探究活動とも捉えられるであろう。省察ツールは、自らのキャリア＝ライフの意味を考えるための手だてでもあり、省察的対話という探究活動を円滑に始めるための装置でもある。

2. 生成される省察プロセスと支援可能性――省察ツール「生涯キャリアヒストリー法フォーマット」

（1）ライフキャリア・レインボーからの示唆

前述のように、米国の教育学者スーパーは、1950年代にライフキャリア・レインボー理論を提唱した。スーパーはキャリアを「1人の人間が生涯に果たす役割（life roles）の組み合わせと順序」と捉え、大半の人が一度は経験すると見なされる9つの役割（子ども、生徒・学生、余暇人、市民、労働者、配偶者、主婦、親、年金生活者）に注目した。そして多次元的なキャリア、各役割への時間的関与、感情的コミットメントを概念化する手段として、ライフキャリア・レインボーの概念図を作成し、様々な役割における自己実現、役割の葛藤、役割選択と役割遂行の決定要因を考察している（Super, 1980: 282-98）。

筆者らがこれまで、ライフライン法を基盤として構築してきた生涯キャリアヒストリー法、および省察ツールとしての「生涯キャリアヒストリー法フォーマット」は、このライフキャリア・レインボーの包括的トラックを基盤として、個人のキャリアにアプローチするものである（犬塚, 2020: 141-158）。ここでのライフライン法とは、キャリアを本人の主観的な側面から捉えるための質的アセスメントの技法である。ヨコ軸（年齢）とタテ軸（キャリアの浮き沈み）からなるチャートを用いて自分の過去の職業生活を振り返り、「自分が思う自分のキャリアの浮き沈み」を線で描いてもらう（下村，2009）ものである。

生涯キャリアヒストリー法の実践は、働く当事者に、自らのキャリア＝ライフについての省察（reflection）の機会を提供するものと位置づけられる。では、実際の実践場面における生涯キャリアヒストリー法フォーマットは、キャリアへの省察的思考を生成するプロセスにおいてどのような機能を有し、いかなる省察プロセスとその支援可能性を有するのか。

（2）省察ツールとしての「生涯キャリアヒストリー法フォーマット」

「生涯キャリアヒストリー法フォーマット」を用いた実践の全体像と具体的手順、ワークシートの概要と活用方法については、第7章と第8章で述べる。本章では、この「生涯キャリアヒストリー法フォーマット」が、生涯キャリアヒストリー法における省察のためのツールとして、どのように機能すると考えられるのかを、整理しておく。

「生涯キャリアヒストリー法フォーマット」は、ワーク＝ライフの「これまでの経緯（歩み）」を可視化・図式化して視覚的に確認するためのツールであり、「キーワード記入シート」「キーワード・マップ」「「私の歩み」（my biography）シート」の3点で構成される。これらがモニターセッション（方法論の開発のために試行的に実施した取り組み）等で具体的にどのように使用されるかは後述する。本節では、この3点がどのような趣旨で、いかなる機能と省察的プロセス（省察的学習）を生み出すのか、また、そこで学習支援者にはどんな役割が求められるかについて、モニターセッションでの実践経験を踏まえつつ、試論をまとめておきたい[5]。

それに先立ち、生涯キャリアヒストリー法を用いてキャリアの省察を行う「働く当事者」の呼称について述べておきたい。筆者らは従来、これらの対象者について、モニターセッションでは「研究協力者」を、筆者らが企画運営したワークショップでは「参加者」を、呼称として用いてきた。だが、本書では、この「働く当事者」を「学習者」と呼びたい。ここでの「働く当事者」は、ワークショップやモニターセッションにおいて、省察ツール＝「生涯キャリアヒストリー法フォーマット」を用いて省察的学習に取り組むことが想定される学習主体であるからである。以下、流れに沿って、省察ツールの趣旨、学習者にとっての機能と省察プロセス、学習支援者の役割を見ていく。

①省察ツールの3つの要素

「生涯キャリアヒストリー法フォーマット」は、キーワード記入シート、キーワード・マップ、「私の歩み」（my biography）シート、の3つの要素で構成される。これらを各々の学習者が記入し、学習者同士、あるいは学習者とファシリテーターの両者で一緒に見ながら、各々が感じたこと・考えたこと・気づきなどを伝え合い、質疑を交えて共有する。

A. キーワード記入シート

学習者が、「これまで」（過去）と「これから」（未来）の各欄に、「転職となった（なると思われる）出来事」と「長期的に影響を与えてきた（与えると思われる）要因」に関わって、自身の仕事や生活の中から重要と思われるキーワードを書き出すシートである。

B. キーワード・マップ

キーワードを書き出すために、ヒントや手がかりになりそうな用語（広範な人や経験、モノ、イベント、関連諸要素、およびキャリアに影響を与える社会事象、抽象的概念など）の一覧を、ゆるいカテゴリーのもとで、順不同に配置した一覧表である。

C. 「私の歩み」（my biography）シート

自らの「これまで」「これから」の人生を、ヨコ軸（人生の時間軸）とタテ軸（Happy 度）で表すマトリックスに、簡略化して描き出すものである。Happy 度はキャリアとライフをトータルに捉えた上での主観的な受け止めをプラス－マイナスの尺度で示す。併せて A. の「転機となった（なると思われる）出来事」と「長期的に影響を与えてきた（与えると思われる）要因」のキーワードを該当する箇所に記載する。各々の転機は●で示し、その時点の自らの Happy 度を示す地点に書き入れる。それらを線で結んだものが独自の「ライフライン」となる。

②機能と省察プロセス

A. の記入プロセスで着眼する「転機」は、自らのキャリアの転換点（ターニングポイント）を指す。これは、ブリッジズ（Bridges, W）が「終焉」－「ニュートラルゾーン」－「開始」という三段階をもって提起した「トランジション」（Briggs, 2004 ／倉光・小林訳, 2014）と類似した概念である。他方、「長期的影響要因」は「キャリア・アンカー」（Shine, 1990 ／金井訳, 2003）に相当する。キャリア・アンカーとは、個人がキャリアを選択する際に最も重視し、これだけはどうしても犠牲にできないとする価値観やこだわりを指す。キャリア・アンカーはまた、職業人生の拠り所となる一方、一度形成されると変化しにくく、生涯を通じて意思決定に影響を与え続けるものとされる。

ワークとライフの現在に至る歩みをいくつかの「転機」から捉える営みは、「行為についての省察」のプロセスともいえる。現在の足場から過去を想起した際に、存在感や印象が最も大きい出来事をいくつか選び取ることは、現在の自身のフレームを通して自らのヒストリーを描き出す第一歩でもある。他方、現在から遡ってこれまでの人生に「長期的影響」を及ぼしてきたものを抽出する作業プロセスは「自らのキャリア＝ライフをめぐる状況との（時間軸を往還しながらの）省察的対話」であり、ある意味で「行為の中の省察」ともみなしうるかもしれない。

ワークとライフの「過去」の「転機」や「長期的影響」を探り、跡づける取り組みは、「現在」の学習者が「どのようにして現段階に至ったのか」「なぜ今ここにいるのか」を改めて確認・考察する機会となる。そこでは、記憶から遠のいていた過去の経験への新たな認識や事実の捉え直し、これまで見逃していた事項や視野に入っていても特に意識しなかった諸要素の再発見、などが起こりうる。また「未来」に向けての「転機」や「長期的影響」を推測する中で、学習者は、現時点で、将来に向けて抱いている希望や期待、不安や葛藤、新たな展望等を、意識化・言語化することになる。

以上を通して、学習者の「現在」の自らの立ち位置が明確化され、「今、目前の」ワークとライフにどう向き合うかを自覚的に捉える視点も生み出される。

B. は、学習者にとって非日常的な行為である「過去を振り返る」という行為のハードルを下げる機能を有する。すなわち日々の現場での仕事や多忙な生活から一度離れる時間を得た学習者が、過去の記憶から適切なキーワードを抽出しにくい場合、記憶をたどる助けとなる。多様なキーワード群が、過去の経験や活動を具体的に想起しやすくし、その中から特に印象や関係の深いものを取捨選択しようとの能動的行為を引き出すと思われる。

学習者はそこで、多様なたくさんのキーワードに触れる中で、「過去」の歩みを具体的な文脈で考えられるようになる。また、社会事象や抽象的な単語など、意識の外にあったキーワードをも自覚的に視野に入れることで、自らの経験や出来事を社会的文脈の中で捉え直すことが可能になる。

C. では、A. で挙げた「転機となる出来事」の過去～（現在）～未来を列挙して示すことで、学習者の主観的理解による人生の略年表が生成される。学習者はこの時、ライフとキャリアの長期的プロセスを、「転機」を軸として描き出すことで、経時的な変化を視覚的に捉えることが容易になる。これは、従来の「ライフヒストリー」（裏づけのある客観的事実の提示）でもライフストーリー（本人の解釈に基づく主観的世界）でもなく、まさに生涯キャリアヒストリーの「主観的理解による人生の略年表」である。また、学習者は「長期的影響要因」の抽出により、信念や価値観の根底にある思いやこだわりに気づき、関係する諸要因を探究することが可能になる。

「転機」の●の地点は、自身のHappy度の直感的・主観的判定で決定される。ライフラインの形状と自身が抱いているイメージを比較検討しながら、変化を俯瞰できる。また、この直観的・主観的判定のフレームは、学習者自身の現在のワークやライフに関わる価値観や信条、やりがい、モチベーションなどによって構成される。ゆえに、●を結んだライフラインは、当事者自身が経験や出来事を内面世界で捉え返した、独自のものとなると想定される。

さらに、記入後のフォーマットをめぐり、当事者同士、または当事者とファシリテーターの間で自由にやり取りがなされる。学習者は、以上の自己省察、他者とのやり取りから、自らの「現在」の立ち位置を浮き彫りにできる。この「立ち位置」とは、人生におけるワークの位置づけと意味、信念や価値観、ワークとライフの位置関係や相互関係、葛藤・課題等を指している。未来についても考えを及ぼすことで、未来への期待や不安、展望、決意等も可視化され、自覚的に捉え直すことが可能になると思われる。

③学習支援者の役割

最後に、ファシリテーターなど学習支援者が、学習者の生涯キャリアヒストリー法フォーマットへの記入に立ち会う際に、どのような役割を担うべきかを見ておきたい。学習支援者はまず、学習者が落ち着いて自らのワークとライフの記憶をたどり、跡づけ、適切なキーワードや文言を考えられる時間と空間を確保する必要がある。学習者がA.を前にした時、学習支援者は最初、軽い質疑のやりとりをしながら、B.を用いず、自身で考えてみるよう促す。またB.の使用は任意なので、特に使用せずとも作業が容易に進めば問題はないと伝える。もし考え込む時間が長くなりそうな場合には、B.をざっと参照し、適宜参考にしながら記入するように提案する。

学習者とは、次の３点を共有しておくことが推奨される。

- B.の使用によって、より広い視野で過去の出来事や経験を捉え直せるようになるメリットがある点
- 学習者には、同じ出来事や経験でも、それを振り返る時期や状況により事実やその意味の捉え方が異なってくる可能性がある点
- ライフラインは主観や直観を依拠して生成されるため、固定的なものでなく、変化する可能性がある点

全体を通じて、人生の時間軸という視点から「今ここ」を捉え直すことで新たな気づきが得られるよう、受容的な態度と支援的な言葉がけが求められる。

3. 生涯キャリアヒストリー法における「省察」支援への示唆

生涯キャリアヒストリー法における学習者は、「過去を振り返る」「将来を見通す」営みにより、「現在の自分」がどのような「信念」をいかに培ってきたのかを明確化し、その「妥当性」を検討するためのリソースを獲得する。これはデューイのいう「省察」である。生涯キャリアヒストリー法における省察をメジローに依拠して捉えると、①内容の省察（「キーワード記入シート」を用いて「これまで」と「これから」の転機や長期的影響に関わる具体的なキーワードを挙げる、など）、②プロセスの省察（Happy度の高低に関わる判断とそこに長期的に影響を与えた／与えると思われる諸要因の抽出など）、③想定の省察（チャートに記入中の気づきに加え、記入後、他の参加者やファ

シリテーターと交わす対話など）、の３つの省察で構成されることが確認される。他方、ショーンに依拠すれば、生涯キャリアヒストリー法における省察は、「行為についての省察」と「行為の中の省察」の両方を含むものといえる。前者は、学習者が自らの「これまで」のキャリア＝ライフを遡ってその「意味を考える」という意味で、後者は、「自らのキャリア＝ライフをめぐる状況との（時間軸を往還しながらの）省察的対話」による探究活動である、という意味である。そこでの省察ツールは、自らのキャリア＝ライフの意味を考えるための手だてでも、省察的対話という探究活動を円滑に始めるための装置でもある。

筆者らは今後も実践研究を継続しつつ、省察に関わる研究をさらに深めていく予定である。特に、成人教育研究者ピーター・ジャーヴィス（Peter Jarvis）による人間の学習プロセスに関わる次の見解と照らし合わせつつ、学習者の省察的思考と生涯キャリアヒストリーの関係構図を精緻化していきたい。

> 学習とは、生涯にわたって生じる複数のプロセスが組み合わさったものである。学習において、身体（遺伝的・物理的・生物的）と精神（知識・技術・態度・価値観・感情・意味・信念・感覚）とを包括する<u>総体としての人間（the whole person）が、何らかの社会的状況を経験し、認知的・感情的・実践的に変容する。</u>この変容が、<u>その人個人の歴史（biography）</u>に継続的に統合されていくことで、その人は、以前よりも経験豊かな人間となる（Jarvis, 2010／渡邊・犬塚監訳, 2020: 124-5、下線引用者）。

注

1　1933年にRegneryから改訂版が出され、1950年に邦訳書（植田清次（1950）思考の方法．春秋社．が出版された。

2　とはいえ、デューイは、思考は①～③のどこから始まったとしてもこの省察のプロセスを目指すものとなり、このプロセスにこそ、教育的価値が見出されると強調している。

3　メジローはこれを意味スキームと呼ぶ（金澤・三輪監訳, 2012: 9）。

4　メジローはこれを、意味パースペクティブと呼ぶ（同前）。

5　この解明に実証的なエビデンスを得るには、一定数の研究協力者の貢献を得て実践的なアクションリサーチを行うことが不可欠であろう。だが、現状では実践の体制も蓄積も検証には不十分な段階であるため、本書では、これまでのワークショップやモニターセッションでの実践経験を踏まえて想定される機能、省察プロセスとその支援可能性について、仮説的な見解を示すに留める。

表 4-1　人生を見通す省察ツールとしての生涯キャリアヒストリー法フォーマットの見取り図

	趣　旨	機　能	省察プロセス	支援者の役割
①キーワード記入シート	• 自身の仕事や生活の中で、次に当てはまるキーワード等を記入する。 **1) 「これまで」** 「大きな転機となったできごと」「長期的に影響を与えてきたこと」 **2) 「これから」** 「大きな転機になりそうなできごと」「長期的に影響を与えそうなできごと」	• 過去と未来について各々、2 点の言語化・文字化を求める。 1) 「転機」 ＝ターニングポイント 2) 「長期的影響要因」 ＝キャリア・アンカー	• ワークとライフの「過去」の歩みを「転機」「長期的影響」の 2 つの観点から、整理する。 • ワークとライフの「未来」に向けた希望や不安、展望等を、「転機」「長期的影響」の観点から、具体的に見通す。 • 以上により「現在」の自らの立ち位置が明確化され、「今ここ」のワークとライフにどう向き合うかを自覚的に捉えられるようになる。	• 学習者が落ち着いて自らのワークとライフの記憶をたどり、跡づけ、適切なキーワードや文言を考えられる時間と空間を確保する。 • 最初は B. のキーワード・マップを用いず、自身で考えるよう促す。 • 考え込む時間が長くなりそうな場合、B. を参照し、適宜参考にしながら記入するよう提案する。
②キーワード・マップ	• ワークとライフを両極に左右に延びるヨコ軸の周辺に、両者に多様な形で関わる広範な人や経験、モノ、イベント、関連諸要素、キャリアに影響を与える社会事象、抽象的概念等のキーワードをカテゴリー別に配置した一覧表。	• マップのキーワード群が、過去の経験や活動を具体的に想起しやすくする。 • キーワード群が、印象や関係の深いものを選択する能動的行為を引き出す。 • 過去を振り返る行為のハードルを下げる。	• 多様なキーワードに触れる中で、「過去」の歩みを具体的な文脈で考えられるようになる。 • 意識外にあったキーワードをも自覚的に視野に入れることで、自らの経験や出来事を社会的文脈の中で捉え直すことができる。	• 使用の有無は任意であり、A. の記入が容易ならば問題はないと伝える。 • とはいえ、B. の使用により、過去の経験や活動の想起がより容易になるとともに、より広い視野で過去を捉え直せるメリットがある点にも、言及しておく。
③「私の歩み」(my biography) シート	• ヨコ軸に左右に延びる人生の時間軸（10 歳と「現在」に点線）、タテ軸にプラス／マイナス方向に向かう Happy 度を据える。 • A 欄に過去の「転機となる出来事」を列挙し、B 欄に長期的に影響を与える要因を記入する。未来についても同様に記入する（C 欄・D 欄）。	• 過去～現在～未来を「転機となる出来事」を列挙して示すことで、当事者の主観的理解による人生の略年表が生成される。 • 各「転機」の黒丸の地点は、自身の Happy 度の直感的・主観的判定により決定される。 • 黒丸を結んだライフラインは、当事者自身が経験や出来	• ライフとキャリアの長期的プロセスを、「転機」を軸として描き出すことで、経時的な変化を視覚的に捉えられる。 • 「長期的影響要因」の抽出により、信念や価値観の根底にある思いやこだわりに気づき、関係する諸要因を探究できる。 • ライフラインの形	• 同じ当事者でも、異なる時期や状況では同じ出来事や経験の捉え方が異なる可能性があることを、共有する。 • ライフラインは主観や直観に依拠して生成されるため、固定的なものでない点を、共有する。 • 人生の時間軸という新たな視点から「今ここ」を捉え直すことにより、新た

	趣　旨	機　能	省察プロセス	支援者の役割
③「私の歩み」(my biography) シート	•各「転機」についてHappy度を示す黒丸を打って線で結んで、「ライフライン」を作成する。 •記入したフォーマットを見ながら、各々が感じたこと・考えたこと・気づきなどを伝え合い、質疑を交えて共有する。	事を内面世界で捉え返した独自のものとなる。 •記入後のフォーマットをめぐり、当事者同士、または当事者とファシリテーターの間で自由にやり取りする。	状と自身が抱いているイメージを比較検討しながら、変化を俯瞰できる。 •以上の自己省察、他者とのやり取りから、自らの「現在」の立ち位置が浮き彫りにできる。 *人生におけるワークの位置づけと意味、信念や価値観、ワークとライフの位置関係や相互関係、葛藤・課題等。 •未来への期待や不安、展望、決意等も可視化され、自覚的に捉えられる。	な気づきが得られるよう、言葉がけを行う。

筆者ら作成 © 2022 careerhistory.st.gp

第５章

生涯キャリアヒストリー法の理念と見取り図

池田雅則

この章のねらいは、医療職に生涯キャリアヒストリー法を導入していく意図と有用性について、またその全体像について、先行する他の実践方法論とも比較しながら論じていくことである。

第３章では、近接する他の概念との比較において生涯キャリアヒストリー法の特質が明らかにされた。「キャリアヒストリー」とは、個人が自らのキャリアとしてたどってきた軌跡を何らかの手だてを用いて言語化、ないし視覚化することによって生成されるものである。その生成を支持し推進する仕掛けが、生涯キャリアヒストリー法であることが明言された。第４章では、生涯キャリアヒストリー法という仕掛けを有用ならしめるために、プロセスにおいて導入される概念である「省察」が取り上げられた。メジローが述べたように、「立ち止まって考える」中で「現在経験しつつあることがら」と「以前に学んだことがら」を照らし合わせ／突き合わせながら、過去遡及的な形で「類似点や相違点を探究」する活動として、「省察」は概念づけられる。またショーンが述べたように、「省察」は自身の「行為」と「状況」との対話という２つによって構成される。デューイが提示した、経験の連続性と環境との相互作用が成長を進めるという一般的なテーゼが、具体的な文脈に置かれながら説明しなおされたといえる。

本章では「キャリアヒストリー」と「省察」という２つの概念を下敷きとして、私たちが生涯キャリアヒストリー法の実施において何を目指しているのか、また目指す理念の実現に向けて設けたいくつかの仕掛けについて紹介する。このことを通して、私たちの実践と研究には、専門職を対象とした他の実践方法論や研究法と異なる独自な意義と方法論があることを明らかにしたい。

1．生涯キャリアヒストリー法に込めた願い

生涯キャリアヒストリー法は実践法と研究法に分けられるが、どちらに重点を置いた方法であるかといえば、間違いなく実践である。私たちには、複雑化した世界において専門性が常に問い直され続ける医療専門職が、生涯にわたり意欲的に満足したキャリアを積み重ねてほしいという願いがある。生涯キャリアヒストリー法にとってのインタビューやワークショップは、「語り」を通した省察のツールであるが、そこで生み出された成果を参加した本人のこれまでとこれからの歩みに還元されていくことを願っている。参加者自身による生涯学習機会の提供が第一のテーマである。

生涯キャリアヒストリー法は、省察の元手となる豊かな「語り」を引き出すための方法論である。その願いと実践を前提として、研究法としての生涯キャリアヒストリー法がある。研究法には、情報提供者としての参加者からのデータの収集とその蓄積を通した医療専門職のキャリア形成の特徴、危機や転換点の抽出といった従来型の研究によって取り組まれていたことも当然に含まれる。実践を通して得られたデータの蓄積を、社会に還元するという意義は大きい。しかし、私たちがより重視する研究テーマは、生涯キャリアヒストリー法自体の探求的な研究である。実践を通した参加者が体験した学びや成果に対する評価を行い、さらなる実践法の改善を図るアクティブな研究である。実践法を省察的に改善することで、私たちの思いが、よりよい実践に結実していくことを願っている。

第１章や第２章で紹介してきたように、医療専門職におけるプロフェッショナリズムやキャリア形成に関わる実践や研究は、当面の課題の解決に焦点化されたものが多い。また、キャリアを「語る」当事者への還元よりも、政策立案者、管理者、教育者といった観察者への還元が優先される傾向がある。生涯学習に基づく私たちの願いは、逆に当事者への還元を主とすることに理念的な特徴がある。

2．生涯キャリアヒストリー法の実践的な特徴

生涯キャリアヒストリー法には、キャリア段階、年齢段階なりに本人特有の文脈に即して他者に奪われない価値、学びとして自身に還元されていくことを期待する当事者ファーストの理念が基盤にある。自身が語ったこと、または他者が語ったことを持ち帰り、自身のキャリア形成を振り返り／見通すという生涯学習の理念をコンセプトとしている。実践法であることを優先させる生涯キャリアヒストリー法には、企画者・参加者に制限をかける必然性はない。誰でもが、必要と思えば参画できるオープンな方法である。

生涯キャリアヒストリー法に込めた願いを結実するために、私たちはいくつかの仕掛けを設けている。

まず、中長期的スパン（ライフロング）かつライフワイドに自身のキャリアを振り返り／見通す、という方法を導入している。日常の業務や他の多くの実践が対象とする短期的な時間軸からいったん離れて俯瞰的な視点より相対化する。そして、日々様々な課題が突き付けられて見失っていた自身のあるべき専門職としてのあり方について、インタビューやワークショップを通して再発見する、新たに見出すために効果的な方法であると考えているからである。また、将来を「見通す」という観点には多分に生涯教育学的な要素が含まれ、他の実践や研究にはあまり見られない、生涯キャリアヒストリー法の特徴である。

本章の後に続く実践編で紹介されるインタビュー法の資料やフォーマットに示されているように、生涯キャリアヒストリー法は、中長期的なキャリアの積み重ねを可視化し俯瞰できるライフライン法を通して、自らの中長期的なキャリアの歩みについて、1人で書き込む時間を十分に取る。まずは、自身を静的に内省することをねらっている。共通のワークシートを用いた、自身の「語り」の整理と他者との語り合いに向けた準備の時間である。準備されたワークシートというフィールドに没入するという、パッシブなインタビューという仕掛けである。この設けられた時間を使って A4 ～ A3サイズという限られた範囲の紙に書き起こすという作業を通して、日々、多岐にわたる業務の繁忙によって細かく起伏する感情の波、欲求の波や固定化された価値観（パースペクティブ）が反映される短期的な時間軸とは異なる、中長期的な時間軸に自身を

移し替えて自身のキャリアについて熟考し、精査することができる。「長期的な影響」を与える要素についても書き込むことを求めるのは、私たちの実践法の独自な仕掛けである。そして熟考と精査の結果、導き出されるのは、まずは自身にとっての暫定的なキャリアヒストリーである。

この暫定的なキャリアヒストリーは、インタビュアーからの問いかけやワークショップの参加者とのヒストリーの語り合いという動的なワーク（アクティブなインタビュー）を通して、自身のヒストリーや指向の独自性が確認される。さらには、ヒストリーの着眼点が豊かになったり、別のヒストリーの描き方・描かれ方の可能性についても気づきを得ることができる。すなわち、生涯キャリアヒストリー法を通して日々の業務に追われる自身では気づかなかった自身に特有なこだわり、考え方や価値観（パースペクティブ）や隠された／忘れていた自身の目標に気づき、振り返ることができる心身の構えができる[1]。自身の言動や目標の再確認や、自身のヒストリー自体の更新につながりやすくする状況を創り出すことが、ねらいである。この語り合いを通した学びについて「ナラティブ学習」と称したロシターとクラークによれば、「ナラティブ学習」には表5-1のような３つの類型が見られるという（Rossiter, M. & Clark, M. C. ed., 2009／立田監訳, 2012）。私たちの生涯キャリアヒストリー法は、いずれの学習ともが展開されることを期待したものである。

日常を離れて自身を振り返るという点でいえば、さらに時間だけでなく空間や関係、すなわち自らを取り巻く環境全般を移し替える、俯瞰するという仕掛けを設けることも有意義である。日常の空間、すなわち就労している環境から

表5-1 「ナラティブ学習」の３つの類型

① ストーリーを聞くことによって得る学び 　　→自分の「見通し」を得る
② ストーリーを語ることによって得る学び 　　＝経験を自他にとって筋の通ったものにする 　　→「意味の行為」、自分を知る、アイデンティティの確認
③ 自分たちが位置づけられているナラティヴについて理解する学び 　　＝批判的で解放的な学び 　　→語りあいを通した自己の相対化、アウトサイダーが入ることによる相対化

出典：立田慶裕監訳（2012）『成人のナラティヴ学習』をもとに筆者作成。

も離れることで、日常の枠組みとは異なる発想や発見がしやすくなる心身の構えが整うことが期待できるからである。デューイになぞらえていえば、相互作用に影響を与える環境自体を転換し、外側からの刺激に対する内側からの反応である「衝動」が生じやすくする仕掛けを用意するのである。

そうした考えより、生涯キャリアヒストリー法の実践と研究を企画する側は、同僚や医療職である必然性はない。日常から離れた発見をするためには、むしろ一定の距離のある人物が主催したり、「アウトサイダー」の存在を仕掛けとして織り込んだりすることが有効に働く場合もある。なぜなら、職場内の上司が企画し、部下が参加するような生涯キャリアヒストリー法のワークショップを実施した際に導き出されてくる参加者のヒストリーは、上下関係や関係を壊したくないという配慮といった要素がどうしても含まれてくるからである。中長期的な展望では、退職や離職という転換点も当然に念頭に置かれてくるが、日常の関係がワークショップに持ち込まれることで、自ずと発想に抑制がかかることも十分にありうる。ファシリテーターとして参加した同僚が、意図せずに指導的な言動をとってしまいがちだという指摘もある（加藤, 2014)。

また医療職、特に同じ職種だけ、同じキャリア段階にある者だけでワークショップを実施した際には、専門性やセオリーの共有という基盤において、語り合いの中でどうしてもワークの部分のキャリアに焦点が当たりやすくなる。導き出されるヒストリーは、一面では深く精緻なものになりうるが、他面ではクローズドな展開、すなわち、わかり切った――ゆえに解決不可能な――結末や省察を経ないままの従来のヒストリーの強化になってしまう可能性もある。もちろん、この傾向を織り込み済みとして実施するのであれば、それはそれで良いものの、そのような実践はすでに既存の研修や方法で事足りる。敢えて生涯キャリアヒストリー法というオープンな方向性を主旨とする方法を採るメリットが小さくなる。

オープンな方向性を趣旨とする生涯キャリアヒストリー法の実施においては、「アウトサイダー」の存在は大きい。「アウトサイダー」がインタビューやワークショップに存在することで、参加者は「アウトサイダー」に対して日常の業務や時間軸で自明とされる職業的な価値観、専門的な価値観や概念の説明を迫られたり、表現すべき情報を取捨選択したりすることが求められる。すなわち「アウトサイダー」の存在によって、同じルールの中で生きる者同士でのインタビューやワークショップとは異なるヒストリーが立ち上がる可能性が開かれる。「アウトサイダー」も混じるオープンな場面での「語り」においてもなお残るキャリア形成への当事者のこだわりは、より本質的な「キャリア・アンカー」といえる[2]。中長期的な振り返りや展望を導き出しやすくするための仕掛けとして、「アウトサイダー」の存在が有効に働く。

齋藤直子によれば、現代はグローバル化による世界の標準化、効用に基づく評価、それらに端を発する自身のあり方に対するニヒリズムといった「悲劇」が我々を覆いつくし、「現在を過去と未来に向けて放棄する様態で生活」する「無感動、無感覚、無関心状態」に置いているという。これらの「悲劇」への囚われからの「離脱」を可能とするのは美的経験（アート）であり、それは「世界の他者性を受容する勇気」や自己信頼をもたらすという。「異なる他者の顔と声に自らの目と耳を開くことによって、自らの思考枠組みの硬直性を解体する変容体験」としての「終わりなき成長」（デューイ）は、「言語間のギャップを強調すると同時に、会話の共通の地盤を創る希望に駆り立てられるような、コミュニケーションのひとつの特殊な様式」である「翻訳のアート」において開かれるという（齋藤, 2009: 第7章)。生涯キャリアヒストリー法における「アウトサイダー」とのコミュニケーションは、内的な省察である生涯キャリアヒストリー法フォーマットへの記入と併せて、参加者を無感覚な日常から離脱させ、自身の現在を過去と未来との連なりにおいて再発見させるアートとしての経験となりえる。

「アウトサイダー」の役割を果たすのは、インタビュアーであっても、ファシリテーターであっても、参加者の1人であっても良い。また、「アウトサイダー」は異年齢者でも、異なるキャリア段階にある人物でも、異なる経歴を歩んだ人物でも、異なる専門性がある人物でも良い。さらには、集った全員が「アウトサイダー」でも構わない。何らかの「アウトサイダー」がワークショップに存在するだけで、何かしらのオープンな展開が見られる可能性が高まる。かくいう私たち執筆メンバーの大半は、医療者ではない。生涯学習に理解と専門性を有するものの、医療専門職から見れば「アウトサイダー」に他ならない。しかしながら、後の章で紹介されていくように、少なくない参加者からは肯定的な感想や意見が寄せられてきている。

ただし、「アウトサイダー」の存在が振り返り／見通しに制約をかけてしまう可能性もある。私たちの実践において、「アウトサイダー」が自身の立場の特異性を強く自覚したゆえ、他の参加者に比べて発言の回数や時間を取ってしまったり、主張を強めてしまったりしたことがある。「アウトサイダー」と他の参加者の間で上下関係が生まれることは望ましくない。これでは、オープンに語り合うという仕掛けを通した当事者ファーストの理念の実現が損なわれかねない。そのような事態が生じた場合は、学習支援者としてのファシリテーターが調整に入ることも必要となる。

3．生涯キャリアヒストリー法の見取り図

ここまで、生涯キャリアヒストリー法のコンセプトを論じてきたが、その全体構造を図式化すると図5-1のようになる。

医療専門職を対象とした生涯キャリアヒストリー法が目標とするところを改めて整理すると、次の2つにまとめられる。1つには、医療専門職が繁忙な中

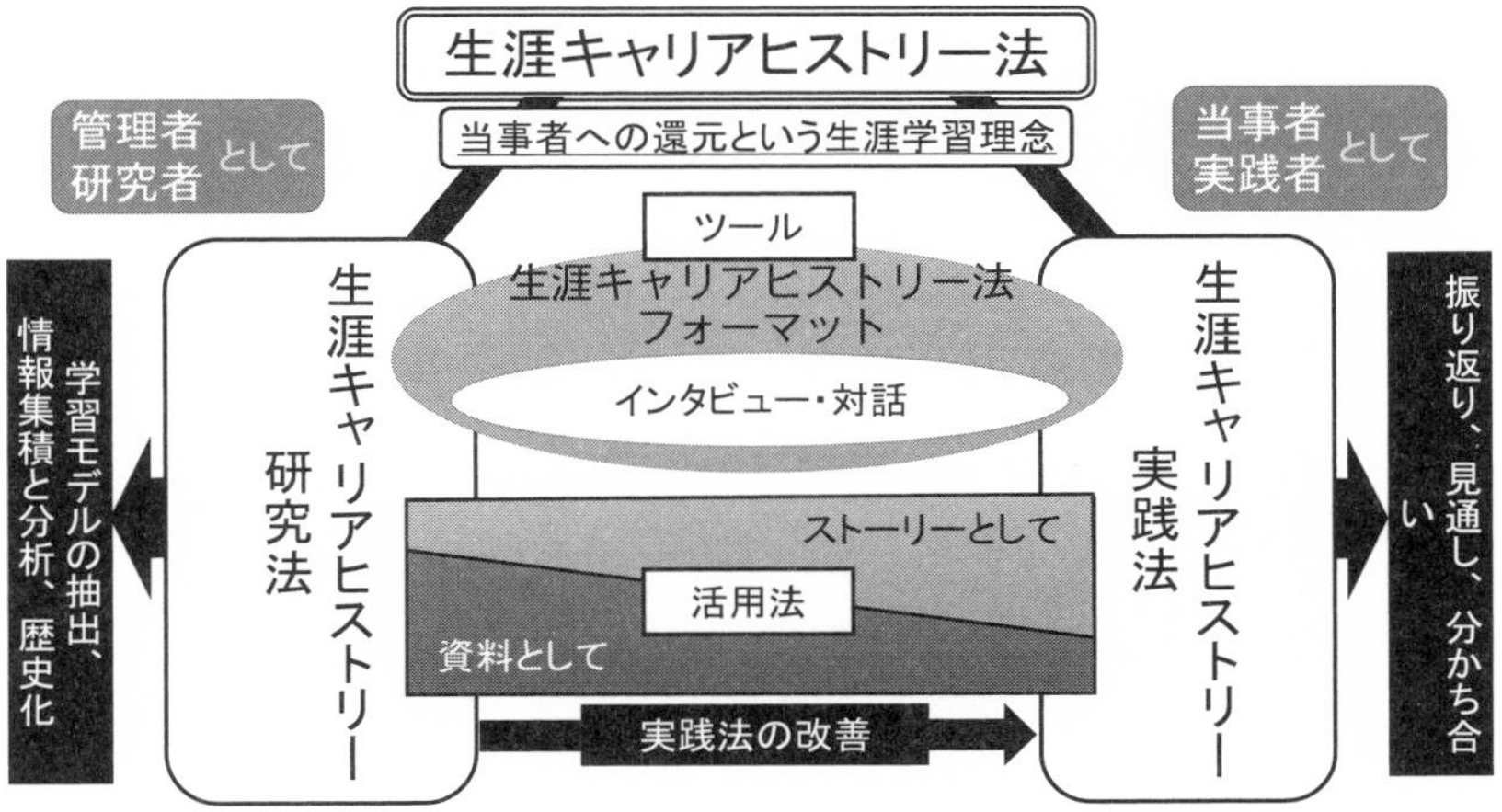

筆者ら作成 © 2022 careerhistory.st.gp

図5-1　生涯キャリアヒストリー法の構図

でも自身（たち）の指針を振り返り／見通すことができるようにする、分かち合うことができるようにするための実践ツールとしての「生涯キャリアヒストリー実践法」の開発である。もう１つには、開発された実践ツールに基づいたインタビューを通じて資料を蓄積しながら、女性医療専門職のキャリア構築の特質、こだわりの形（キャリア・アンカー）（Shein, E, 1978／二村・三善訳, 1991；Shein, E, 1990／金井訳, 2003）や困難、構造的背景、そして参加者の学びの過程や結果について解明するための、調査研究と実践的探求としての「生涯キャリアヒストリー研究法」の開発である。

私たちは、「キャリア」の定義として次に示す広義な内容を採用している（金井, 2002: 140-141）。改めて示しておきたい。

> 成人になってフルタイムで働き始めて以降、生活ないし人生（life）全体を基盤にして繰り広げられる長期的な（通常は何十年にも及ぶ）仕事生活における具体的な職務・職種・職能での諸経験の連続と、（大きな）節目での選択が生み出していく回顧的意味付け（とりわけ、一見すると連続性が低い経験と経験の間の意味付けや統合）と、将来構想・展望のパターン

必ずしも「フルタイム」という範囲に限定する必要はないが、この定義は、おおむね、私たちの生涯キャリアヒストリー法の対象を指し示している。

４．「ライフ」ではなく「キャリア」
「ストーリー」ではなく「ヒストリー」

ところで私たちは、所属学会で開発途上の方法を紹介する機会を持ってきた。そこでは、先に述べてきた概念上の違いや理念上の違い（目的が当事者ファーストであるか管理者・研究者ファーストであるか、オープンであるかクローズドであるか、など）が問われただけではない。敢えて他と区別して「生涯キャリアヒストリー」という名づけを行い実践している私たちの方法論の独自性や妥当性が問われることもあった。１つには、なぜ「ライフ」ではなく「キャリア」なのかという疑問であり、もう１つには、なぜ「ストーリー」ではなく

「ヒストリー」なのかという疑問であった。私たちの回答を端的にいえば、私たちのアイデアや方法論には既存の方法論と重なる部分もあるが、やはり独自性がある、ということである。

生涯キャリアヒストリー法は、比較的長期的な期間を対象とする点において、ライフストーリー／ヒストリー法と共通性がある。ただし、ライフストーリー／ヒストリー法の場合は、個人の生活構造の全体性を対象としており、さらには世代を越えた変遷、継承や断絶が視野に入ってくる（谷, 2008: iv-v）。対して私たちの生涯キャリアヒストリー法は、あくまでも働く当事者の存在を主軸に置いた経験や相互作用の構造の長期的変容を描き出すことを目的としている。捉えるべきポイントや焦点の範囲が、他とは異なるのである。

また、ライフラインチャートおよびインタビューを通してインタビュイーのキャリアの道筋と方向性を描出する過程は、ラポールを基盤とした対話による相互作用を通して経験の生成と実存的な意味づけを行うライフストーリー研究と共通している（サトウ, 2019: 2-8；木戸, 2019: 23-29）。生涯キャリアヒストリーの実践法においては、本人が自身のキャリアを回顧的に意味づけながら語ったストーリーの個別性とリアリティを何よりも尊重してきた。語られた内容の正確性を追究することは、実践法の主眼ではない。特に、インタビュアーとインタビュイーが１対１で実施する場合は、インタビュイーが自身の語りを通し、インタビュアーを鏡としながら自らの生の意味づけを再確認していく側面が強調されてくる。私たちの方法論にはライフストーリー研究の要素も、当然に含みこまれている。しかし上に述べたように、グループ・セッションで実践法を実施する場合は、聴き合い語り合うセクションが挟み込まれてくる。ゆえに、１人から語られたストーリーはそのままの形にとどまらず、重なりや違いが確認されながら、事実が他者と共有されたり、資料として他者に参照されたりすることも生じてくる。つまり聴き合い語り合いの中から、参加者の範囲において分かち合われたヒストリーが芽生えてくることがある。

そして私たちは、研究法としては語られたストーリーを資料として扱い、複数のストーリーの重なりやその正確性を客観的に確認したり、周辺的事実と関連づけたりすることを当初から念頭に置いている（桜井, 2019: 183-188）。すなわち、キャリアのパターンや特質を時間、空間、関係性の中に位置づけていくヒストリー研究としての結実を目指している。そういった意味でも私たちは、その方法論を「ストーリー」ではなく「ヒストリー」として名づけている。実のところ近年のライフヒストリー研究は、ライフストーリーとの違いをことさらに強調していない。むしろ描かれ語られた内容のストーリー性を念頭に置いた上でもなお「起こりうる」「ありえる」ものとして（鯨岡, 2005）、人々の間で共有される社会構成主義的な「事実」と見なす。そして、ヒストリーを構築する際の基礎資料として、積極的にインタビューデータを使用している。そして、研究法としてのメリットを事実検証というよりも仮説索出に置いている（谷, 2008: iv-v）。私たちもこうした考え方を共有するものである。

なお、看護職を対象としたキャリア研修法として「キャリアストーリー」というものが提唱されている（鈴木, 2014）。この実践は未来の目標達成を出発点として、現在との落差を振り返りつつも達成への道程を描き出すことに重点を置いている。フォーマットを見るとキャリアの対象は職能向上に焦点化されており、どちらかといえば狭義の定義が採用されている。またセルフコーチングを通した目標設定や計画立案を方法論としている。研究法としての展開は意識されていない。以上の特徴より、「ストーリー」と名づけられているものと見られる。私たちのキャリアヒストリー法とは名づけは似ているものの、内実は大きく異なっており、活用される場面も自ずと異なってくるであろう。

本章では、これまでのキャリアに関する実践や研究と比較しながら、私たちの生涯キャリアヒストリー法の理念、実践的な特徴や導入のメリットを論じてきた。最後に確認しておきたいのは、私たちは既存の実践方法論や研究を競合相手と見なし、乗り越えられるべき対象としては捉えてはいないことである。参画者の理念、願いや目的に応じて、異なる方法や研究法が選択されることは当然である。中長期的に自身のキャリアを振り返り／見通すことを目的とした際の効果的な方法として、オープンに自身を省察し自己認識を更新していくラディカルな実践として、生涯キャリアヒストリー法を位置づけてもらえれば良い。既存の研究において明らかになっている医療職のキャリア形成の特徴や、キャリア段階ごとの困難に関する知見は、私たちの研究法に対してスタートラインを提供するとともに、実践においては学習支援者としてのファシリテートにおける話題提供や問いかけの参考にもなる。生涯キャリアヒストリー法をより良いものに結実させていくために、読者のみなさんには、ぜひインタビューやワークショップを実施してほしい。さらには共に実践的な研究に取り組みたい。

注

1 パッシブなインタビュー、アクティブなインタビューという考え方は、能智（2011）の考え方を参照した。
2 参加者によって、語りや言い回し（metaphor）が変容するという考え方は、宮坂（2016）、野口（2002）、能智（2011）の考え方を参照している。

●●● コラム③ ●●●

19世紀英国の女性医師・女性看護師

生涯キャリアヒストリー法は現代的な状況・課題を背景とする研究／実践法であるが、生涯キャリアヒストリーの視点は同時に、国内外の過去の人物のキャリアが生涯を通じてどう構築され、どんな展開や変容、諸契機が見られたかをトータルに捉え、先行事例やロールモデルとして定置することを可能にする。ここでは、ヴィクトリア期英国の専門職女性を例としよう。当時は「男性なしでは不完全な存在」という女性像が社会文化的に定着し、女性にとっての最大の障壁は、公的領域への参入や教育機会の獲得以上に、自ら賃金を得て男性や家族から経済的に「自立する」ことであった。それゆえ、パイオニア専門職女性の生涯キャリアヒストリーには興味深いものがある。特に注目されるのが、世界初の女性医師として広く知られ、女性が排除された当時の英米医師界に果敢に挑戦したE・ブラックウェル（Elizabeth Blackwell, 1821-1910）、英国初の女性医師で、後進養成に本格的に取り組んだE・ガレット・アンダーソン（Elizabeth Garrett Anderson, 1836-1917）、自ら統計学者・看護師としてクリミア戦争の戦場に赴き、「家事使用人」と同一視されていた看護職を「専門職」へと転換させたF・ナイティンゲール（Florence Nightingale, 1820-1910）、英国植民領ジャマイカ生まれで、クリミア戦争終結まで戦場の前線近くでホテルを操業し、地位・国籍を問わず全ての軍人に宿泊所、食料や物資、看護ケアを供給し続けたM・シーコール（Mary Seacole,1805-1881）である。

ブラックウェルは英国ブリストルの工場経営者の家庭に生まれ、米国に移住後、家計のために教職に携わる中で医師になることを決意し、個人指導で医学の勉強を始めた。26歳の時、正規学生での医学校を希望したが、申請したほぼ全ての医学校から「女性ゆえに」入学を拒絶された。唯一例外だったGeneva Medical Collegeに入学し、男子生徒や教師の嫌がらせに負けず首席で卒業し、医師資格を取得したが、米国でも、外科医を志して渡航したパリでも、医師としての自己を活かす足場を得るのに多大な苦労を経験した。開業場所の借用を拒否されるが、強い意志で家を購入し、1857年にニューヨークのスラムに診療所「女性と子どものための病院」を設立した。ナイティンゲールとも親交があり、英国で女性として初めて医師登録されると、女性医師のアイデンティティを確立と後継養成に向けた社会活動を主導し、1874年に後述のアンダーソンや妹のエミリー・ブラックウェルらとともに英国初の女子医学校「ロンドン女子医学校」を設立して、婦人科学教授としても教鞭をとった。ブラックウェルは、以上のように苦労を経て、パイオニアとして女性医師の足場を確立し、自らの存在をもって「女性」医師を世に示す初期ロールモデルの役割を担った。

アンダーソンは、イングランド上層中産階級家庭の出身で、事業に成功した父親のもとで医師になるための研鑽に全面的な経済的支援を受けた。10代で女性運動の萌芽とされる「ランガム・プレース」(ロンドン)の活動に参加し、女性高等教育運動家 E・デイヴィス (Emily Davies) と出会い, 女性参政権運動に参加した。1859 年にはブラックウェルの講演会「女性にとっての専門職としての医師」を契機に医師を志し、様々な大学や病院の教授に個人指導を依頼した。しかし、英国国内の医学部は女子の入学を拒み、「階級、宗派などの制限を設けない」とする新興のロンドン大学も条項を理由に申請を退けた。薬剤師協会のみが、女性の受験拒否も根拠がないとの消極的理由から申請を受諾した。1865 年に薬剤師資格を取得し、英国医事委員会から2番目の女性医療者の認定を受けた。またロンドンの貧困地域に「女性と子ども」を主対象とする「聖マリー女性診療所」を開設し、彼女の医療実践は社会的影響力のある中産階級男性にも高く評価された。また1870 年にはパリ大学で医学学位を取得して英国国内初の女性医師として足場を得た後、自らも設立に参加したロンドン女子医学校で 1884 年から 1903 年まで校長を務めた。このような女子医学教育への貢献に加え、英国初の女性首長をも務め、1918年にはロンドン大学の新しい病院が Elizabeth Garrett Anderson and Obstetric Hospital と改称されるなどの形で、社会的評価も示されてきた。

ナイティンゲールはイングランドの上層中産階級、広大な土地を有する地主階級の家庭出身で、学問好きで娘に男性同様の教育機会を与えようとする父と、「しかるべき女性の生き方」を強く信じる母のもとで育った。17 歳で「天職 (calling)」として看護師を志すが、中産階級女性が職業をもつことへの周囲の抑圧状況は厳しく、母とも激しく対立した。父を介した慈善活動家や政治家との出会いにより衛生・医療への関心が芽生えた。32歳までに、ドイツやパリで病院や診療所、宗教団体施設などを訪問、医療の実際を観察する自己研修を行い、クリミア戦争ではトルコ英国病院女性看護部局監督者・英国政府の公式派遣看護師団の統括者として、傷病兵の状態が最も深刻とされたトルコの陸軍病院に赴いた。同病院では主に、医療現場の人事・物品のマネジメントや組織改革、患者へのケアに力を入れ、夜間巡回時の「ランプをもった貴婦人」イメージは、従来の看護師像を大きく塗り替えた。帰国後は現場を離れ、著書と論考、手紙を執筆した文筆家、医療の実状と課題を明らかにする統計学者、病院組織の社会改革者、看護教育における指導者、を務めた。また政府委員会への助言、救貧院改革、国内及びインドの病院改革、看護学校の監督等のほか、自己研鑽として学んだ統計学により陸軍病院における兵士の死亡率と死亡原因を科学的に解明し、軍属病院改革に貢献した。公衆衛生と患者へのケアに基づく『看護覚え書（Notes on Nursing)』（1860）は、労働者階級向けの廉価版もつくられ、階級を超えて幅広く看護の重要性を普及させた。

シーコールは、英国植民領ジャマイカで、スコットランド人の軍人と自由人の黒人のジャマイカ人の間に生まれた。母は下宿屋を所有し、「女医(doctress)」として診療もしたため、幼少期から母親の医療実践を間近に見て育ち、母親から薬草処方を学んだ。10代で親戚と1年間英国で過ごした後、再びロンドンを1人で訪問し、中南米の諸島を旅する中で人種的な社会矛盾を実体験した。20歳頃から母親の下宿屋の手伝いをしながら看護に従事し、様々な経験の中で黄熱病やコレラの治療に携わった。1851年には兄弟のいるパナマでコレラの治療に独力で従事し、コレラで死亡した乳児の検死解剖後、自身もコレラに感染し克服するなどして、医療の専門的知識と実践スキルを習得していった。50代の彼女はクリミア戦争でナイティンゲールが負傷兵の看護を開始した時期にロンドンに到着し、クリミアでの看護を申請したが、英国諸機関から度重なる拒否をされた。シーコールは自力でクリミア半島への渡航費と医療物資を調達し、運送業のT・デイ（Thomas Day）と二人で「軍商人(sutlers)」（軍人に食料飲料を販売）として現地に赴き、前線近くでホテルを創業し、戦争終結まで、地位や国籍にかかわらず、軍人に宿泊所、食料や物資、看護サービス（薬草手法を含む）を供給した。終結時、ロンドン市内のマスコミがクリミア戦争での彼女の存在を大きく報道し、彼女の戦地における貢献は社会的な評価を獲得した。

ブラックウェル、アンダーソン、ナイティンゲールは、みな中産階級家庭の出身ながら、女性の新しい生き方を模索し続け、女性医療専門職としてのキャリアを切り拓き、後進の育成にも影響を与えた。一方、シーコールは、自らも人種的な差別に直面しながらも、より前線の近くで、患者の地位や国籍、人種を問わない看護ケアを行なった。いずれにおいても、これらの女性たちは、性別や人種による社会的障壁に屈することなく、医療専門職としてのプロフェッショナリズムを実践したパイオニア女性たちであった。

出典

渡邊洋子・柴原真知子（2013）イギリスにおける女性医療専門職の誕生と養成・支援活動――パイオニア女性のキャリア確立プロセスに関する成人教育的考察から．京都大学大学院教育学研究科紀要．59: 99-123

池田法子（2015）資料紹介：E. N. Anionwu『メアリー・シーコール小伝――看護師・学生のためのリソース』（英国看護協会、2005 より）．京都大学生涯教育フィールド研究．vol. 3（通巻第 14）．125-133.

（渡邊洋子・池田法子）

第2部
実践編

第６章
ライフラインチャートを用いた方法の構築
―女性医療専門職を対象に―

種村文孝

本章の目的は、女性医療専門職のキャリアを描き出す研究方法の開発について、ライフラインチャートを用いたアプローチの到達点と課題を明らかにするものである。ライフラインチャートは、企業への就職や転職などを考える際のキャリア・カウンセリングのアプローチの１つとして用いられることが多いが、本章においては女性医療専門職の生涯キャリアの研究に用いるために、当事者の視点や医療専門職の文脈に考慮して検討する。

これまで女性医療専門職のキャリア研究においては、離職要因を明らかにする取り組みやキャリア支援に関する研究が蓄積されてきた[1]。また、キャリア研究にライフラインチャートを用いるアプローチは、一般労働者の成人キャリア発達を明らかにする取り組みで活用されている例がある（下村, 2013）[2]が、女性医療専門職当事者のキャリアを検討する研究方法論としては蓄積がなされていない。そこで、働く当事者のこれまでの人生の振り返りを促す実践への接続も視野に入れたキャリア研究方法として、ライフラインチャートを用いたアプローチの検討過程と実際の研究手順を整理し、現時点における到達点と課題を明らかにする。

１．ライフラインチャートを活用したキャリア研究方法の開発

（１）ライフラインチャートとは

キャリア・カウンセリングにおいて、カウンセラーがクライアントの語りを引き出しながらキャリアをともに考える様々な手法が見られる。ライフライン

郵便はがき

料金受取人払郵便

神田局
承認

7846

差出有効期間
2024年6月
30日まで

切手を貼らずに
お出し下さい。

101-8796

537

【受　取　人】

東京都千代田区外神田6-9-5

株式会社 **明石書店** 読者通信係 行

お買い上げ、ありがとうございました。
今後の出版物の参考といたしたく、ご記入、ご投函いただければ幸いに存じます。

ふりがな お名前	年齢	性別
ご住所　〒　　-		
TEL　（　　）　FAX　（　　）		
メールアドレス	ご職業（または学校名）	
＊図書目録のご希望 □ある □ない	＊ジャンル別などのご案内（不定期）のご希望 □ある：ジャンル（　　） □ない	

書籍のタイトル

◆本書を何でお知りになりましたか？
□新聞・雑誌の広告…掲載紙誌名［ ］
□書評・紹介記事……掲載紙誌名［ ］
□店頭で □知人のすすめ □弊社からの案内 □弊社ホームページ
□ネット書店［ ］ □その他［ ］

◆本書についてのご意見・ご感想
■定　価 □安い（満足） □ほどほど □高い（不満）
■カバーデザイン □良い □ふつう □悪い・ふさわしくない
■内　容 □良い □ふつう □期待はずれ
■その他お気づきの点、ご質問、ご感想など、ご自由にお書き下さい。

◆本書をお買い上げの書店
［ 市・区・町・村 書店 店］

◆今後どのような書籍をお望みですか？
今関心をお持ちのテーマ・人・ジャンル、また翻訳希望の本など、何でもお書き下さい。

◆ご購読紙 (1)朝日 (2)読売 (3)毎日 (4)日経 (5)その他［ 新聞］
◆定期ご購読の雑誌［ ］

ご協力ありがとうございました。

ご意見などを弊社ホームページなどでご紹介させていただくことがあります。 □諾 □否

◆ご 注 文 書◆ このハガキで弊社刊行物をご注文いただけます。
□ご指定の書店でお受取り……下欄に書店名と所在地域、わかれば電話番号をご記入下さい。
□代金引換郵便にてお受取り…送料+手数料として500円かかります（表記ご住所宛のみ）。

書名	冊
書名	冊

ご指定の書店・支店名	書店の所在地域 都・道 府・県 市・区 町・村
	書店の電話番号 （ ）

法は、そのもととなる理論は不明だが、キャリア・カウンセリングにおいて広く普及している手法である（Goldman, 1992）。キャリアガイダンス研究でも注目が集まっている質的アセスメント技法の１つであり、その中でも古い歴史を持つ。この技法は、横軸に年齢、縦軸にプラス－マイナスを記した紙を手渡し、過去の職業生活を振り返って、自分が思う自分のキャリアの浮き沈みを線で描いてもらう手法である（下村, 2013）。このように自身のキャリアを振り返って、波線で表現された図をライフラインチャートと呼ぶ（図 6-1）。

ナラティブ・キャリアカウンセリングを実践しているコクランは、①人生を上下する曲線で描くライフライン、②自叙伝をイメージし、各時期に章名をつけるライフチャプター、③成功体験のリスト化、④家族の特徴と自分との違いを確認する家族の布置、⑤尊敬する人と自分の相同・相違の確認をするロールモデル、⑥幼い頃の印象的な記憶をもとにする早期記憶、⑦未来を見通す人からのアドバイスを考える導かれたファンタジー、⑧未来の自叙伝を組み合わせて実施することを提唱している（ラリー・コクラン、2016）。ナラティブや物語、さらにはイメージの力を活用して、個人のキャリアを意味づけようとする社会構成主義的アプローチを重視しており、その中の手法の１つにライフラインチャートの作成が位置づけられている。また、心のライフラインチャートは、青年期に自分自身のアイデンティティを統合する手法としても用いられ、気づかなかった自分を発見し、内面を統合していく効果があることが指摘されてい

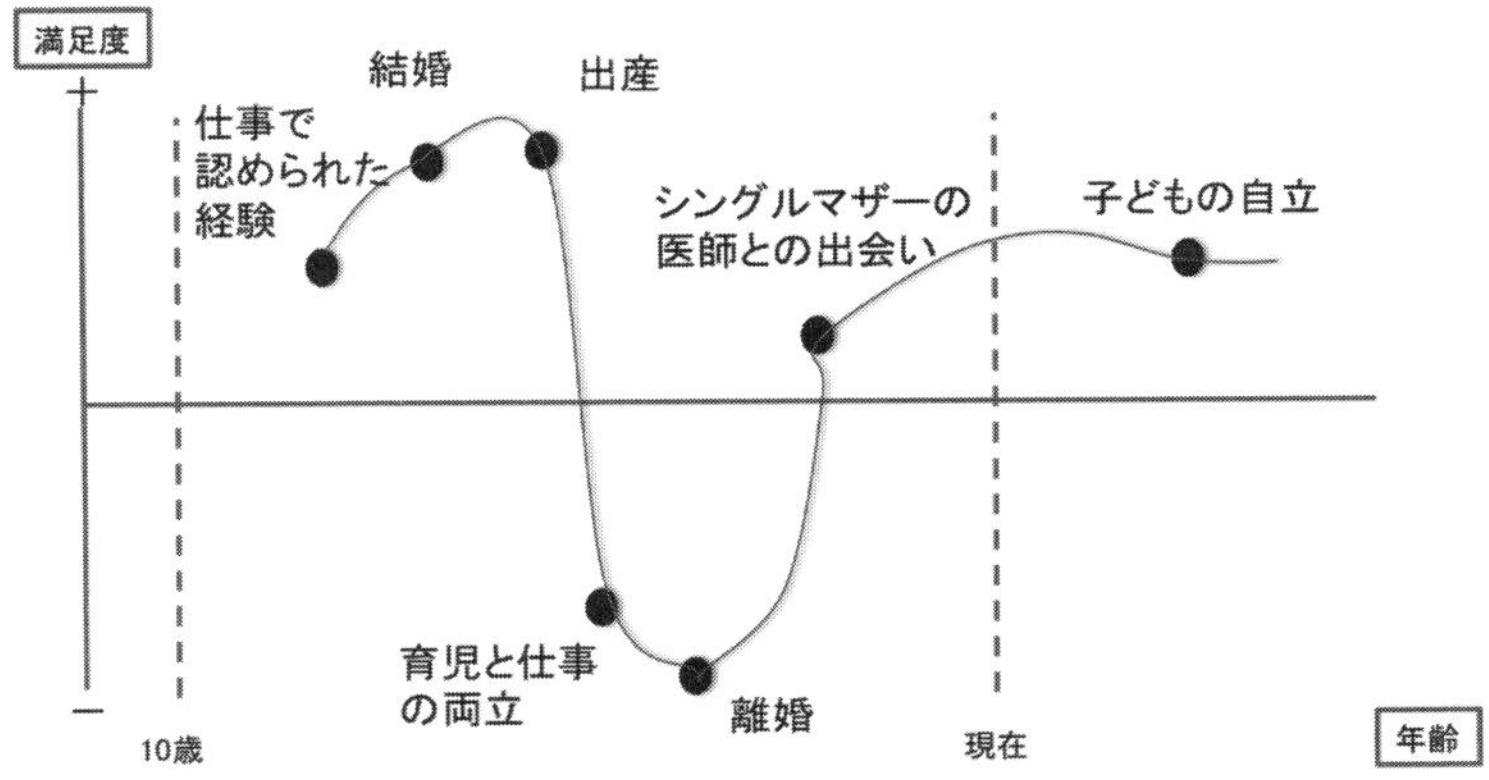

図 6-1　ライフラインチャートの例

る（河村, 2000）。

キャリア・カウンセリングの実践での活用以外に、ライフライン法を用いた質的研究として、調査対象者のキャリアに対する感じ方・考え方を、より直接的・視覚的に把握できることが期待されている（下村, 2013）。このようにライフラインチャートの特徴としては、過去－現在－未来の時系列でキャリアを把握しやすく、なおかつ自身の転機となった出来事や重要な出来事を把握しやすく、全体の見通しを立てやすいという点が挙げられる。女性医療専門職の生涯キャリアを明らかにしようとする際、何の準備もなく自分自身のキャリアを語るように促されても、何をどのように語ればよいか困惑することであろう。ましてや、仕事だけではなく、仕事以外の諸要素としてのライフを合わせて自身の長年にわたるキャリアを語るということは容易ではないと思われる。話をする側にとっても、話を聴く側にとっても、ある程度の全体の見通しを持った上で相互にキャリアに関する話を聞けることには利点があると考える。日常の業務で忙しく、長時間の時間を割いてのインタビューが困難な女性医療専門職においては、限られた時間の中でキャリアヒストリーを把握することが求められる。そこで本研究においても、過去－現在－未来の長期的な生涯キャリアの時間軸を意識して、物語全体を把握するためのツールとしてライフラインチャートを活用することにした。また、ライフラインチャートにおいては、各時点での転機が把握しやすいという特徴もあった。チャートの中に描かれる大きな転機となった出来事、満足度や幸福度を上げた出来事、反対に満足度や幸福度を下げた出来事などは、視覚的に捉えやすい。これによって、女性医療専門職が働く上で、どのような転機を経てきたかを明らかにできる可能性がある。このようなライフラインチャートを蓄積することによって、女性医療専門職が置かれている状況を把握し、これから医療専門職を目指す学生が自身のキャリアを考える素材にもなるであろうと考えられる。

従来のライフラインチャートを活用した質的なキャリア研究では、一般社会人を対象に、個人のキャリアに焦点を当てて、内面的な変化や転機を明らかにしてきたが、女性医療専門職を対象にすることで、医療専門職特有のキャリアの特徴を明らかにすることができると考える。人の命が優先される医療現場においては、個人のキャリアよりも専門職としての使命が優先され、一般社会人とは異なる特有の構造がキャリアに影響を与えていることが考えられる。ライフラインチャートを活用して、記入されたチャートを蓄積するとともに、それをもとにした語りを分析していくことは、個人の内面の満足や充実度を明らかにすることにとどまらず、女性医療専門職としてのキャリアの特徴を明らかにするものである。

（2）キーワード・マップの作成検討

ライフラインチャートを用いて女性医療専門職のキャリアを把握する際に、仕事（ワーク）とそれ以外の諸要素（ライフ）を想起しやすくする工夫として、キーワード・マップの検討も行った。忙しい女性医療専門職が、短時間で効果的に振り返りを行えるようにあらかじめ転機となりそうな出来事を検討した。ここでのキーワード・マップの検討に関しては、著者らが集まって共同で議論を行ってきたものである。

仕事に関することでは、知識や技能の習得、上司や同僚などの関係する人物、夜勤や産休なども含む働き方などが多く挙げられた。また、ライフの側面に関しては、家族や配偶者などの人物、友人やスポーツなどの余暇に関する事柄、保育園や子どもの学校・受験などの子育てに関することなどが多く挙げられた。また、仕事とライフの中間的なものとして、本や雑誌などの情報源に関すること、家計やローンなどのお金に関すること、通勤や転居などの住環境に関すること、妊娠や流産などの出産に関すること、死や恋愛などの事柄が挙げられた。

また、具体的なキーワード以外にも、抽象的なキーワードも考えられた。自由や平等などの価値観、喜びや無力さなどの感情、成功やトラブルなどの抽象的な出来事、病や障がいなどの状態に関する事柄、ロールモデルやメンターなどの人物、災害や戦争などの出来事などである。そのため、このようなワークやライフに分類しにくい横断的・抽象的なキーワードも踏まえてキーワード・マップを作成した。インタビュー対象者が、仕事やライフという観点だけではなく、抽象的なキーワードから具体的なキーワードまで参照できるようにしたところに特徴がある。インタビュー対象者が女性医療専門職である点を考慮して、医師や看護師、病棟、手術、夜勤などのキーワードも掲載し、インタビュー対象者自身が振り返る際のヒントとして例示するシートとした。

（3）キャリア研究向けライフラインチャートの検討

ライフラインチャートをもとに生涯キャリアを捉える際に、転機となる出来事だけではなく、自身の価値観や長期的な影響を与えたことをどれだけ把握することができるかも検討課題として挙げられた。ライフラインチャートの特徴としては、転機となる出来事をプロットして、それをもとに満足度や幸福度などの波線を描いていくことになるが、その際に自分自身の価値観や長期的な影響を与えたことは表に出にくいという点が考えられる。特に大きな出来事があったわけではなくとも、特定の友人との関係が進路を決めるきっかけになったり、長期間続く介護が働き方や生活に大きな影響を与えているということも考えられる。そこで、これまでの仕事や生活にとって、大きな転機となった出来事だけでなく、長期的に影響を与えてきたことについてのキーワードも記入できるよう検討した[3]。

また、ライフラインチャート上に、仕事（ワーク）と生活（ライフ）の線をそれぞれ描くようにするか、両方を統合した1本の線を描くようにするかも検討した。当初は、仕事と生活の線をそれぞれ描けるフォーマットを考えていたが、仕事と生活を分けて捉えることが人によっては困難だと思われたため、1本の線で描くように変更した。

縦軸については、達成度、満足度、充実度、幸福度などの項目とすることも検討した。仕事においても生活においても転機となる出来事の度合いを表現するには、プラスもマイナスも含めてHappy度とすることが適切かと考え、Happy度とした。Happy度にしたのは、他の達成度や幸福度などに比べて、直感的に記入しやすいと考えたためである[4]。また0～100の目盛りで表現を求めるか、プラスとマイナスという表現を求めるかについては、インタビュー対象者が感覚的に記入しやすいように検討してプラスとマイナスでの表記にした。

横軸の年齢については、現在となる部分を示し、これまでの歩みとして10歳の目盛りも参考に表示することにした。仕事や生活などの進路選択に大きな影響を与えるのが主に学生時代以降であると考えられるため、それ以降の年齢での出来事に焦点を当てて書けるようにした。また、インタビュー対象者の年齢に応じて使用していただけるように、年齢の表示は最低限にとどめている。

2．ライフラインチャートを活用したキャリア研究方法

ここまでの検討を踏まえて開発したヒアリングシートを用いて、実際に女性医療専門職のキャリア研究を行う際の手順を示す。調査対象者としては、女性医療専門職の長期的なキャリアを把握するために、なるべく50代～60代を中心とし、勤務形態（病院／開業医／診療所勤務）や雇用状況（常勤／パート等）、専門科、婚姻・育児歴が偏らないようにすることが望ましいと考える。

（1）趣旨説明および倫理的配慮に関する説明

まずインタビュー時には、趣旨説明および倫理的配慮に関する説明を行う。本調査の倫理的配慮として、書面で説明書および同意書を用意し、「本調査のご協力については、説明書に基づいて口頭および文書で説明を行い、同意書のご署名により同意をいただいたものとして実施します。本調査へのご協力は自由意思によるものです。話したくないことについては無理に記入や発言をしていただく必要はありません。また、調査の途中で、心身に不快を感じた場合には、途中で止めたり、協力を撤回したとしても、不利益は一切生じません」という内容を伝える。

また、データの取り扱いと個人情報に関しては、「お話しいただく内容を正確に理解するために、同意をいただいた範囲において、ICレコーダによる録音をさせていただきます。録音データおよびインタビュー中のメモは、プライバシー保護のために氏名・名称や勤務先などを匿名化した上で、医の倫理審査委員会の指針に従い保存・管理され、適正な方法によって破棄されます。本調査で得られたデータは、匿名化された後、本研究会の中で共有・分析され、その成果は報告書、学会雑誌、研究大会等で発表する予定ですが、個人が特定されることはありません。本研究会がインタビューで知り得た個人情報を外部に漏らしたり、本研究以外の目的で使用することはありません」と伝える。

以上の説明に同意いただけた方に対して、同意書に署名をしていただき、調査協力に関する謝礼を渡して調査を開始するものとする。

（2）生涯キャリアヒストリー法フォーマットの活用

続いてヒアリングシートをもとに、ライフラインチャートの作成を行う。ライフラインチャートの作成までの所要時間は約 30 分である。調査協力者に対して、使用資料のリストを示して、進行にともない必要なシートを 1 枚ずつお渡しすることを伝えて実施する。

最初にキーワード記入シート（図 6-2）とキーワード・マップ（図 6-3）を配布して、「まず、ご自身のこれまでのお仕事や生活、そしてこれからのお仕事や生活に強く関連すると思われるキーワードを思い浮かべてください。それらをこのキーワード記入シートにご記入いただきます。あなたのこれまでのお仕事や生活にとって、大きな転機になった出来事を A 欄、そこに長期にわたり影響を与えてきたことを B 欄に記入してください。記入するにあたっては、お手元のキーワード・マップを見て参考にしてくださっても構いません」と案内し、記入を依頼する。ライフラインチャートを書く前に、これまでの転機と

【資料1】

キーワード記入シート

あなたのこれまでのお仕事や生活にとって、大きな転機になった出来事と長期的に影響を与えてきたことをA欄とB欄に記入してください。つづいてあなたのこれからのお仕事や生活にとって、大きな転機になりそうな出来事と長期的に影響をも与えそうなことをC欄とD欄に記入してください。
記入するにあたっては、お手元のキーワードマップを見て参考してくださっても構いません。

	転機となる出来事	影響力の大きいこと
これまで	A	B
これから	C	D

図 6-2　キーワード記入シート

【資料２】

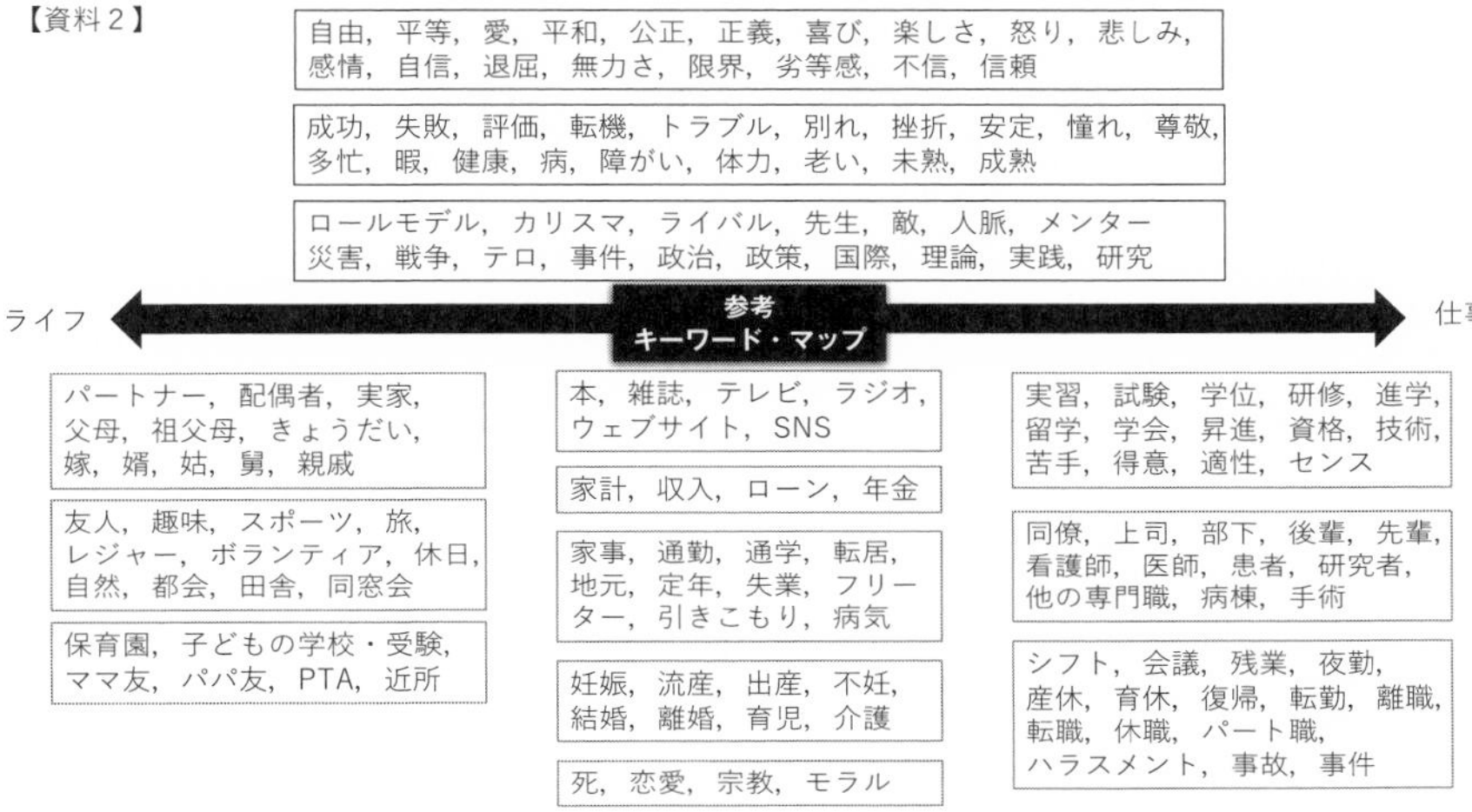

©2017 careerhistory.st.gp

図 6-3　キーワード・マップ

なった出来事や影響力の大きかったことを想起して、その後の作業をしやすくするためである。

次に、これからのキャリアについても想定してもらい、転機となる出来事や影響を与えそうなことについて考えていただく。「つづいて、あなたのこれからのお仕事や生活にとって、大きな転機になりそうな出来事をＣ欄、そこに長期的に影響を与えそうなことをＤ欄に記入してください」と説明して、記入を求める。

このキーワード記入シートの作成を終えた時点で、「ここまでの作業で、気づいたことや分かりづらかったことはありますか？」と調査対象者に確認をして、不明点や疑問点を解消してからライフラインチャートの作成に移る。転機となるキーワードや影響力の大きいキーワードを考えながら自分のキャリアを振り返ることが、その後のキャリアに関する語りに影響すると考えられるので、本人がキーワードを書く際には急かすようなことはせず、少し待つくらいの姿勢が望ましいと考える。

キーワード記入シートを書いた後、ライフラインチャートの作成に移る。「次に、「私の歩み」（my biography）シート（図 6-4）という表題のシートを

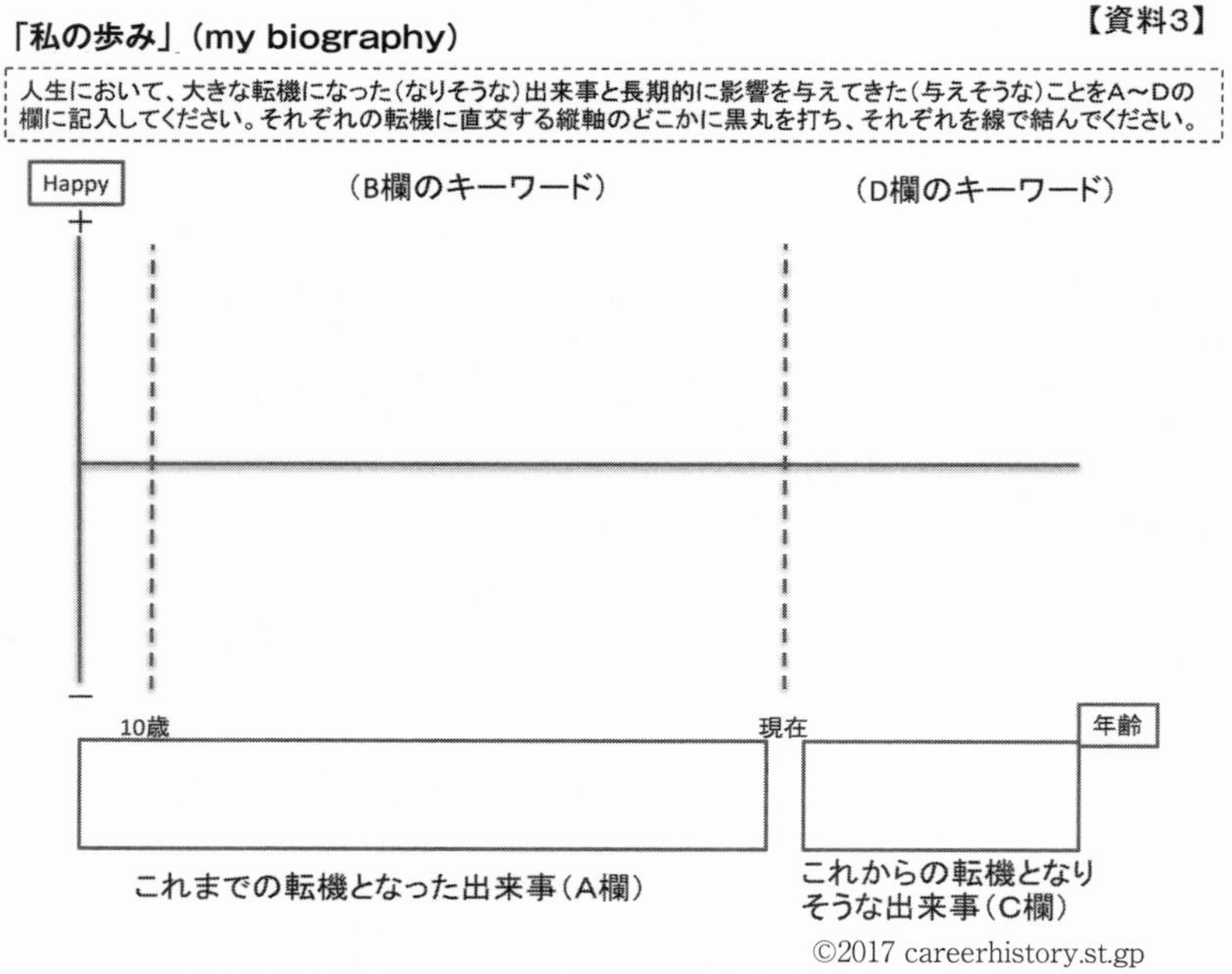

図 6-4 「私の歩み」(my biography) シート

ご覧ください。縦軸がプラスマイナスのHappy度で、横軸が時間の経過を表します。まずは、キーワード記入シートのA欄およびC欄に記入した出来事を、横軸のすぐ下に、時系列に沿って書きこんでいってください」と案内して、出来事を下の欄に記入していただく。キーワードを想起した時点では時系列がバラバラであったものについて、過去から現在の流れの中で時系列に沿って位置づけるのである。

続いて、ライフラインチャートのHappy度の記入を行う。「それでは、あなたにとって転機となったそれぞれの出来事の時点で、あなたのHappy度はどのくらいだったでしょうか。それぞれの出来事が書かれたまっすぐ上のどこかに、プラスマイナスのHappy度を示す黒丸を記入してください。見本(図6-5)を参考にしていただき、それぞれ出来事の時点でのあなたのHappy度を、座標上に黒丸で示してください(作業①)。記入が終わりましたら、次の見本

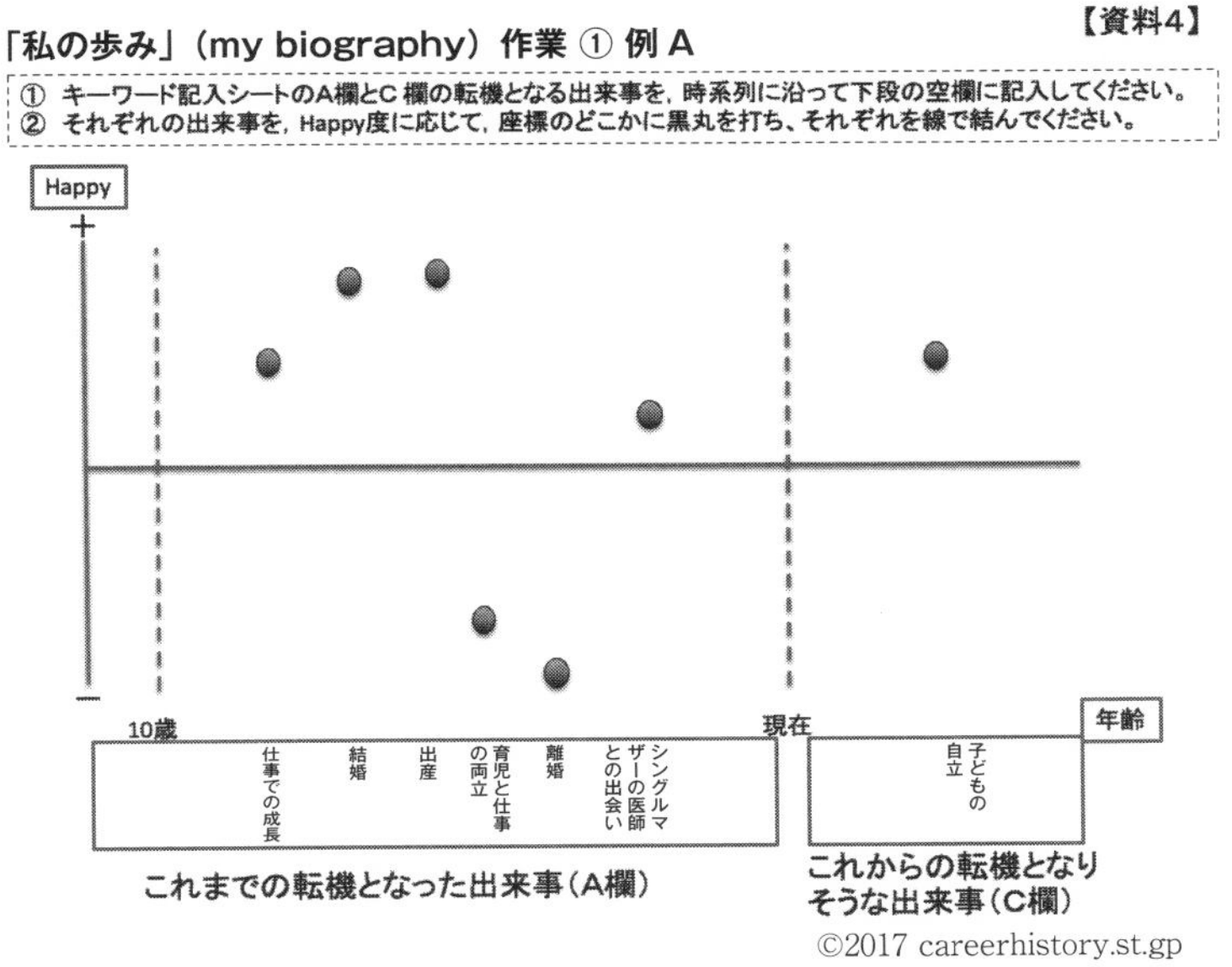

図 6-5 「私の歩み」（my biography）シート（作業①記入例 A 既婚者（子どもあり））

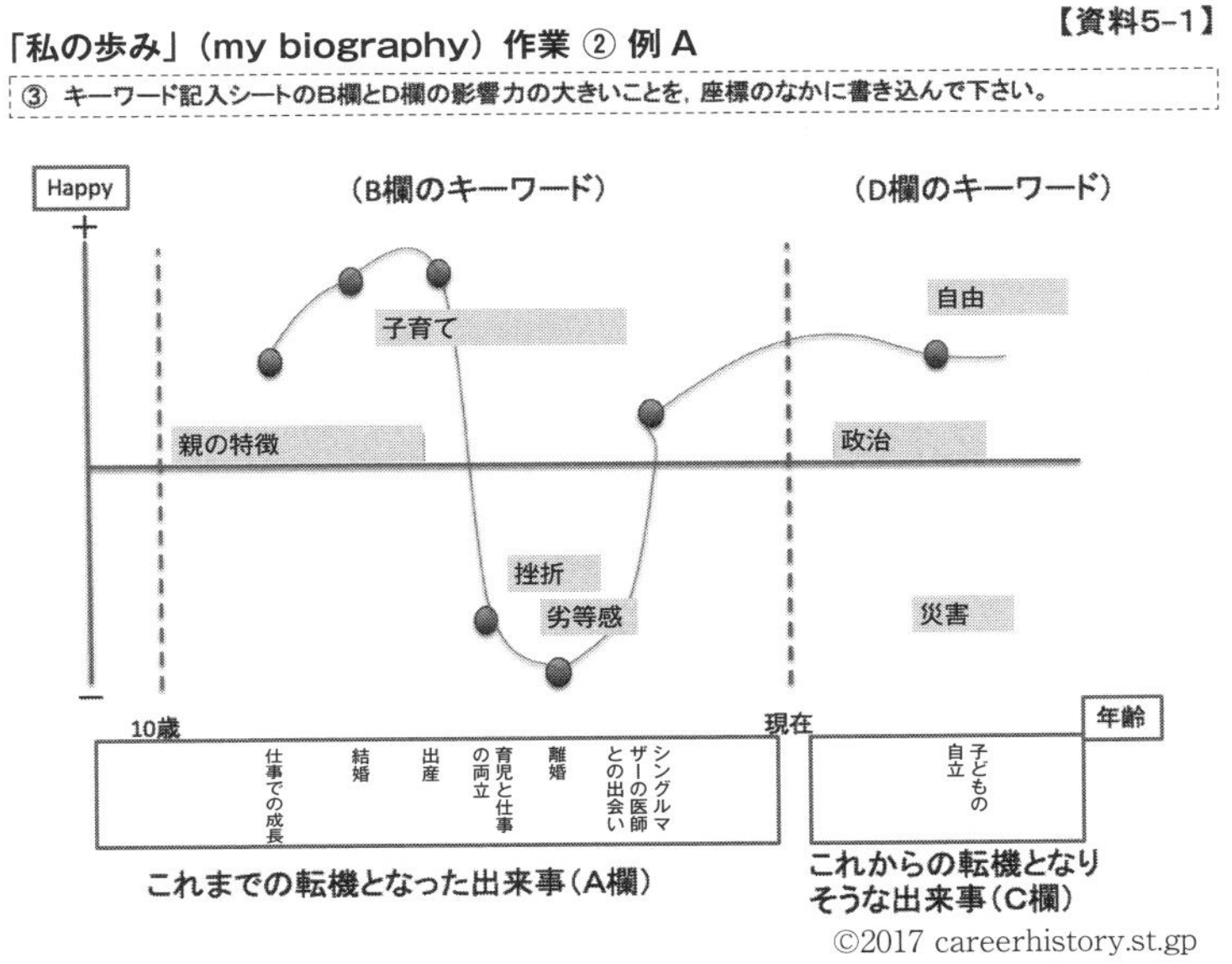

図 6-6 「私の歩み」（my biography）シート（作業①②記入例 A 既婚者（子どもあり））

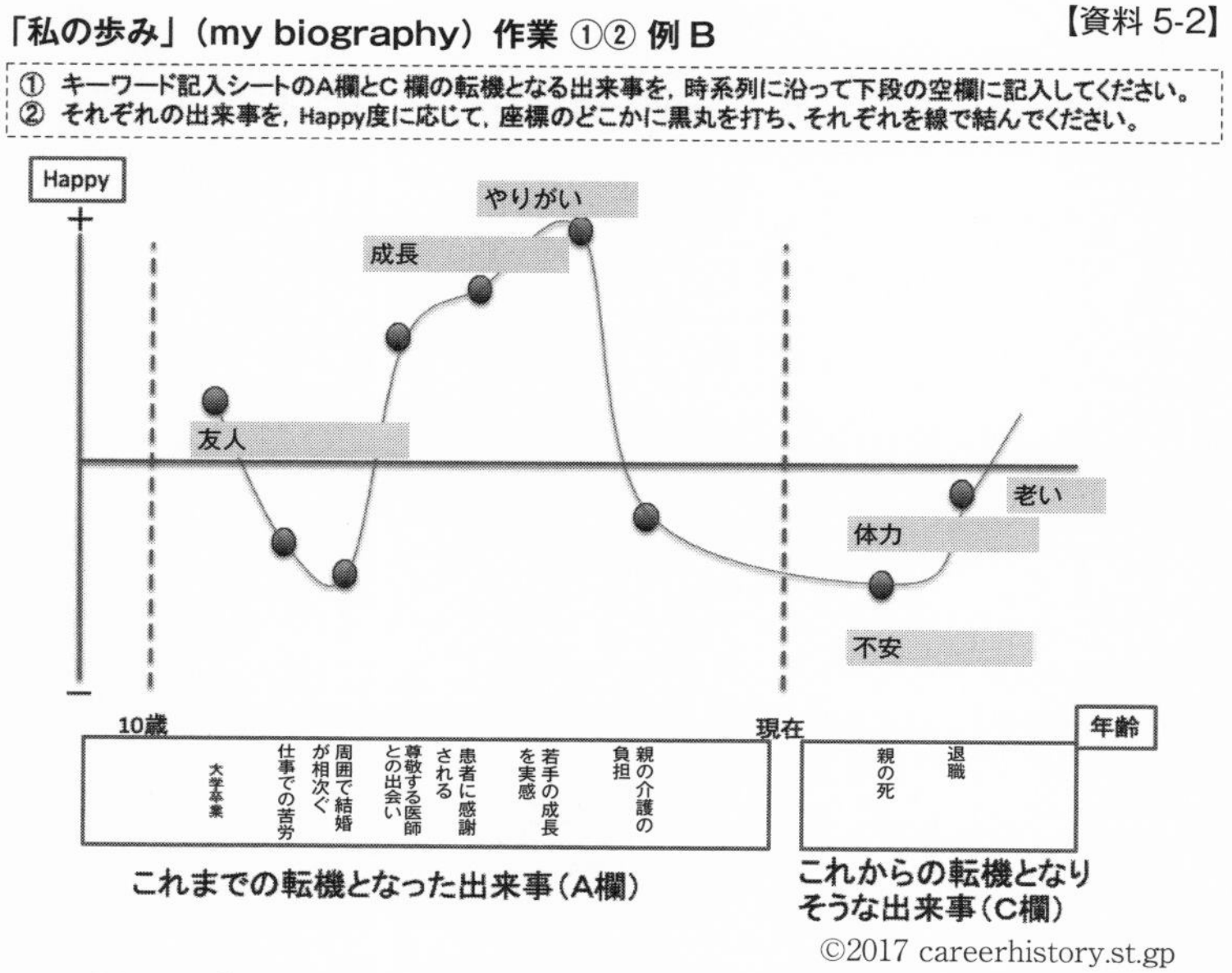

図 6-7 「私の歩み」（my biography）シート（作業①②記入例 B 独身者）

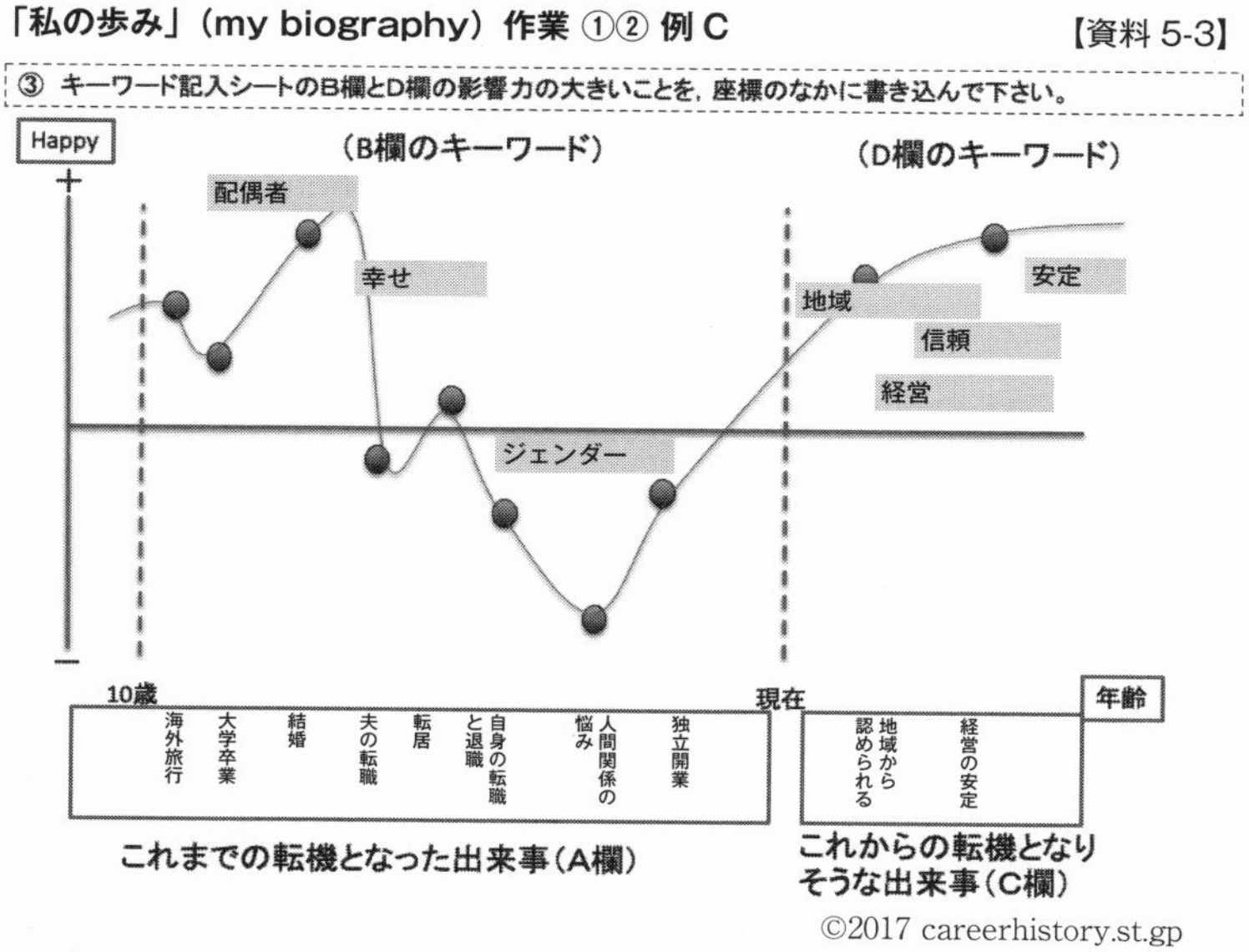

図 6-8 「私の歩み」（my biography）シート（作業①②記入例 C 既婚者（子どもなし））

（図 6-6 〜 6-8）を参考にしながら、それぞれの黒丸と黒丸を、曲線もしくは直線で結んでいってください。もし、記入しながら、これ以外に必要だと思う出来事やキーワードがあったら、新しく記入してくださっても結構です（作業②）」と案内して、Happy 度を記入して、ライフラインチャートを描く。記入見本としては、独身者、既婚者（子どもなし）、既婚者（子どもあり）、の３パターンを例示する。女性医療専門職のキャリアヒストリーとして、仕事を重視する人、仕事以外の生活を重視する人など様々なパターンが考えられたので、具体的な一例を出すだけではなく、多様な背景を考慮して複数例を提示することが望ましいと考えたためである。

最後に、長期的な影響を与えていることについても「私の歩み」（my biography）シートに記入を依頼する。「最後に、B 欄に書かれたキーワードを、現在までについて描いていただいた曲線ないし直線の中で、一番当てはまると思われる部分あたりに、書き込んでいってください。また D 欄に書かれたキーワードを、同様に、未来について予測して描いていただいた線のどこか、一番当てはまりそうな部分あたりに、書き込んでみてください」と案内し、ライフラインチャートの線とは別に、長期的な影響を与えていることを図に書き込む。大きな影響を与えていることが、どれくらいの期間続いているものなのか、また今後どれくらいの期間続くと見込んでいるものなのかを把握するためである。

ここまでのヒアリングシートの作成作業を終えた時点で、インタビュアーとの対話を望まない場合は、無理強いせずに中断することとして、可能であれば記入済みのフォーマットをいただく。フォーマットをもとにインタビューに応じていただける場合には、次のキャリアに関するインタビューに移る。

（３）キャリアに関するインタビュー方法

ここまで作成したライフラインチャートをもとにインタビューすることを通して、女性医療専門職の生涯キャリアを明らかにする。インタビューの所要時間は 30 分から１時間程度である。まずは、「ここまで記入したことについてお伺いします。まず、ご自身が記入されたシートを見て、どのような印象を持ちますか？　記入したシートは、ご自身が抱いてきたこれまでの歩みのイメージとどれくらい合致していますか？　また違和感を抱いたところはありますか？」と尋ね、ライフラインチャート全体の感想や気づきをお話しいただく。自分自身が抱いているキャリアの流れをライフラインチャートが適切に表現しているのかを把握するためである。キーワードをピックアップし、そのHappy度を記入することでライフラインを描く一連の作業でできた図が、自分のこれまでの歩みの印象と必ずしも一致するとは限らないと考えるためである。作成したライフラインチャートに違和感がある場合、どこに違和感があるのかを把握することで、結果的にその人がキャリアに抱いていることを摑みやすくなると考えるため、ライフラインチャートを適切に作成することよりも語りを引き出すツールとして位置づけるのがよいと考える。

そして、ライフラインチャートが自身の歩みをどれくらい反映するものであるかを確認した上で、「描いてみて気づいたこと、発見したこと、特徴だと思うことについて教えてください」とお伝えし、自身の歩みを振り返っての気づきや感想などを伺い、キャリアに対する意識や考え方を把握するようにする。特に具体的な出来事や転機に注目するのではなく、本人が語りたいことを語れるようにし、当事者本人が長期的なキャリアを振り返った時の語りを大切にするためである。このような問いから、自身の歩みの特徴、こだわりなどが明らかにでき、女性医療専門職がどのようなことを大切にしているか、どのような課題が把握できる可能性がある。

キャリア全体の話を語っていただけたら、個別の出来事にフォーカスをしてインタビューを行う。「それぞれの出来事やキーワードを記入した理由やエピソードについて思い出されることを教えていただけますか」と各出来事やキーワードに関するストーリーを伺いながら、転機などを把握する。具体的なエピソードについても、本人が語りたいことを語れるように尊重し、ライフラインチャート内で触れられないキーワードがあれば適宜尋ねるなどする。仕事（ワーク）とそれ以外の諸要素（ライフ）との関係も考慮しながら、語られないことがあれば尋ねることも効果的であると考える。キャリアに関するインタビューの場合に、趣味、ボランティア、地域活動、育児や介護などは前面に出てこない可能性も考えられる。医療現場で働く専門職としては、命を預かる現場の仕事の重みが意識され、プライベートなことが語りにくいということも考えられるためである。ただし、本人が語りたくないことについて、無理に質問を重ねるのではなく、あくまで語っていただける内容を尊重する姿勢が重要である。そのような点も踏まえながら、女性医療専門職のキャリアを把握する際に、本人が語ったことと語らなかったことにも意識を向けながらインタビューを行う必要があろう。

過去から現在までの歩みを話していただけた段階で、現在から未来についてのキャリア展望についても尋ねる。どのようなことが転機になりそうか、どのようなことが影響を与えそうかを把握しながら、なぜそのように捉えているのかを掘り下げる。将来の見通しを尋ねることからも、何が女性医療専門職のキャリアの課題となりうるのか、何が不安か、どのようなことを望んでいるのかを明らかにできる可能性があるためである。

最後に、キャリアに関する情報や学習ニーズを尋ねる。「最後に、また、この作業を進めるなかで知りたくなったお仕事、キャリアや生活に関わる情報があれば教えてください。そして作業を通して、今後の歩みに活かせていけそうなことがあれば教えてください」と尋ね、今後のキャリアに関してどのような学習が必要と考えているかも把握する。キャリアに関する学習ニーズを把握することからも、今後の課題や理想のキャリアなどを把握し、女性医療専門職が求める学習機会やキャリア支援につながると考えるためである。

一連のインタビューを通して、ライフラインチャートに追記したいキーワードなどがあれば随時加えていただくようにする。インタビューを通しての気づきや発見を大切にしながら、本人の振り返りを促しつつ、キャリアについてどのように捉えているかを深掘りできると良いと考える。最初に作成したライフラインチャートがすべてなのではなく、あくまで語りを引き出すツールとして活用しつつ、インタビューを通して追記や修正をしていく必要があろう。インタビューを通してライフラインチャートを修正し、本人が持っているキャリアのイメージにより近いものにして、そのライフラインチャートと語りを蓄積していくことが女性医療専門職のキャリア研究に示唆をもたらすと考える。

3. 研究方法としての課題

本研究では、ライフラインチャートを活用した女性医療専門職のキャリア研究法を検討してきた。忙しい女性医療専門職に対してなるべく短時間で、効果的に仕事とそれ以外の諸要素（ライフ）を振り返りながら自身のキャリアを語るツールとしてライフラインチャートを位置づけ、キーワード・マップやヒアリングシートを開発した。ライフラインチャートでは転機となる出来事を把握しやすい一方、長期的な影響を与えることについては埋もれやすいことを考慮し、ワークとライフの双方についても把握できるように工夫したことに一定の成果があるといえる。

今後の課題としては、今回作成したフォーマットやインタビュー手順をもとにキャリア研究の調査を実施し、その効果と課題を検討することである。また今回のライフラインチャートとインタビューでの語りをどのように分析していくことが効果的なのかについて、質的な研究法としての可能性をこれまでのライフヒストリーやライフストーリーなどの研究などと比較検討しながら明らかにしていくことも課題である。

注

1 離職要因に関する研究に関しては、片岡仁美・野村恭子・川畑智子他（2014）女性医師の離職と復職に関する現状と課題――岡山大学卒業生及び同大学臨床系講座入局者のアンケート調査より．医学教育．45（5）．pp.365-375、山崎由花・堀口逸子・丸井英二（2010）女性医師の離職問題に対する世代による意見の相違――順天堂大学医学部の女性卒業生を対象とした質的調査．医学教育．41（6）．pp.411-416 など。また、キャリア支援に関しては、上田嘉代子・加茂登志子・佐藤康仁・吉岡俊正（2010）女子医学生のライフデザイン展望とキャリア継続意識．医学教育．41（4）．pp.245-254、大木いずみ・尾島俊之・上原里程他（2003）女性医師の育児との両立に必要な支援に関する研究．医学教育．34（5）．pp.343-348 など。その他、佐伯知子（2015）〈研究動向〉女性医師をめぐるキャリア研究の現状と課題．京都大学生涯教育フィールド研究．3．pp.101-105 を参照。

2 下村英雄（2013）成人キャリア発達とキャリアガイダンス――成人キャリア・コンサルティングの理論的・実践的・政策的基盤．労働政策研究・研修機構．が詳しい。特に、「第2章　50代就業者のキャリアの描像――成人キャリアの全体像」「第3章　50代就業者のキャリアの諸相――成人キャリアに影響を及ぼす諸要因」ではライフライン法を用いて就業者のキャリアを明らかにしようとする取り組みが見られる。

3 ライフラインチャートの検討は、著者らが集まって共同で議論を重ねてきた。

4　ライフライン法では、縦軸に関して用いている人によってばらつきがある。今回は感覚的に記入しやすいだろうと予測してHappy度を採用したが、他の項目との概念の違いやライフラインを用いて何を明らかにしようとするのかと合わせて、より精緻な議論が必要である。

第７章
生涯キャリアヒストリー法フォーマットの記入方法
―個人ワークによる省察―

種村文孝

1．生涯キャリアヒストリー法フォーマットを用いた個人ワークの目的

本章では、生涯キャリアヒストリー法フォーマットの具体的な記入方法について説明する。私たちは、生涯キャリアヒストリーの振り返りを促進させるためのツールとして、生涯キャリアヒストリー法フォーマットを開発してきた（詳しくは第6章を参照）。個人ワークの目的は、このフォーマットの記入をすることによって、自分自身の仕事（work）と生活（life）を振り返り、自己（内面）との対話を通して、今後のキャリアに関する展望について深めることを目的とする。

2．キャリアに関するキーワードの抽出

自身の生涯キャリアヒストリーを深めるための最初のプロセスは、キャリアに関するキーワードの抽出である。「キーワード記入シート」（図6-2）（第6章参照）をもとに、転機となる出来事や影響力の大きいことを挙げていく。

まずは自分自身のこれまでの仕事（work）や生活（life）にとって、大きな転機となった出来事を振り返る。どうしてその職業を選択することになったのか、仕事に対する向き合い方が大きく変わったような契機があったかなど、仕

事に関する出来事もあれば、結婚や出産などが生活における大きな転機として挙げられる可能性がある。この段階では、漠然としていてもよいので、これが自分の仕事や生活にとって大きな転機となった出来事だと思うものを挙げる。子どもの頃の出来事や経験などが、自身のキャリアに大きな影響を与えたこともあるかもしれないので、過去から現在にかけて大きな転機になった出来事を「キーワード記入シート」のＡ蘭に記入していく。

これまでの仕事（work）や生活（life）を振り返った際に、長期にわたって影響を与えてきたことも挙げられるかもしれない。父親の職業、ずっと好きだったことの影響、人の命に関わる仕事がしたいという信念など、外的な要因、内的な要因を問わず、自分の職業観や人生観に大きな影響を与えてきたことについても振り返る。具体的な出来事ではないため、これまでの自分の思考や行動などを振り返らないとすぐには思いつかないかもしれない。子どもの頃に紛争のニュースに触れてからずっと平和に関心があった、ずっと親や家族のことが好きで家族愛を自分の中で意識してきたなど、ここで挙げられたキーワードは、「キーワード記入シート」のＢ蘭に記入していく。

続いて、これからの仕事（work）や生活（life）について想像し、これからどのような仕事上の転機がありそうかをイメージする。異動や留学、新たな資格の取得、何かしらの挑戦などが転機として思い浮かぶ人もいるかもしれないし、転居や子どもの独立、結婚などのプライベートなことがこれからの転機としてイメージされる方もいるかもしれない。これからのことなので、当然、何が起こるかはわからないが、現時点で自分の仕事や生活を左右しそうな出来事があれば、「キーワード記入シート」のＣ欄に記入する。

また、これからの仕事（work）や生活（life）において、長期的な影響を与えそうなこともあわせて考える。責任の重い立場が続く、長期間にわたる重要なプロジェクト、働き方改革の影響、両親の介護、子育てなど、一時的な出来事ではなく、中長期的に影響を与えそうなことが思い浮かぶかもしれない。自分自身の理想や目標なども、長期的に影響を与えると考えられる。そのような外的な要因、内的な要因を含めて、これからの自分のキャリアを見通して、影響を与えそうなことを考え、「キーワード記入シート」のＤ蘭に記入する。

これらのキーワードがなかなか思い浮かばない場合には、「キーワード・

マップ」（図6-3）（第6章参照）を参照することもできる。「キーワード・マップ」には医療専門職のキャリアに関連すると想定されるキーワードを幅広く例示している。上部には長期的な影響を与えるものの例として、自由、平等、愛などの信念や内面的なことが位置づけられる。間違ったことが子どもの頃から許せず、自分はずっと正義を大切にしてきたのかもしれない、とか、人前でうまく話せずにずっと劣等感を抱えて努力してきたなど、自分なりに意識してきたことなども振り返ると出てくるかもしれない。他に、評価、憧れ、健康、なども長期的に影響を与えたり、転機となる出来事として考えられる。下の段は右側にいくほど仕事に関連するキーワード、左側にいくほど生活やライフに関するキーワードとなっている。人やモノとの出会い、制度、趣味なども、自分自身のキャリアに影響を与えているかもしれない。これらのキーワードの広がりや多様性なども参考にしながら、自分自身のキャリアにおいて転機となった出来事や大きな影響を与えることなどを振り返る。

3.「私の歩み」（my biography）シートの記入

自分自身のキャリアに関するキーワードをピックアップできたら、「私の歩み」（my biography）シート（図6-4）（第6章参照）に記入して、自身のキャリアに関するライフラインチャートを作成する。フォーマット内の縦軸はプラスマイナスのHappy度で、横軸は時間の経過を表す。

最初に、「キーワード記入シート」のA欄およびC欄に記入した出来事を、横軸のすぐ下に、時系列に沿って書き込む。その後、転機となったそれぞれの出来事の時点で、自分自身のHappy度がどのくらいであったかを記入する。それぞれの出来事が書かれたまっすぐ上のどこかに、プラスマイナスのHappy度を示す黒丸を記入する。記入見本（図6-5）（第6章参照）を参考にして、それぞれの出来事の時点でのHappy度を、座標上に黒丸で示す。

記入を終えたら、次の見本（図6-6）（第6章参照）を参考にしながら、それぞれの黒丸と黒丸を、曲線もしくは直線で結んでいく。もし、記入しながら、これ以外に必要だと思う出来事やキーワードがあれば、新しく記入することも可能である。

最後に、B 欄に書かれたキーワードを、現在までについて描いていただいた曲線ないし直線の中で、一番当てはまると思われる部分あたりに、書き込んでいく。また D 欄に書かれたキーワードを、同様に、未来について予測して描いた線のどこか、一番当てはまりそうな部分に、書き込む。他の記入見本として、独身者（図 6-7）（第 6 章参照）や子どものいない既婚者の例（図 6-8）（第 6 章参照）も参考に示す。

以上のプロセスを通して、転機となった出来事と長期的な影響に関するキーワードが時系列に沿って整理され、自身の生涯キャリアにおける Happy 度を図で表すことで自身の生涯キャリアヒストリーに関する理解を深める。

4. 生涯キャリアヒストリーの把握による自己との対話

生涯キャリアヒストリーフォーマットの記入プロセスは、自身のキャリアを仕事と生活を含めた幅広い視点から振り返るプロセスであり、自己との対話だといえる。長期的な視野で、これまでの歩みを振り返る機会はあまりなく、どんな転機があったか、どんな出来事があったか、何に影響を受けてきたかをプラスの影響とマイナスの影響の両方から可視化することができる。特に長期的な影響を受けてきたことについては、普段は意識しにくいことも多く、自分に問いかけて立ち止まって考えてみるからこそ気づけることもあるだろう。

さらに、書き終えた後で、そのチャートが自身の生涯キャリアをどの程度適切に反映できているか、違和感がないかを振り返ることもできる。各出来事の Happy 度を表現して線でつなぐということで捉えやすくなる面もあるが、一方で、各出来事の他の側面、同じような時期の他の出来事の影響など、チャートには表現しきれない部分も多数あるだろう。そのため、作成したものを眺めながら、違和感があるところや十分に表現されていないところについては、改めて振り返って深める余地がある。

何が自分の生涯キャリアに影響を与えてきたのか、自分は何を大切にしていきたいのか、自分にとっての幸せはどのようなものか、そしてこれから何を大切にしていくのか、そのような自分の軸を見出す自己との対話に意味があると考える。

第８章
「生涯キャリアヒストリーを聴き合う・語り合う」実践方法
―グループワークによる対話と省察―

種村文孝

1．生涯キャリアヒストリー法を用いたワークショップの目的

生涯キャリアヒストリーは、自分自身のキャリアを個人で振り返るだけではなく、他者とともに対話を通してさらに深めることができる。キャリアは多様であり、他者の生き方や働き方、考え方から学べることも多く、自身の歩みや考え方を相対化することも可能である。ここでは、「生涯キャリアヒストリーを聴き合う・語り合う」というグループワークを中核としたワークショップの実践方法について述べる。

この生涯キャリアヒストリー法のワークショップの目的は、生涯キャリアヒストリーを聴き合い、お互いに語り合うことによって、自身の歩みや価値観を明確にすること、およびキャリアに関する多様性を理解することにある。自分自身の仕事（work）と人生（life）の双方を含めた広義のキャリアに関して、自身の歩みや価値観を省察することが中核にある。学生や若手の医療者にとっては、専門職としてのキャリアを十分に積み重ねていない段階であるが、職業を選択したきっかけや大事にしてきた価値観などを他者と対話することで振り返り、今後どのように歩んでいくかを考える契機になるだろう。すでにキャリアを積み重ねてきた中堅以上の医療者にとっては、これまでの歩みを振り返るとともに、転機となった出来事や大きな影響を与えてきた出来事を他者と共有することで、自身だけではなく他者の経験からも学ぶことができる。

他者との対話を通して、キャリアに関する多様性を理解することは、医療者としての職業人生のあり方、働きやすさ、キャリア支援の方法について深めることもワークショップのねらいである。人生（life）の側面まで含めて働き方を考える機会というのは、そう多くないであろう。男性や女性、子育て中の家庭、介護中の家庭など、様々な立場の人の経験や話を通して、働く上での障害やキャリアを考える上での悩みや苦労などを深めることができる。学生や若手のキャリア支援、女性のキャリア支援などに携わる立場の者にとって、対話を通して当事者が置かれている状況や望んでいることなどを把握することもできる。

2. ワークショップの概要

（1）対象者

医療者を目指す学生、若手の医療者、中堅の医療者、管理職、キャリア支援者など様々な対象にあわせて実施することが可能である。対象を限定することで、特定の層に特有の悩みなどが話しやすく、共感されやすいということもあるだろう。例えば、学生を対象にしたワークショップであれば、今後のキャリアに関する不安や悩みなどが浮かび上がり、管理職を対象にすれば部下への接し方やキャリア支援などに関する話題が挙がりやすいと考えられる。女性を対象にすることで女性医療者が抱えるキャリア上の課題や生活上の課題などが共有されやすい。一方で、若手と管理職、男性と女性、医師と看護師など、立場が異なる者が参加する形などをとれば、お互いの立場の違いや視点から学べることが多くなる。ただし、立場や背景の違い、前提の違いについて配慮しながら説明をしたり、対話をすることが必要となり、ファシリテーターの力量も求められる。

同じ職場や利害関係がある参加者は、基本的にグループワーク時には分けるなどの配慮が必要である。仕事（work）についても、生活（life）についても、プライベートなことを含めて振り返り、それに基づく対話をグループワークで実施するため、日頃の人間関係や上下関係が持ち込まれると深まりにくい可能性が高くなる。

（2）スケジュール案

ワークショップを組み立てる際には、生涯キャリアヒストリー法フォーマットの記入（個人ワーク）と「生涯キャリアヒストリーを聴き合う・語り合う」（グループワーク）を中心に検討する必要がある。基本的には、導入（趣旨説明、ファシリテーターの紹介、参加者の自己紹介）、講義（生涯キャリアヒストリー法とは）、個人ワーク、グループワーク、まとめから構成される（表8-1）。

表8-1　生涯キャリアヒストリー法ワークショップの基本的な構造

導入	趣旨説明、ファシリテーター紹介、参加者の自己紹介など
講義	生涯キャリアヒストリーに関する説明
個人ワーク	生涯キャリアヒストリー法フォーマットの記入
グループワーク	生涯キャリアヒストリーを聴き合う・語り合う
まとめ	全体共有、振り返り、質疑応答など

個人ワークの「生涯キャリアヒストリー法フォーマットの記入」を事前課題として参加者に課すことも可能であり、事前に作成してもらったチャートをもとに話すか、当日に作成を求めるかでも多少スケジュールは異なる。事前課題ありの場合は、個人ワークの時間を短縮することが可能である（表8-2）。事

表8-2　ワークショップのスケジュール例（事前課題あり、120分）

5分	趣旨説明・ファシリテーター紹介
10分	参加者の自己紹介
10分	講義「生涯キャリアヒストリーとは」
10分	個人ワーク「生涯キャリアヒストリー法フォーマットの記入」
60分	グループワーク「生涯キャリアヒストリーを聴き合う・語り合う」
25分	全体共有・質疑応答

表8-3　ワークショップのスケジュール例（事前課題なし、150分）

10分	開会・趣旨説明・ファシリテーター紹介
20分	講義「生涯キャリアヒストリーとは」
10分	ワークショップの流れの説明
30分	個人ワーク「生涯キャリアヒストリー法フォーマットの記入」
30分	グループワーク「生涯キャリアヒストリーを聴き合う・語り合う」
25分	グループワークの内容について共有・まとめ
10分	個人ワーク「気づき記入シートの記入」
15分	質問・意見交換・閉会

前課題を設けず、当日のワークショップ内で生涯キャリアヒストリー法フォーマットに記入してもらう場合には、ゆとりをもって個人ワークとグループワークの時間を設ける必要がある（表8-3）。

3. ワークショップの導入パート

ワークショップの導入パートでは、注意事項の説明や趣旨説明、ファシリテーターの紹介、参加者の自己紹介などを行う。

主な注意事項の説明は、表8-4の通りである。生涯キャリアヒストリー法では、個人情報を多く扱うため、主催者だけではなく他の参加者もワークショップで知り得た情報を安易に漏らさないように特に注意して伝える必要がある。

表8-4　ワークショップ冒頭で伝える注意事項

- 本セミナーでは、受講者個人がワークシートなどに記入した個人情報を主催者や他の参加者に公開することはありません。また、ワークシートの提出や他の参加者との共有をお願いすることもありません。
- ディスカッションの内容はあくまでも、受講者個人が、記入を通して感じたことや考えたことなどに限られます。
- セミナーで使用するワークシート、資料の著作権は生涯キャリアヒストリー法研究会に属します。撮影・録画・キャプチャー等および資料の無断転載・コピー等は固く禁止いたします。
- セミナー受講者に関する情報（プロフィール、発言内容など）を他者に公表する行為は固く禁止します。

趣旨説明で伝える内容例は、表8-5の通りである。ワークショップの目的や対象者に応じて、当日のねらいを伝える。参加者本人の振り返りが中心であることが伝わることが大切である。

導入パートでは、ファシリテーターの自己紹介や参加者の自己紹介も行い、アイスブレイクまでできると望ましい。その後のグループワークを円滑に進めるため、どのような立場の人がファシリテーターを務めるのかを明確にする。個人ワークおよびグループワークで参加者に自己開示が求められる部分も

表 8-5　ワークショップの趣旨説明の例

医療職は、その専門性ゆえ自身のキャリアを自立的に築いていく必要がありますが、様々なライフイベントが、キャリアに影響を与えています。 新型コロナウイルス感染症蔓延の影響で、今後、医療職としてどのように働いていきたいのか、そして、どのように生きていきたいのかについて悩みを抱えている医療職の方々も多いことでしょう。 これまで自分が何を大切にしてきたのか、今の自分は何を考えているのか、これからの自分はどのようにするべきなのかを、一旦立ち止まって見つめなおすことが重要です。 本セミナーを主催する生涯キャリアヒストリー法研究会は、医療職としてのキャリアを振り返る方法として「生涯キャリアヒストリー法」を研究してきました。この「生涯キャリアヒストリー法」を用いて、ご自身のワーク（仕事・職業）とライフ（人生・生活）の双方の歩みを振り返り、これからを考える機会を提供できればと考えます。

表 8-6　グランドルールの例

• 積極的に参加する • 人の話をよく聴く • 議論ではないので、「勝ち負け」や「正しい／正しくない」を手放す • リラックスして対話を楽しむ • 無理はしない • 守秘義務やプライバシーを守る（録音・録画禁止、口外しない）

あるため、導入パートで和やかに話せる雰囲気をつくれるとよい。タイムスケジュールや参加人数の関係で、参加者の自己紹介を設けることが難しい場合もあるだろうが、名前、所属、職種、本日期待することなどを一言ずつでも話してもらえると、参加者同士もお互いにどのような人が参加しているかがわかって安心するだろう。

　ワークショップのグランドルールを示すことも、当日の雰囲気づくりに効果的である。グランドルールの例は表 8-6 に示す。議論ではないこと、正解がないこと、人の話を聴いたり話したりすることで深めることなどを改めて伝えておくことがよいだろう。内容によっては、訊かれても話したくないこともあるかもしれないので、無理に話すことはないこと、無理強いしないことも明確にして、心理的安全性を確保しておく。

4. 講義

講義では、生涯キャリアヒストリーに関する定義や概念を説明する。生涯キャリアヒストリー法では、長期的な時間軸でプロフェッショナリズムとキャリアを考えることを強みにしている。当事者自身が生涯継続的な視点に立ち、専門職としての自覚や意識を培い生涯的視野におけるキャリア設計や人生・生活設計の視点を獲得し、それを実現するための具体的な道筋を描き得るようになることをめざすものである（第３章参照）。この講義パートで、生涯キャリアに関する理解を深め、多角的に考えられるような視点を提供する。また、キャリアに関する概念を整理しながら、あくまで当事者自身の振り返りを中心に深める意義を伝える。生涯キャリアヒストリー法のワークショップは、一般的なキャリア・カウンセリングとは異なり、ファシリテーターがキャリアに関するアドバイスをしたり、悩みを直接解決するものではない。本人の省察を中心とする生涯教育的なアプローチで行われる点が特徴であることを参加者に伝える（表8-7）。

表8-7　生涯キャリアヒストリー法の特徴

- 日々の業務や人間関係から、いったん離れたところで実践する「振り返り」であること
- 自分主導による、自分らしい〈キャリア〉を確認・再発見するための「振り返り」であること
- 中長期的なスパンでの「振り返り」であること
- 〈これまで〉を「振り返る」だけでなく、〈いま〉から〈これから〉を「見通す」こと
- 「振り返り」の範囲は、本人が捉える〈キャリア〉全体であること
- ファシリテーターや参加者との聴き合いと語り合いをすること
- 聴き合いと語り合いを通して、自分が置かれた社会的コンテクストを理解すること
  ※聴き合いと語り合いを通して、１人のストーリーは共有されたヒストリーになるとの認識にたつ

5. 個人ワーク「生涯キャリアヒストリー法フォーマットの記入」

個人ワークの時間は、生涯キャリアヒストリー法フォーマットを記入する。詳しい手順は、第7章で述べた通りである。ワークショップの中核となる部分であり、本人がじっくりと省察できるように充分な時間をとることが望ましい。ワークショップ内で個人ワークの時間を設ける場合には30分程度を確保する。その際に、記入方法などでわからない点はファシリテーターに確認できるようにする。

また、生涯キャリアヒストリー法フォーマットの記入を事前課題として、ワークショップ当日までに各自に取り組んできてもらうことも可能である。事前課題として提示することによって、時間をかけてこれまでの自分の歩みを振り返ってフォーマットに記入することができる。ただし、普段の業務で忙しい専門職を対象とする場合、事前課題として作成してきていただけない恐れがあることも考慮する必要がある。十分に作成いただけていないと、ワークショップ当日の対話や省察が深まらなくなる。そこで事前課題への取り組みが必須であることを伝えつつ、ワークショップ当日にも記入時間を10分ほど設けることが望ましい。生涯キャリアヒストリー法の考え方を確認した上で追記したいことがあれば当日追加いただくことができ、記入にあたっての不明点などをファシリテーターに確認することもできるためである。

ワークショップの場合、記入した生涯キャリアヒストリー法フォーマットをグループワークで共有するかどうかも検討しておく必要がある。基本的には、記入した結果であるチャートは本人の振り返りを深めるためのものであり、他の人に共有する必要はない。仕事と生活を含めたキャリアの振り返りにおいては、センシティブな個人情報を多く含むため、他の人にチャートを共有することを前提とすると、自由に書くことが難しいと考えられるためである。一方で、チャートをワークショップで見せ合った方が、生涯キャリアに関する具体的な内容を深く知ることができるというメリットもある。もし生涯キャリアヒストリー法フォーマットに記入した内容を、グループワークでの対話時に見せ合うことを前提とするワークショップをデザインする場合には、事前課題の提示時、ワークショップ冒頭の注意事項の説明、個人ワークの際などに、チャートを見せ合うことを参加者に伝える必要がある。その上で、他の人に共有しても差し支えないことをフォーマットに書いてもらうようにする。

6. グループワーク「キャリアヒストリーを聴き合う・語り合う」

個人ワークを通して生涯キャリアヒストリー法フォーマットに記入できたら、その作成過程での気づきを聴き合い、語り合うグループワークを行う。ワークショップ内でも中核となる部分であり、当日の参加者数やタイムスケジュールの都合などを考慮して、30 ～ 90 分程度の時間を確保することが望ましい。このグループワークでは、フォーマットへの記入を通して気づいたことや感じたことの振り返りや共有が中心となる。

具体的な手順としては、1グループ3～6名程度に分かれ、ファシリテーターの進行によって自己紹介を行う。名前、所属、職種、本日期待することなどを一言ずつ話してもらい、グループにどのような人がいるかを確認し、共有しやすい雰囲気をつくる。その上で、生涯キャリアヒストリー法フォーマットに記入して気づいたこと、感じたことを1人ずつ話してもらう。フォーマットに書いた転機や影響を与えた出来事などを話してもらう必要はなく、あくまで自分の生涯キャリアを振り返って気づいたことや発見したことが語り合いの中心である。センシティブな内容を含むため、具体的な内容に関して話したくないことは話す必要はない。ただし、これまでのキャリアに関する概要などは語ってもらった方が、他の参加者も理解しやすかったり共感しやすいという面があるため、差し支えがない範囲で語ってもらうことはよい。時間配分としては、1人に対して発表7分、ディスカッション 13 分で合計 20 分程度確保できると十分に深めることができると考える。

このグループワークにおいては、対話の中での振り返りと気づきを大切にするため、ファシリテーターが語り手に対して今後のキャリアをどうしたらよいかなどとアドバイスを提供するものではない。他の参加者が、語り手に対してキャリアに関する具体的なアドバイスをするというものでもない。語られたキャリアヒストリーは本人のものであり、本人の考えを深めるための対話が望まれる。ファシリテーターは、本人が大切にしてきたものはなにか、生涯キャリアヒストリー法フォーマットで表現されない部分はないか、自身のキャリアとどのように向き合ってきたか、キャリアに関して困難さを感じていることはどのようなことか、などを参加者とともに深める。聴き手も、他の人が生涯キャリアについてどう感じているのか、どう考えているのかを大切にし、理解しようとする姿勢が望まれる。そのような姿勢の中で、より深く本人のことや環境のことを理解しようと質問や感想などが語られ、その問いや対話を通して、語り手も自己理解を深めることになる。様々な立場の人が聴き合い、語り合うことを通して、共通する悩みや価値観が浮き彫りになることもあれば、異なる悩みや価値観が見えてくることもあるだろう。自分１人では気づけなかったことや深めきれなかったことを、他の人との対話を通して異なった視点から深めることができる。また、専門職特有の課題に気づけることもある。このように、働く当事者にとっても、キャリア支援を行う者にとっても、対話を通した気づきが役立つものであると考える。ただちに今後のキャリアに対してどうすればよいかという具体的なアクションプランが見えるものではないかもしれないが、自身の価値観やこれまでの歩みに関する気づきは、今後の歩みに対する道標になるだろう。

7. ワークショップのまとめパート

ワークショップのまとめの主な目的は、グループワークの内容を全体共有し、グループワークでの気づきを振り返ることにある。グループでどのようなことが話題に上がったかをファシリテーターないしグループの代表者に全体共有をしてもらう。それによって、自分たちのグループの対話を改めて振り返ることになり、他のグループの内容の共有を通して、他の視点から生涯キャリアに関して新たな気づきを得ることができるだろう。

また、グループワークでの気づきを各参加者が自分なりに持ち帰れるように、気づき記入シート（図8-1）を用いることも効果的である。グループワーク後に５分程度設けて、生涯キャリアヒストリー法フォーマットの記入を通した気づき、グループでの話し合いに関する気づきを、各自が振り返って整理することができる。

その他、質疑応答や参加者およびファシリテーターからのコメントを通して、ワークショップ全体の学びを総括する。参加者の置かれている現在の状況によって、生涯キャリアに関して何を考えるか、何を感じるかは様々であると考えられる。そのため、各自が考えたことや気づいたことを大切にしてもらうことが大切であろう。生涯キャリアに関して正解はなく、自己との対話、他者との対話における学びが、生涯キャリアヒストリー法のワークショップの特徴であるといえる。

気づき記入シート（グループワーク・振り返り用、提出不要）

生涯キャリアヒストリー法フォーマットの記入を終えて

・気づき

・疑問

グループでの話し合い

・気づき

・疑問

・その他

図 8-1　気づき記入シート

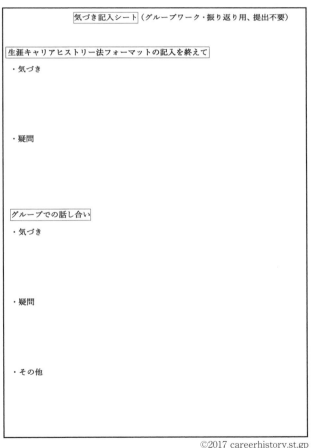

第９章
フォーカスグループインタビューの実践と考察

池田雅則・池田法子

本章では、生涯キャリアヒストリー法を利用した実践の１つの形として、フォーカスグループインタビュー（Focus Group Interview：以下、FGI と略す）の実施について、紹介したい。FGI はある共通した属性を持つ小規模のグループ（フォーカスグループ）を対象とした、グループ単位を対象としたインタビューである。筆者らはいずれの回においても、同じ学校に通う女性の看護専門学校生および医学部生を対象として FGI を実施した。本章では、実施までの経緯に触れつつ、そこから得られた実践上のヒントについて考察していきたい。

１．実施までの経緯

看護専門学校生への調査は、2019 年２月から３月にかけて２回実施し、医学部生への調査は 2019 年７月に実施した。2019 年当時、筆者らの方法論と生涯キャリアヒストリー法フォーマットはまだ試行段階にあった。これ以前の実施では、１人の参加者を対象としたインタビューと語り合いを通して、フォーマットを用いた実践の有効性の確認およびフォーマットの改善を目的とした調査を実施していた。筆者ら（2 人以上で実施、男性のみという構成はしない）と参加者１人との対話を通して、振り返りと見通しの実践、また試行版のフォーマットについての意見を聴取していた。数例の試行的実践を通して、筆者らの方法が有用であるという感触を得た。

試行の第2段階として、ワークショップ形式での実践を視野に入れることになった。ワークショップ形式においても、生涯キャリアヒストリー法フォーマットを用いた実践が有用であるか、また個人参加と同様の方法で上手くいくかを確認する必要が生じた。看護学生と医学生への実践は、生涯学習実践であるとともに、形成過程にある方法論の試行を兼ねていた。看護学生を対象とした2回のFGIでポジティブな感触を得た筆者らは、引き続いて同年7月に医学部生を対象とするFGIを実施した。

なお、当初からの研究テーマに即して研究協力者は女性に限った。

2．キャリア初期のFGI参加者に応じた工夫

FGIはある共通した属性を持つグループを対象とするインタビュー法である。今回のFGIは、機縁法による研究協力対象の選定をした結果、同じ学校・学部に通う学生というキャリア初期にあたるグループを対象とすることになった。看護専門学校への依頼時には、同じ学年の学生で揃えることを要望した。また学校との打ち合わせにおいて、実施の時期は学生が落ち着いている時期に実施してほしいという要望を受けた。この要望を受けて、国家試験の後の3年生を対象とすることを申し合わせた。医学部生への調査に関しては、窓口になってくれた学生からの呼びかけで4年生から研修医くらいの5～7名程度でグループを構成する予定だったが、各学年で試験や実習、国家試験に向けたスケジュール等が立て込んでいたことから、都合がついた計4名の学生で開催することになった。

研究の初期段階において実践の参加者として想定していたのは、キャリアの切り開きに戸惑いがちな中期キャリア以降の医療専門職であった。ゆえにフォーマットも対象となりそうな層を想定したものとなっていた。学生へのFGIの実施に先立って、フォーマットの有用性を測るという観点以外に、対象に即したフォーマットを用いるという観点も考慮されることになった。キャリアのスタートラインにある学生たちには「見通し」の部分を広げる必要があるのではないかという結論に至った筆者らは、次のようなフォーマットの修正を図った。

• 20歳前後であるため「これまで」の時間軸を変更し、印象深い経験が多いと想定できる入学から「いま」の幅を大きくとった
• 卒後の見通しについて、あまりに長期的な見通しを立てるのは困難だと想定し、10年を目処とした
• 卒後の10年間を等間隔の数直線で示すのではなく、初期キャリアといわれる、「今」から3年後、3年後から5年度の幅を広くとった

また、これまでのインタビュー調査で得られた協力者からのコメントや研究会での協議で出された課題も踏まえながら、次のようにフォーマットや手順の修正をした。

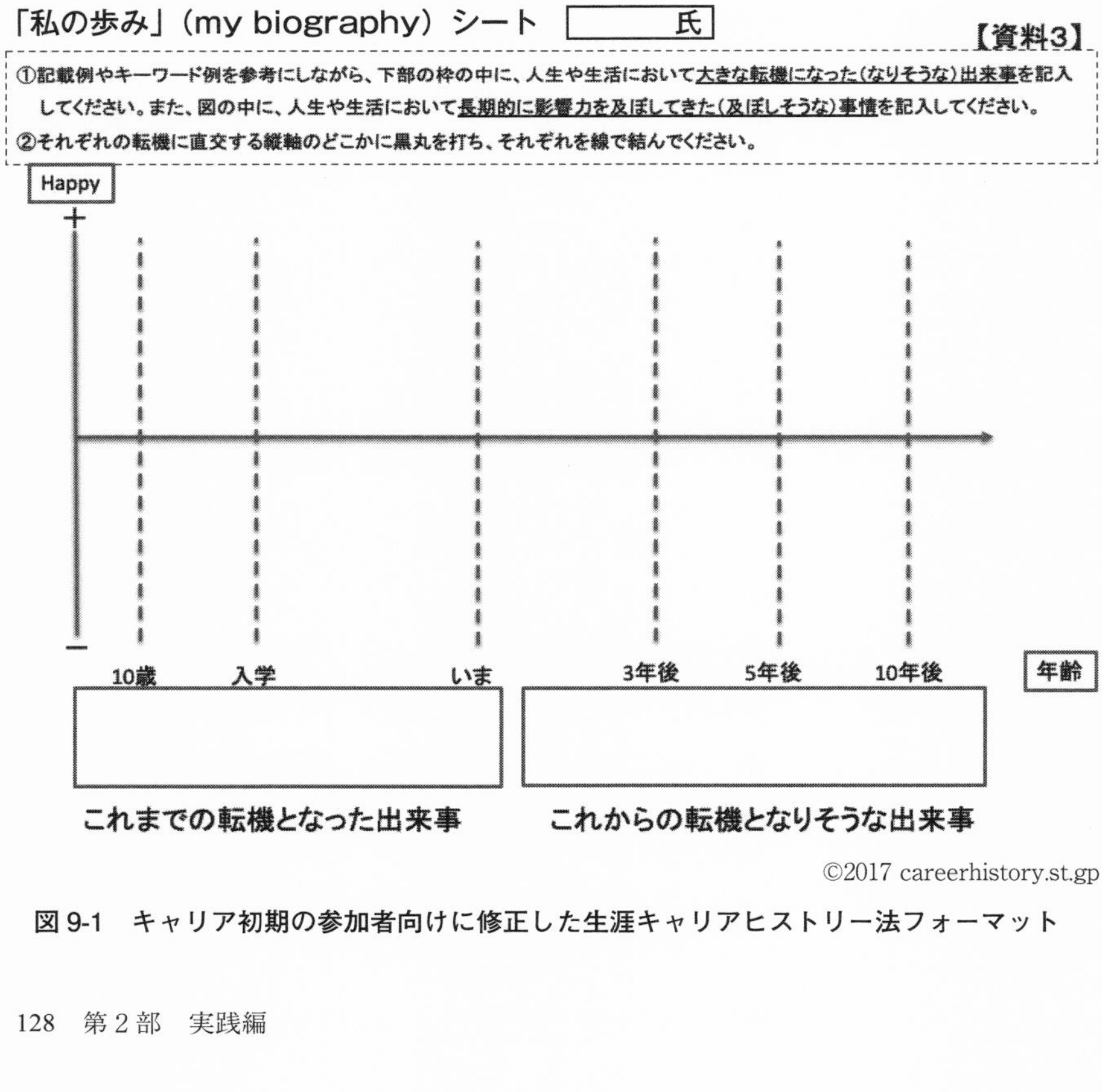

「私の歩み」（my biography）シート　氏
【資料3】
①記載例やキーワード例を参考にしながら、下部の枠の中に、人生や生活において大きな転機になった（なりそうな）出来事を記入してください。また、図の中に、人生や生活において長期的に影響力を及ぼしてきた（及ぼしそうな）事情を記入してください。
②それぞれの転機に直交する縦軸のどこかに黒丸を打ち、それぞれを線で結んでください。
Happy
＋
－
10歳
入学
いま
3年後
5年後
10年後
年齢
これまでの転機となった出来事
これからの転機となりそうな出来事

©2017 careerhistory.st.gp

図9-1　キャリア初期の参加者向けに修正した生涯キャリアヒストリー法フォーマット

- 資料３（生涯キャリアヒストリー法フォーマット）への記入に先立つ、資料１（キーワード整理用紙）への記入を省略した
- 資料３を記入するための説明文をこれまでの経験を踏まえて修正するとともに、これからキャリアを積み重ねる対象に即した形に表現を改めた
- 資料（資料２～5）はワークショップの最初に示し、記入の便宜を図ることとした
- 以上より、１人で作業する時間よりもグループや企画者と談話、対話する時間を多く設けることを心がけた
- 新人を対象とするインタビューであることから、振り返りを通していたずらに不安をあおることがないように留意することとし、企画者によるポジティブな問いかけを通してキャリアへの意欲を高めることを心がけることとした

また、ワークショップ形式であることを鑑みて、インタビューの最後にそれぞれの学びや振り返りを記入するシートを新たに作成した。ここでは、キャリア初期の参加者向けに修正した資料３を図 9-1 として示しておく。

３．フォーカスグループインタビューの概要

（1）第１回　グループインタビュー

- 日時：2019 年２月 19 日（火）14 ～ 16 時
- 対象者：看護専門学校（A 校）３年生　５名
- インタビュー実施者：犬塚典子、池田雅則

第１回グループインタビューは、学校所在自治体の医師会が経営する看護専門学校において学生５名とインタビュアー２名で実施した。研究インタビューへの参加は初めてということだったので、趣旨説明や倫理的配慮について説明する際には、倫理的配慮の必要性や文言の意味について具体的に説明をした。参加メンバーは依頼先の学校によって早々に決定されていた。直前に国家試験が終了したこともあって、今回の機会を楽しみにしていたという。フォーマッ

トへの記入についても比較的円滑に進んだ。事前に準備したインタビューガイドでは、「これまで」と「これから」をすべて資料３に書き込んでからインタビューを進める想定だったが、「これまで」を記入し終わった時点で内容について学生同士で語り合いたい様子が見られた。そのため、急遽予定を変更して「これまで」について談話・インタビューを行った（第２回も変更した方法を適用した）。一段落した後、「これから」の記入とインタビューに移った。実施者より、お茶や菓子を準備し、会話が円滑に盛り上がる工夫をした（第２回も同様）。

参加者５名はいずれも高校新卒で入学した学生であった。フォーカスグループとして共通の属性を有していた。この回のインタビューは、インタビュアーである筆者らが「アウトサイダー」としての役割を果たすことになった。

共通する属性を有する学生とはいえ、描かれたチャートはそれぞれに異なっていた。例えば入学の動機においては、全員が自身からの動機によって看護師を志したわけではなかった。家族の強い勧めから看護師をめざした学生もおり、その学生は入学当初、学校での勉学に他の学生より強い不安を感じていた。しかし友人や実習での印象的な患者との出会いを通して、いずれの参加者も学習に対して前向きに捉えられるようになっていった。

影響の大きい存在については、友人を挙げる参加者が多くいた。他方で教員を挙げる参加者はいなかった。「尊敬はしている」し「影響も受けている」が関わる時間がより長い友人が支えになっていたということであった。また卒業を前にして、学生生活を大きくプラスに捉えていた。子どもに苦手意識があった学生は、小児看護の実習を通して子どもを相手にする楽しさを感得することができたという。いずれも看護師になるという選択は正しかったとポジティブに認識していた。就職先は、実習先の印象や給与、福利厚生などを見て選択していた。ある学生は将来のキャリア形成を考えて、学校所在自治体地外である病院を選択した。医師会経営ゆえに学校所在自治体への就職を強く勧める教員を説得してまで最新施設が整う病院を選択するという、意志の強さが印象的であった。

チャートに描かれた要素や語りにおいては、プライベートな要素も多く含まれた。男性アイドルのファンであることや失恋といった出来事も積極的に語られ、他の参加者に受容されていたことも印象的だった。参加者は在学中、臨地実習を共にするなど長い時間をかけて信頼関係を培ってきていたと見えた。

「これから」については、概ね就職直後の不安によるマイナスへの認識を経て３～５年後には認識がプラスに向かう傾向がうかがえた。「これから」についてもプライベートのことは活発に意見が交わされた。1人暮らしへの興味や結婚や子育てについて意見を交わす様子が見られた。またワークについての将来像として、上司となって指導する立場を意識する者、保健師としての活動や海外での活動を具体的に意識する者もおり、その発言を受けて視野の広がりを感じた参加者もいた。ただし10年を超えるような先の生き方については、まだ考えられないということであった。入職直後のことへの関心が強いことは共通していた。同じワークショップを同じメンバーでまたやってみたいというコメントも受けた。

（2）第２回　グループインタビュー

- 日時：2019年3月4日　15～17時
- 対象者：看護専門学校（B校）３年生　５名
- インタビュー実施者：池田雅則、種村文孝、池田法子

第２回グループインタビューは、３次医療を担う中核病院附属の看護専門学校において学生５名とインタビュアー３名で実施した。趣旨説明や倫理的配慮について説明していた際は参加者に緊張が見られたが、フォーマットへの記入を進めるうちに、学生同士で会話するなど和やかな雰囲気となった。

参加者５名のうち１名は、社会人経験のある学生だった。これは、筆者らが念頭に置いていなかったことであった。第１回のインタビューとは異なりFGIとはいえ、インタビュアーだけでなく、参加者の中にキャリアを異にする「アウトサイダー」が存在していた。社会人経験者である学生は、上京中に双子の姉が病気で重症に至り、「憧れの看護師」に出会ったことが契機で看護師をめざしたという。

看護師をめざすきっかけは、社会人経験者以外の学生も親しい人物が病気になった経験が語られる場合が多かった。学生生活の振り返りの中で印象的だっ

たのは、学校行事に関わる語りである。この学校では勉学とは離れた行事が盛んになされ、準備や実施は学生が担うものとされていた。FGI に参加した全ての学生にとって、学校行事への参加は息抜きや懇親というよりも、多忙や負担をもたらすこととして認識されていた。長時間課される清掃も負担であると認識されていた。これらは実習や国家試験と同等以上の苦労した経験として捉えられていた。A 校と比べて、学校生活の苦しい局面が語られる時間が多くを占めた。

今後のキャリアについては、結婚・出産・子育て・介護等といったプライベートな話題が中心となった。仕事に関する語りについては、社会人経験者が具体的なイメージを語ったこともあり、A 校と比べて詳細でクリアなものとなった。病棟以外で資格を活かすようなイメージは聞かれず、資格を活かして、時にはパートでもよいので安定的に働きたいという意見が目立った。結婚相手の給与、育児の状況によっては両立が心配であり、一時的な離職も考えているというイメージが語られる一方で、当初は看護師になってもすぐに結婚して離職したいと考えていたが勉強を通して思い直し働き続けたいという語りも出てきた。管理者としてのキャリアを考えている参加者はいなかった。入学当初は管理者になる志望も持っていた学生は、「実際に看護部長や師長を見ると大変そうで、今はなりたいとは思わない」という変化をしていた。

（3）第３回　グループインタビュー

- 日時：2019 年 7 月 20 日　14 ～ 16 時半
- 対象者：医学部（C 大学）４年生３名、６年生１名　計４名
- インタビュー実施者：渡邊洋子、池田法子、柏木睦月

第３回グループインタビューは、医学部医学科に通う４年生３名と６年生１名の計４名とインタビュアー３名で実施した。調査場所は、インタビュアーのうち１名の所属機関の演習室であった。４名の学生は顔見知りであり、終始、笑いの絶えない和やかな雰囲気で行われた。

参加者４名のうち、２名の親は医師（うち１名は両親とも医師）であり、残り２名の親は非医療系の職業であった。親が医師の場合、将来は「医師以外の

選択肢がない」という状況から始まり、周りからのプレッシャーも強く、「浪人時代に医学部以外をめざしたいと言ったら、周囲から反対された」というエピソードも聞かれた。

「憧れの医師像」については、4年生はまだ漠然としており、反面教師はいるが、具体的なものには出会えていないということだった。一方、実習が終わった6年生は、実習を通して「こういう医師になりたい」と思える医師に出会い、それが今の原動力になっていると語った。また、両親が医師の場合は、小さな時から親が仕事に向かっている姿を見ており、憧れの医師像として親を思い浮かべるとの意見もあった。

「これから」については、結婚や出産といったプライベートな話題になったが、それに対するスタンスは様々であった。子どもも欲しいが仕事も続けたいと考える人もいたが、出産したら仕事を辞めて、子どもが中高生くらいに大きくなったら復帰したいという語りも出てきた。両親が医師で自分が寂しい思いをしてきたからこそ、自分の子どもにはそうした経験をしてほしくないため、自分は結婚・出産は特に考えていないという意見も聞かれた。

インタビューを実施した2019年当時は、ちょうど医学部入試において女子が不利に扱われている事件がニュースとなり話題になった直後であった。これについてどう思うか聞いてみたところ、全員がもともと暗黙の了解として知った上で受験していた。今の医療現場では、人命を助けることが最優先であり、女性が男性と全く同じように働くのは絶対に無理なシステムとなっていることが前提として捉えられているようだった。単に女性医師を増やせば良いのではなく、システム（制度）を整えてから女子学生を増やすべきだということで4名の意見は一致していた。だが、インタビュアーの1名が「先に女子学生を増やすことで、このままでは立ち行かない状況になり、それにより制度が変わるのではないか」と提案すると、全員が納得した様子であった。

反対に、女性医師の強みについて聞くと、「患者の気持ちがわかること」が挙げられた。例えば、産婦人科で女性医師が希望されたり、美容面や体に傷が残ったりすることについて、振る舞い方や細やかな気遣いといった部分で強みが発揮できるといった意見が挙げられた。また、6年生の学生は、実習中に、ある女性患者に「女の人がいてよかった」と言われたという経験について語った。その女性患者は、初産で産後にネフローゼになったために、産後10日ほどで子どもと別れて１人で入院しており、周囲に男性医師しかおらず心配事や不安を話せない状況で、その学生に対して「女性がいてよかった」と涙を流したという。

記入した生涯キャリアヒストリー法フォーマットに基づく語りと、インタビュアーによる補足の質問を経て、10分間の休憩を挟み、振り返りを行った。10分間の休憩中も、４年生が実習への不安を語る中、６年生が実習中のエピソードを話したり、助言を行ったりしていた。

振り返りでは、今回のインタビューが、改めて自分の人生について考える機会になったとして、全員から肯定的に受け止められていた。特に、女性医師であることの強みが認識できたことが印象に残ったと語られていた。これまで、大学のカリキュラムでキャリアについて考える機会はあったが、ここまで真剣には取り組んでいなかったことが語られ、実施時期としても大学４～５年くらいがちょうど良かったとの意見が挙げられた。

４．考察

実施したFGIは、方法論を洗練する過程における試行が大きな目的であった。そのため、生涯キャリアヒストリー法として完成した後に実施した現在の実践とは異なり、情報収集という目的が主であり、生涯学習機会の提供（ワークショップの実施）という目的は副次的なものであった。それにもかかわらず、いずれの回の参加者からも生涯学習機会としての肯定的な意見が寄せられた。また、生涯にわたるキャリアに影響を与える要素に関する重要な示唆が得られた。フォーカスグループにおける生涯キャリアヒストリー法の実践の効果と課題について、限定された形ではあるものの考察を試みたい。

（１）学校文化の影響

指定規則においてカリキュラムが精密に組み立てられている医療系教育機関は、つとにその画一性が指摘される。しかし今回のインタビュー結果からは、学校生活に対する自己認識・評価が在籍校の文化によって大きく異なってくることがわかった。A校とB校の在籍者において、学校生活への評価は大きく異なった。両校の学生ともに授業や実習の辛さが語られたものの、最終的な学校生活への評価は、A校が比較的高く、B校が比較的低かった。B校の学生には学校行事への参加や長時間の清掃が課されていた。自主性を尊重する学校側の意図とは異なり、学生側からは辛いものとして経験されていた。

また医師会が経営するA校は、実習先も複数あり、就職の選択肢も自由度が高い。ゆえに先が見通せないことが、若い参加者のキャリア形成にとってはむしろ自由なイメージをもたらす素になっていた可能性がある。対するB校は、中核病院の附属であり、実習先は同じ敷地内の経営母体の病院であり、就職先も基本的には経営母体系列の病院である。B校は安定的なキャリア形成が見通せる一方で、実習等の機会において就職先の現実に触れることになる。実習先での体験が、そのまま就職後のキャリアのリアルなイメージとなる。卒業前の緊張がほぐれる時期であるが、参加者にとっては先のキャリアとの連続性における小休止程度として捉えられていた可能性がある。インタビューでは、単に社会人経験者が参加しただけではなく、具体的なキャリアのイメージが参加者に共有されていたからこそ具体的な語りが共有された可能性がある。

同じ医療系学校だとしても学校文化という観点から捉えると、その文化や成り立ちがキャリア形成に与える影響は大きく異なることが示唆された。

(2)「アウトサイダー」の存在と関わりについて

実施したFGIでは、いずれの回においてもインタビュアー（ファシリテーターを兼ねる）は「アウトサイダー」であった。インタビューでは、プライベートな出来事も多く語られたことが印象的であった。参加者からは「先生にはこういう話はしない」という意見も聞かれた。この意見は、ワークショップとして生涯キャリアヒストリー法を実施する場合において示唆的である。私たちの方法はオープンであると別の章で述べてきたが、そのことの効果を示している。日常の関係性から離れることで、日常をともにするFGIの参加者といっても、制限が取り払われたオープンで新しい語りが導き出されうることが示されている。

また参加者からは「最初は研究ということで緊張したが、話していいよと投げるのではなく、話に入って一緒に話せる雰囲気を作ってもらえたから話しやすかった」という意見が寄せられた。インタビュアーもしくはファシリテーターとしての「アウトサイダー」の関わり方について示唆的な意見である。「アウトサイダー」だからといって、聞き役として消極的な関わりに徹することだけでなく、参加しつつ、話題を焦点化したりわからないことを問いかけるという積極的な関わりが、語りをより活性化する上で効果的であることが示唆された。

そしてB校のFGIでは、社会人経験者という「アウトサイダー」が参加者の中にいた。別のキャリアを歩んだ人物が参加者の中にいることで、自身がいまだ体験していない経験を想像できたり、社会人経験者ならではの具体的なキャリアへのイメージが共有されるという、若い参加者への学びがあったことが示唆された。ただし、若い参加者から社会人経験者への学びがあったかは今回のFGIでは確認できなかった。学びあいという観点でいえば、よりキャリアを積み重ねた側からの矢印が強いことが示唆された。

（3）語り合いを通した学びと実施の機会

B校のインタビューでは、最後にFGIを受けた感想を聞いている。以下に示したい。

A. 初めは研究と聞いて緊張したが、将来の自分や今までのライフイベントを振り返ることで、自分のアップダウンの傾向やこれからの将来について考えるいい機会になった。どんな看護師になりたいのかを書くことで、キャリアも一緒に考えることができてよかった。

B. 皆と人生を振り返ったり、その時々で人それぞれ重点を置いているところが違ったり、こういう風に考えているのかとか、自分もこういう風な考え方がいるな、こういう考え方もできるな、とか自分と違う考え方も今後はしていきたいと感じた。

C. 自分の未来や過去を振り返る機会は今までなかったが、自分を見つめ返すことができた。実習中に自分はすごく気持ちが落ちていたが、他の人はそれを程落ちていなかったため、思ったより自分の受け止め方がひどかったのかなと思った。実習はそんな落ち込むことではないのかなと他の人の話を聞いて思い、気持ちが少し楽になった。

D. 最初配られたときにどんな難しいことをするのかと感じたが、実際にしてみると、自分は普段感情的だが、大きく分けるとそんなに揺れていなくて、あまり左右されないのかなと感じた。しかし、人と接するときに、こういう風に皆波があるというのをわかったうえで患者さんや友人に接していかないと、自分が大したことないという勝手な思い込みで人を傷つける言葉をかけてしまうのかなと学びになった。

E. 最初は結構研究に緊張したが、話していいよと投げるのではなく、話に入って一緒に話せる雰囲気を作ってもらえたから話しやすかった。グラフを振りかえってみると、それも自分にとっては大事だったことだと今考えられるようになった。他の人の意見を聞いて、これから生きていくうえでも、落ち込むことが日々あると思うが、自分にとって大事なものだと思えるのかなと感じた。

一重線の箇所は、主に後半部分の語り合いを通じて自身の捉え方とは別の捉え方があることに気づきがあったという感想を示している。二重線の箇所は、主に前半部分の生涯キャリアヒストリー法フォーマットへの書き込みを通じて自身のキャリアや性格のあり方を再確認、整理したり、捉えなおしたりしたことがうかがえる感想を示している。今回のFGIは生涯学習機会の提供が主目的ではなかったものの、私たちの方法論の最大の目的である、自己変容、自己評価や先のキャリアの見通しに連なる学びについて、試行プログラムであっても提供できていたことを確認できた。

そして、こちらから問いかけるわけではなく、2回のインタビューのどちらにおいても、3年ないし5年後に、さらには同じメンバーで実施したいという感想が寄せられた。私たちの生涯キャリアヒストリー法は、1回切りの実践にとどまらず継続的な振り返りと見通しの取り組みとしても需要がありえることが確認できた。

（4）実施や生涯キャリアヒストリー法フォーマットの様式

今回、以前に実施していた女性医師を対象とした試行では、実施時間が制限されるという条件もあり事前にフォーマットに記入するという選択肢も示していた。事前の書き込みの是非について問いかけたところ、グループの場合はその場で記入した方が良いというコメントが寄せられた。共有する空間と時間で同じ作業をするということが、場の雰囲気を和らげ後半の語り合いをスムーズにしているように感じられた。アクティビティの共有を求める若い年齢層が参加者であったことの影響もあると思われる。

中高年を対象としたインタビューでは、ライフラインが複数あった方が書きやすいというコメントがあったが、今回も社会人学生からは同様のコメントがあった。しかし高校新卒の学生からは、キャリア（ここでは学習）と生活が密接しているので1本の方が良いというコメントがあった。キャリアの蓄積があるほどに書きたいことが多く、また複雑な経験でもあり、一本化するのに苦労と時間を要するためであることが推測される。今後、私たちグループが実践方法論を構築していく上で、また意義ある研究を遂行していく上で示唆的な意見であった。しかし、中長期的な俯瞰的な観点より自身のキャリアを振り返り／見通すという生涯キャリアヒストリー法のコンセプトからいえば、一本化にこだわった方が目的に叶った結果が得られるのではなかろうか。経験を積んだ参加者からの要望は、自身を別の時間軸、価値観に置き換えるプロセスの難渋さを吐露したものといえる。難渋なプロセスを経た後のチャートには、新しいヒストリーが紡ぎだされていることが期待できるからである。

ところで今回の試行的実践では、キャリア初期のグループが対象となったため、生涯キャリアヒストリー法フォーマットの見直しをした。「これから」の記述枠については、10年後を目途とした。参加者からは10年より先のことは考えられないというコメントがあった。このコメントを素直に受け取れば、私たちの修正が妥当であったことが一定程度証明されたとも捉えられるが、他方で記述枠が10年以上の先を見通す思考に制限を掛けてしまった可能性もある。フォーマット様式を参加者によって変えることの妥当性については、より実践を重ねて検討する必要がある。

（5）女性のキャリアについて考える機会

医学部生へのインタビューにおいては、女子学生が「女性医師」としてキャリアを構築することについて、改めて考える機会となっていた。生涯キャリアヒストリー法フォーマットの中で今後の将来について記入する中で、それぞれの参加者の結婚・出産・育児に対する価値観が表れていた。これらの将来観は、各参加者でスタンスが異なっていたため、自分にはない考え方を知ることができ、刺激となっていたようだった。

インタビュアーによる補足の質問から、ジェンダーに関する課題についてより掘り下げて話し合いが行われた。医学部入試における不平等の問題や、女性医師が働きにくいシステムになっていることについて、各学生は淡々と受け止めていたようだった。だが、「入試の男女比を公表せず、裏で操作して、受かるべき女の子の方が落ちている」というシステム自体にはやはり納得できないといった語りも見られた。現在の日本では、科によって多少の差異はあるものの、女性医師は少数派でロールモデルも少ない。医学部生として学生生活を送る中で、個々人が疑問や不安に思うことはあっても、正面から課題と向き合い他者と意見を交わすのは、貴重な機会となっていたようである。6年生の学生が実習中に経験した、「女性医師がいて良かった」と言われたエピソードは、全員の4年生が印象に残ったとして振り返りシートに記入していた。

振り返りシートの中では、さらに知りたくなった仕事や、キャリアや生活に関わる情報についても尋ねたが、4名中3名が、医師以外の職業ではどのように仕事と家庭を両立しているのか知りたいといった意見が出た。これまで周囲が医師の家庭で育ったために、医師以外の職業についての情報が少なく、医師のロールモデルが少ないために他の職業を参考にしたいとの思いがあったのかもしれない。一方で、育児と仕事を両立する女性先輩医師・男性先輩医師のキャリアやその職場環境についてもっと知りたいとの意見もあった。

（6）養成課程におけるキャリア教育への示唆

インタビューを行った医学部生たちが在籍するC大学では、大学のカリキュラムとしてキャリア教育が組み込まれている。だが、彼女たちにとって、カリキュラムとして行われたキャリア教育は「形式的」で「みんな面倒くさがって一緒に書くようなもの」だったという。今回行われたグループインタビューでは、能動的に取り組むことができたとの意見に、全員が同意していた。学生たちから語られた１つの要因としては、大学４年生くらいという時期がちょうど良かったということである。大学で実施されるキャリア教育は、入学直後の１～２年が多いが、合格した喜びと受験からの解放感で、あまり将来について真剣には考えられないという。

C大学のFGIでは、先に述べた「アウトサイダー」の存在と重なるが、４年生の中に１人だけ６年生が入ることで、特に４年生にとって大きな学びが得られたといえる。６年生の学生にとっても、多忙な日々を過ごす中で自分の将来と向き合うことができていなかったが、今回改めてそうした時間を取れたのはとても有意義だったとの意見が述べられた。そこにインタビュアーがファシリテーターとして参加することで、適度な緊張感を保ちつつ、お互いの意見に耳を傾ける環境が作り出されていた。

ただ、こうした環境を養成課程のキャリア教育で完全に実現するには、制約が多いと言わざるをえないだろう。ファシリテーターの数を揃えたり、他学年と連携したりするには、労力が必要である。また、実際には、男子学生も多く在籍し、学生にとっては親しくない人には話しづらい内容も多いかもしれない。今回のグループインタビューは、フォーマルでもインフォーマルでもなく、ノンフォーマルな機会として設定されていたことが、功を奏した部分も大いにあったであろうと考えられる。

なお看護専門学校であるB校でも２年生のカリキュラムでライフライン法を用いた授業を行っていた。だが「実習もほとんどなく、イベントで忙しい時期で働くことが現実ではなかった」という。一方で、国家試験の前や約１か月後の就職直前に実施するとまた異なるラインが引かれるのではないかという意見があった。

第10章
生涯キャリアヒストリー法の実践の取組経緯

柏木睦月

1. はじめに

本章では、本研究会が生涯キャリアヒストリー法の実践として、2021年度に行った3つのオンライン・ワークショップについて報告する。

本研究会では、これまで大きく分けて以下の2つの形式で生涯キャリアヒストリー法の実践を図ってきた。1つは個人に対するセッション形式、1つは集団に向けてのワークショップ形式である。

2021年度は本研究会にとっても「転換期」となる1年であった。コロナ禍において対面での実施が困難となる中で、オンラインでの実践可能性を模索していた。生涯キャリアヒストリー法実践における一連のプロセス（ワークシートの記入、インタビューや対話による振り返り／見通し／分かち合い）がオンラインでも担保されうるのか、というのが最たる課題だったからである。そのような中で、本研究会でもオンラインによるインタビューやワークショップの実施を検討するようになり、2021年1月にはメンバー同士でオンラインインタビューを試行し、マニュアル等を作成するに至った。

その後も、研究会メンバー同士での試行や議論を重ねつつ、結果として2021年度、本研究会では3つのワークショップをオンラインで開催することになった。それぞれが異なる性質を持つ開催内容となり、そのことがかえって生涯キャリアヒストリー法の内実をより豊かにしたともいえる。以下にそれぞれの概要と経緯を報告する。

2. 学会ワークショップ「キャリアヒストリーで仕事（work）と人生（life）を振り返る」

第53回日本医学教育学会教育学会　ワークショップ「キャリアヒストリーで仕事（work）と人生（life）を振り返る」（2021年7月下旬）

新型コロナウイルス感染拡大防止に対応し、2020年度に日本で開催予定であった学会・研究大会の多くが中止もしくは形を変えて実施された。その翌年度は中止ではなくオンラインの形での開催に舵が切られ、2021年度医学教育学会第53回大会も自治医科大学が事務局となり「完全オンライン開催」で実施された。7月30～31日の会期の前後にプレコングレス、ポストコングレスが開かれ、あらかじめ作成したプレゼンテーション動画の配信と1か月を超えるオンデマンド視聴期間、ウェブ掲示板でのテキストによるコメント交換、Zoomを活用した双方向のライブ配信などのシステムが導入された。完全オンラインでの開催は、以前のような対面限定の開催ならば仕事や家族のケアなどで参加を諦めていた会員も参加が可能となった点は特徴的な側面であるともいえる。

本学会において、当研究会はプレコングレスでの公募ワークショップに申請し、採択された。前述した通り、オンラインでの実践として、本ワークショップが初めての機会となった。それだけでなく、当研究会としては実践的試行（モニターセッション）ではない、すなわち公募にて参加者を募る形での初めての実践でもあった。2021年4月、エントリーをした時点での概要は以下の通りである。

【目的】

仕事（work）と人生（life）の双方を含めた広義のキャリアに関して、自分自身が何を大切に歩んできたか、これから何を大切にしていくかを振り返ることをめざす。また、他の人が仕事や人生において大切にしていることを把握し、医師としての職業人生のあり方、働きやすさ、キャリア支援の方法についても深めることを目的とする。


【背景】

医師としてのキャリアには、仕事としての狭義のキャリアと人生を含めた歩みとしての広義のキャリアが存在する。後期研修や専門医の選択、どのような現場でどのような経験を積むかというような仕事に関するキャリアは、専門職としての医師のアイデンティティ形成に関する重要な要素である。一方、私生活の充実、家族との生活、結婚、出産や子育て、介護など、人生に関する要素もバーンアウトの防止やwell-beingの観点から重要性が増している。コロナ禍で、目の前の仕事や状況への対応に埋没しがちな昨今、キャリアに影響を与える多様な観点を含みながら長期的な視点で捉え直してみることが大切だと考えられる。


【対象】

医学生・研修医・専攻医。

主に、自身のキャリアを振り返りたい方、今後のキャリアを考えたい方、子育てや介護などを含めて働き方を見直したい方、キャリア支援に携わる方など。

【当日の流れ】※全体で120分
企画趣旨説明
参加者の自己紹介
個人ワーク（自身のキャリアヒストリーチャートの作成）
グループワーク（お互いのキャリアヒストリーの理解を深める対話）
全体共有・質疑応答

【内容】

自分自身のキャリアヒストリーについて、キャリア・カウンセリングの一手法であるタイムライン法を参考に開発したフォーマットを用いて振り返る。個人ワークで、「転機となった出来事」や「長期的に影響を与えてきたこと」に注目して、職業人生の大きな流れを把握する。その際に、キャリアに影響を与えるキーワード・マップを参考に、仕事と人生の双方の視点からこれまでの歩みと、今後のキャリアについて考えを深める。その後、他の参加者とワークを通しての気づきやキャリアに影響を与えている要因について対話することで、自分の考えを振り返りつつ、多様な価値観や歩みを理解し、自らのキャリアを長期的な視点で捉え直す契機とする。
(以上、演題集より抜粋)

演題募集の呼びかけではワークショップは「医学教育・医療者教育の最新の知見や重要課題の理解を深めるために大会参加者がグループ討議・発表等により能動的に学ぶ活動」として位置づけられていた。開催時間は60分、90分、120分から選択が可能であり、当研究会はこれまでの研究蓄積から120分を選択した。

当日を迎えるにあたって、当研究会においても準備を重ね、プレコングレスの10日前に事務局より送付された参加者名簿（氏名、所属、年代、ワークショップへの期待などの自由記述）に基づいてプログラム、インタビューガイドなどを修正する作業も行った。グループ分けについては参加申込者が10名未満であったため、2グループで行うことにし、ファシリテーター4名を2名ずつ配置することにした。プログラムに関しては、冒頭の30分は企画趣旨説明、ファシリテーター紹介、概要説明、参加者全員による自己紹介の時間とした。また、事務局から事前資料を送付することが可能であったので、参加者の負担になることも考えられたが、「キーワード記入シート」「キーワード・マップ」「これまでの私の歩み」「『これまでの私の歩み』作成手順」の4文書を参加者に事前送付し、当日は参加者同士の交流の時間を重視する方向で準備を進めた。

医学教育学会という特性上、参加者全員が医師または歯科医師であった。参加者の所属機関は大学病院、中規模病院が多く30～40代の男女であった。当日は申込者全員が参加し、事前に「キーワード記入シート」「これまでの私の歩み」を完成させていた参加者が多かった。予想よりも積極的に参加者の自己紹介が活発になり、個人ワークに入る前に予定より10分が超過した。個人ワークを10分弱とった後、2グループに分かれて50分ほどのディスカション、最後に全体会を行った。グループワークではファシリテーターが指示をしなくてもほとんどの参加者が「これまでの私の歩み」のシートを提示して積極的に分析を行っていた。

意見交換では、仕事と家族のケアとの両立、留学のタイミングや家族生活との兼ね合い、専門分野や所属機関に見られるWLBの特徴などが取り上げられた。ワークショップ全体についての当研究会メンバーでの振り返りでは「予想よりも参加者が自己開示に積極的であり会話がはずんだ」という見解で一致した。理由としては参加者の特性の他に、前年度の大会では全く双方向の交流がなかったこと、学会員同士であることの安心感、といったことが考えられる。

少人数の参加者ではあったが、本学会において開催した最大の成果ともいえるのは、これまで対象にしていなかった男性の医師／歯科医師が参加したことであろう。これまでの研究会の設立趣旨および研究の経緯としても女性医師／看護師を対象に、また本研究会がモニターとしての実践を依頼してきた段階から、まさに「転換」した契機となったともいえる。

医学教育学会における当研究会のオンライン・ワークショップは、事前資料をどうするか、当日の時間配分、グループワークの進め方などについて有意義な知見が得られるものであり、オンラインでセミナーを実施する有効性や課題を確認することができた。他方でオンラインでのグループセッションを実践したことにより、新たな課題も浮き彫りになった。これまで対面では、発言者に対して質疑が交わされたり相槌を打ったりするタイミングが、その場の雰囲気で自然と行われていた。そのような雰囲気も含めてその場を調整しつつ対話を促進していく役割をファシリテーターが担っていたわけだが、オンラインの特性上、発言者に対する反応を拾うのにタイムラグが生じたり、同時に複数人の音声が入らないことからリアルタイムの会話のキャッチボールが対面より困難な場面が生じたりした。このような課題は実践を経てこそ浮き彫りになったものであり、オンラインでセミナーを今後開催していくにあたって貴重な経験となった。

3. 参加者公募型セミナー「医療者のための生涯キャリアヒストリー法──医療者としての『これまで』を振り返り、これからを築く」

参加者公募型セミナー「医療者のための生涯キャリアヒストリー法―医療者としての『これまで』を振り返り、これからを築く」(2022年2月下旬)

医学教育学会での経験をもとに当研究会が次に開催したのは、事業の一部を外部機関に委託し、参加者を公募する形のオンライン・セミナーである。2021年9月末より計画にあがっていたオンライン・セミナーの開催がより具体的になったのは同年12月中旬であり、2022年1月上旬には業務委託をした出版社にて広報ウェブページ作成、広報が開始された。広報ウェブページでは以下のような文言で、告知が行われた。


医療職はその専門性ゆえ、自身のキャリアを自立的に築いていく必要があります。また、長い人生のなかでのさまざまなライフイベントが、キャリアに大きな影響を与えることもあるでしょう。

さらに、近年の新型コロナウイルス感染症蔓延の影響で、今後、医療職としてどのように働いていきたいのか、そして、どのように生きていきたいのかについて悩みを抱えている医療職の方々も少なくないのではないでしょうか。

そのような時、これまで自分が何を大切にしてきたのか、今の自分は何を考えているのか、これからの自分はどのようにするべきなのかを、一旦立ち止まって見つめなおすことが重要です。

本セミナーを主催する生涯キャリアヒストリー法研究会は、医療職としてのキャリアを振り返る方法として「生涯キャリアヒストリー法」を研究しています。

本セミナーでは、この「生涯キャリアヒストリー法」を用いて、ご自身のワーク(仕事・職業)とライフ(人生・生活)の双方の歩みを振り返り、これからを考えるサポートを3名のファシリテーターが行います。

医療職の皆さまのご参加をお待ちしております。

上記の告知文とともに、生涯キャリアヒストリー法の説明や「これまでの私の歩み」の図と説明、さらに本研究の詳細を紹介した『看護研究』へのリンク情報等も同時に記載された。また、出版社が配信するメールマガジンでも募集を行ったところ、2月の上旬には申し込みが定員の30名に達した。

実際に当日参加したのは21名であったが事前参加希望者の内訳は次の通りだった。看護師14名、助産師3名、保健師1名、医師が6名、薬剤師が3名、理学療法士が2名、その他が2名。全体のおよそ6割が看護職（看護師・保健師・助産師）とはなったものの、これまで医師や看護師を中心に、たとえ複数人で実施する場合でも同じ職種の人同士で実施してきたスタイルとは大きく変化し、多様な医療職が参加するセミナーとなったのが特徴的であった。一方で、参加希望者の半数が50代以上（31名中23名）ということについても特筆に値すると思われる。

なお、当セミナーは150分で構成され、タイムテーブルは以下のようになった。

開会・趣旨説明・ファシリテーター紹介（10分）
講義：生涯キャリアヒストリー法とは（20分）
ワークショップについての説明（10分）
グループワーク：質問受付・各自ワークシート記入（30分）
ディスカッション（30分）
グループワークの内容について共有・まとめ（25分）
気づき記入シートの記入（10分）
質問・意見交換・閉会（15分）
（任意）研究協力アンケートの回答・提出

本セミナーの詳細および参加者の感想、またそこから見えてきた生涯キャリアヒストリー法の課題や可能性等については、次章にて検討しているのでそちらを参照されたい。

4. ワークショップ「生涯キャリアヒストリー法とは LIFELONG CAREER HISTORY METHOD――女性医師の課題点と医療人キャリア教育に向けて」

新潟大学医学部医学科医学教育センター法　ひと尋の会
virtual café 10「生涯キャリアヒストリーとは　LIFELONG CAREER HISTORY METHOD――女性医師の課題点と医療人キャリア教育に向けて」
(2022年3月上旬)

2021年度の最後に開催したのが、「新潟大学医学部医学科医学教育センター ひと尋の会」から「当研究会の生涯キャリアヒストリー法の実践を行うワークショップを開催したい」という依頼を受けて行ったオンライン・ワークショップである。「ひと尋の会」は、新潟大学医師・研究者・医学生のためのキャリア支援の会として、キャリアをめぐる医師・医学研究者・医学生の多様な意見を語り合う場、情報を交換する場として設立された。すでに「バーチャル・カフェ」という形で過去9回実施しているワークショップは、平日の夕方に60分で設定されており、以下のような告知がなされた。

人生の中で大切なものは何か、自分が何を求めていて これから何を目標にして進んでいくのか、改めて見つめなおす機会にしませんか。
男女問わず医師のみなさんのご参加をお待ちしています

2021年度に当研究会が行った医学教育学会のワークショップは120分、参加者公募型のワークショップ150分であり、60分では過密な構成になることが予想された。さらに事前打ち合わせにより、「生涯キャリアヒストリー法についての講義の時間を重点的に行ってほしい」という依頼内容を遂行しなければならなかったことである。そのため、ワークショップとはいうものの、ワークシートに記入する時間や、参加者同士の意見交換によるリフレクションの時間はカットされ、事前に依頼した代表者に報告してもらう形の構成となった。

開会・会長挨拶（事務局）（3分）
趣旨・進行説明（2分）
レクチャー：生涯キャリアヒストリーとは（16分）
解説：ワークショップの概要（12分）
これまでのワークショップから（5分）
生涯キャリア形成のためのサポート（5分）
記入体験報告の共有（参加者2人発表×5分）（計10分）
意見交換・質疑（6分）
閉会（事務局）（1分）

参加できなかった人が後日視聴できるようにしたいという事務局からのリクエストもあり、上記のプログラムのうち、当研究会のメンバーが説明する部分（太線部より上）を前半に集中させて図表のような構成とした。時間の制約があるため、あらかじめ資料は配布し、依頼したモニター役2名からの記入体験報告の共有時間をとることにした。事前準備の段階では、当研究会の4名がファシリテーター役をつとめることになっていたが、当日はブレイクアウト・セッションは実施せず話題提供を行う形になった。

60分という形態は当研究会が先に実施した2つのワークショップと比べるとかなり時間的制約があったが、それには以下の点が反映されたのではないかと推測される。すなわち、ワークショップ参加者は医師や研究者であり、アカデミックな理論やデータ、資料を自分自身で確認したいという志向があるように思われ、かつ「長い時間をかける」という余裕がない印象をも受けた。生涯キャリアヒストリー法の実践において大事にしてきた、本人のじっくりとした振り返りと参加者の意見交換を重視する本研究法の特徴を活かすことができたかどうかといった課題が残ったものの、事前資料配布と録画配信を組み合わせたオンライン・ワークショップを考える有意義な機会となった。

また、興味深かったこととして、記入体験報告を依頼した方のうち1名は医師としてのキャリアだけでなく、その専門性を生活と関わる分野でも発展させ著名な活躍をされている方であった。「デュアル・キャリア」「マルチ・タレント」といわれるようなスタイルを持つ個人から見た生涯キャリアヒストリー法の有効性や課題についても今後検討していく必要があるだろう。

5. おわりに

本章では2021年度に実施した3つのワークショップの取り組み経緯について報告した。最後に、これら3つの特徴を整理したものが以下の表である。

	（1）学術大会参加者向け	（2）参加者公募型	（3）医学部向け
主催者	医学教育学会	生涯キャリアヒストリー法研究会	新潟大学医学部医学科医学教育センターひと尋の会
運営事務	大会事務局	出版社	会の事務局
位置づけ	学会ワークショップ	科研費セミナー	大学関係者の定例イベント
対象	医学教育学会会員	医療者一般	医学部関係者
参加者の傾向	30～40代、 医師、歯科医師	40～50代、 看護師、医師、理学療法士等	女性医師、医学部長等
背景となる特徴	大会のオンライン開催	年度末の開催、医療者向け専門雑誌購読層	組織改革、女性のリーダーシップ
ワークショップ	120分（グループワークあり、2グループ）	150分（グループワークあり、3グループ）	60分（グループワークなし）。前半30分は録画配信も実施

上記の表を見れば明らかであるように、3つのワークショップが生涯キャリアヒストリー法の実践を軸にしつつ重なりながらも、他方で互いに異なる傾向・特徴を持ちながら開催されたことは本研究の発展可能性を明らかにしたものであり非常に意義深い。次章では生涯キャリアヒストリー法の実践において、今後の課題や可能性等に特に示唆を与えることになった参加者公募型セミナーについて報告する。

●●●● コラム④ ●●●●

カナダ女性医師協会

医療専門職は生涯にわたり学習を継続し、その力量を高めることが国や専門職団体によって一般に義務づけられている。医師の生涯教育については、継続医学教育（Continuing Medical Education、CME）という概念で多くの国で行われてきた。2002年に米欧の内科系専門医団体による「医師憲章」（Medical Professionalism in the New Millennium: a Physician Charter）発表後は、プロフェッショナリズムが重視され、継続専門教育（Continuing Professional Development、CPD）という枠組みで実践されるようになっている。例えばカナダ専門医協会はCPDとして2000年より認定継続プログラム制度（Maintenance of Certification Program、MOC）を運用している。

カナダ女性医師協会（Federation of Medical Women of Canada、FMWC）は年次大会の際に、このMOCの公認プログラムを実施している。同協会は、1924年、カナダ医学協会（CMA）の年会に参加した6人の女性医師によって設立された。当初は、英国女性医師協会（British Federation of Medical Women）の傘下団体であった。その後、国際女性医師会（Medical Women's International Association、MWIA）に加盟する独立した団体となった。発足当初から、医師、レジデント、医学生のための組織として活動している。現在は連邦のNPO法に基づいた組織であり国内に19の支部がある。

協会の活動目的は、女性医師の専門的・社会的・個人的な発展と、医療専門職と社会全体の福祉の向上に関与することである。現在の具体的な活動目標は、リーダーシップ、教育、ネットワーキング、アドボカシー、メンタリング、戦略的協力によって、女性の健康に関するイニシアティブへの参加機会を女性医師に与えることである。会員資格と年会費は、カナダの医師（210 CAドル）、退職した医師（80 CAドル）、レジデント（70 CAドル）である。

協会には投票権を持たない準会員の制度があり、医師でない男性・女性、外国人も入会可能である。準会員にはさらに学生会員制度が設けられている。正会員の多くは家庭医、内科医、精神科医である。学生会員は専門分野が確定していないこともあり、関心を寄せる専門分野は正会員よりも広い。

協会は2日間の年次大会を開催しているが、そのなかで最先端の医学情報に富む継続専門教育を提供している。女性医療や終末期医療など、家庭医・内科医に必要とされる新しい知識や行政ガイドラインを示す職能研修的なものから、国内外のアドボカシー活動など多岐にわたっている。活動に対する表彰や若手のポスター・セッションも行われる。

2022年度の大会テーマは「自信をもち進化する」（Evolving with Confidence）で、10月上旬にバンクーバー市で開催された。主なプログラムは①「公平性・多様性・包摂性を検証する」（Mapping the EDI)、②「ワクチンへの躊躇と闘い、ワクチンへの公平性を実現する」（Fighting Vaccine Hesitancy and Enabling Vaccine Equity）③「性、ジェンダー、健康」（Sex、Gender and Health Panel）という3つのワークショップである。

プログラム②のワクチンはCOVID-19関連ではなく、HPV（ヒトパピローマウイルス）ワクチン接種の推奨に関するものである。日本ではHPVワクチンは子宮頸がん予防ワクチンとして知られている。HPVは咽頭がん、肛門がん、陰茎がんなどの男性の発がんにも関係するため、男性もHPVワクチンを接種することでこれらのがんの予防効果が期待できる。HPVワクチンはWHOも接種を勧めており、カナダのオンタリオ州では学校段階での接種が推奨されている。男女ともに無料で接種が可能である。しかし、行政による勧奨にこの数年ストップがかかっていた日本の例が示すように、国際的なアドボカシーが必要な状況がある。協会は、国内のネットワーキングや生涯継続教育に加え、女性医療に関する国際的な政策や人道問題に対して、専門家としてリーダーシップをとり積極的に関与している

2022年の大会プログラムはカナダ家庭医協会、ブリティッシュコロンビア州の公認を受けており、参加者は継続専門教育（CPD）の単位数が記載された参加証明書を発行された。この証明書を、カナダ専門医協会の認定継続プログラム（MOC)、並びにカナダ産婦人科専門医協会（Society of Obstetricians and Gynaecologists of Canada、SOGC）に提出すると

CPD7.0単位として認定される。

カナダでは、医学教育の場で女性が多数派となり20年が経っているが、ワークライフバランスやリーダーシップなどの面では課題も残されている。同国の医療制度は、家庭医のプライマリ・ケアが中核になっていることもあり、女性医師の多くは家庭医、内科医として勤務している。専門分野の卒後教育や生涯学習に加えて、家庭医の場合、個人事業主として開業するための財務知識や法律などについての継続教育も必要となっている。

カナダ女性医師協会は、女性医師が数えるほどしかいなかった時代に設立されたが、その活動内容は、女性医師の増加とともに変わりつつある。準会員制度なども整備して、よりネットワークを広げ、様々な分野での継続的で協働的な学びの支援を志向している。このような海外の団体との情報交換や連携活動は、日本における女性医療職の生涯継続教育にとっても今後重要になると思われる。

（犬塚典子）

第11章
生涯キャリアヒストリー法の実践から見えてきたこと
—参加者公募型のオンライン・ワークショップ—

犬塚典子

本章では、パンデミック下で実施したオンライン・ワークショップの知見から生涯キャリアヒストリー法の課題と可能性について考える。第10章で述べたように、筆者らは2021年度に3つのオンライン・ワークショップを実施した。①学会参加者を対象とするもの（医学教育学会プレコングレス・ワークショップ、2021年7月）、②参加者公募型（科研費委託セミナー、2022年2月）、③大学医学部関係者を対象とするもの（新潟大学ひと尋の会、2022年3月）である。ここでは②の実施の経緯とアンケート調査を中心に考察する。

ワークショップ（workshop）とは一般に「所定の課題についての事前研究の結果を持ち寄って、討議を重ねる形の研修会」「進行役や講師を迎えて行う体験型講座」と理解されている（『広辞苑（第7版）』2018年）。生涯学習論の堀薫夫によれば、ワークショップとは「参加者の生活経験と参加者同士の交流を生涯学習へのより積極的な資源として活用していこうとする方法を総称するもの」である（堀薫夫2010: 141）。日本では中野民夫（2001）の概説書によって知られるようになり、近年では山内祐平・森玲奈・安斎勇樹（2021）らの先行研究が理論・実践面で評価されている。

本章では、オンライン・アプリケーションの「分科会」機能を活用したワークショップに焦点をあてる。ワークショップは「全体会―分科会―全体会」という流れで開催されることが多い。参加者の人数調整、会場の確保、人の移動、時間の管理といったロジスティックスのために十分な時間と場所を確保する必要がある。そのため半日や複数日といった日程で実施されることもある。

オンライン・ワークショップでは、主催者側が参加者にあわせて柔軟にグループの数や会場を瞬時に設定でき、時間の管理も容易である。コロナ禍におけるオンライン・ツールの普及によって、ブレイクアウト・セッション、ミーティングルームといった名称のグループワークが広まった。資料や動画は前もって配信し、短い全体会や趣旨説明の後、分科会で疑問点の確認や意見交換を行い、60分程度で全体を終了させるといった試みも可能になった。パンデミック以前から推奨されていたアクティブ・ラーニングの「反転授業」的な学習形態の普及ともいえるだろう。

以上のようなオンライン・ツールを活用した医療専門職のためのワークショップで、生涯キャリアヒストリー法はどのように機能するのだろうか。ワークショップ実施過程も含めパンデミック下の共同研究の状況を記録することで、転換期の専門職について考える基礎的研究の一助にしたい。

1．参加者公募型セミナーの開催プロセス

（1）研究メンバーのライフ・イベント

2006年に当時のSkype社（現在はMicrosoft）がビデオ通話のサービスを始めて以降、日本の研究機関でオンライン会議が普及しはじめた。筆者が勤務していた九州大学女性研究者キャリア開発センターでも2008年頃、研究者の在宅勤務、会議のリモート参加を可能にする手段としてビデオ通話のシステム構築を検討していた。学内の女性教員にモニターを依頼し、Skype用のカメラマイクの使用方法の説明や貸出しといった支援を行った。

本研究会でもパンデミック以前からZoomを活用したビデオ会議を行ってきた。当初、研究会メンバーは関西の研究機関に所属していたが、2017年に3名が東日本に異動した。研究協力者が東西で確保できるようになる一方、メンバー全員が集合することが難しく、オンライン会議の導入を検討するようになった。Skypeによる実施案もあったが、2018年5月にZoomによる初のビデオ会議を行っている。ホストが送信するURLによってアプリケーションのダウンロードや会議参加が可能となり通信も安定していた。2020年にはパンデミックによる緊急事態宣言によって全国でリモートワーク体制がとられ、社

会全般にビデオ会議が普及した。

公私の場面でパンデミック対応を強いられた研究メンバーであるが、そのライフ・イベントを包摂していくことは、研究目的と結びついた重要課題の１つである。共同研究を継続する過程でメンバーの異動、転居、自身や家族のケア、所属機関の業務変化など公私の様々な課題が発生する。一方、それらは当事者としてワークライフバランスやジェンダー問題を捉え直す機会でもある。2021年度後半はメンバーの一部が研究活動を一時中断することになった。これは「事務も含めて何もかも自分たちで行おうとする」マインドや行動パターンを見直す機会となった。

本章で検討する参加者公募のオンライン・セミナーの事務局業務の一部は外部機関に委託した。機関選定にあたってはICTやカンファレンス系の企業ではなく、当研究会の成果を寄稿した専門雑誌『看護研究』を発行する出版社を選択した[1]。専門職養成、生涯継続教育のコンテンツを扱う出版社に企画の段階から助言を得て進めたことは実施におけるアドバンテージとなった。

(2) 商標登録を契機とする新たな展開

オンライン・セミナーの準備過程では、事務局の出版社から著作権や商標登録に関する情報を得ることができた。研究メンバーは各種研究倫理研修を修了し、本研究課題についても所属機関の研究倫理審査を経て実施している。他者の権利を守ることについては学術界の基準を満たしている。しかし、自らの知的財産権の守り方に関しては、理系分野の研究者に比べて知識が乏しかった。

学会等での発表を重ねるにつれて、図表の無断転載や悪用をどのように防ぐかということが懸案となっていた。この問題に対して出版社から看護教育、医療教育分野では開発した実践活動の知的財産権を守るために商標登録を行うケースがあるという話を伺った。たとえば看護、介護などにおける手技といった方法である。

研究成果の普及に心を砕く一方で、他者の無断使用を禁じる商標登録を行うという行為には矛盾する局面がある。「引用される」「活用される」「普及させる」ことは研究活動の目的でもあり成果でもある。しかし、開発したフォーマットや方法が、筆者らが重視する研究上・実践面での視点、学術理論と矛盾する形で悪用・誤用されることは避けたい。そのようなケースが起きた場合に、何らかの措置がとれるよう防衛するためには商標登録制度に意義があると考えた。

商標登録を申請するプロセスは「この研究・実践方法の独創性は何なのか」ということを改めて検討する契機となった。研究会のなかで議論が行われ、それまで活用していた「キャリアヒストリー法」を「生涯キャリアヒストリー法」という概念へと再定位することになった。あるメンバーからは独創性を示すために「生涯」という用語を付すのではなく、2つの概念の違いを学術的に明確にして内的発展性を示す必要がある、という指摘がなされた。

社会変革における概念との関わり方には、①すでにある言葉の意味を捉え直して再構築を行う、②新しい概念を採用して使う、という2つの方向性があると思われる。これまで「ライフ・ストーリー」や「キャリア・ストーリー」という類似語を問い直し、「キャリアヒストリー」という言葉の中身を再構築する試み（①の方向性）を筆者らは行ってきた。そこでの内在的発展を曖昧なままにして、「生涯キャリアヒストリー法」という新しい用語へと進んでよいのかという課題に直面した。

名称変更の理由と経緯については本書の「はじめに」また渡邊他論文（2021）のなかで詳しく整理されている。結論として「キャリアヒストリー」という用語の紛らわしさを回避し、「過去―現在―未来」という時間軸を強調し、lifelong lifewide の視点を示すために「生涯」という語を加えることにした。

以上の整理を踏まえて「生涯キャリアヒストリー法」という名称を、予定しているオンライン・セミナーで活用することになった。最終的に「生涯キャリアヒストリー法」は、2022年6月21日、商標登録が確定して商標原簿に登録された[2]。

（3）参加者公募型セミナーの日程と広報

参加者公募型のオンライン・セミナー実施における重要事項の1つは日程の決定である。看護職等は月末に翌月度のシフト等が発表されることが多く、セミナー開催日は月初よりも月末が望ましいことが事務局より指摘された。新年

1月は公私のキャリアの見直しを行う傾向があり広報に適した時期である。翌年度の活動（転職や異動、子どもの学校入学など）も視野に入ってくるタイミングであり、2月末の日曜に実施することを決めた。1月上旬に出版社が広報ウェブページを作成、参加者の公募を開始した。

参加者公募は「当日の参加者を集める」という主目的だけでなく、生涯キャリアヒストリー法の実践・研究活動の幅広い広報活動になった。事務局となった出版社のウェブサイトには、生涯キャリアヒストリー法の説明、「私の歩み」シートの書き方例、『看護研究』の論文情報が示された。これによってワークショップや生涯キャリアヒストリー法に関心があっても日程等の事情で参加できない方々にも、概要を伝えることが可能になった。オンライン・セミナーと専門雑誌の論文内容とがリンクする告知ページは終了後も公開されており研究成果の広報に役立つことになった。

2. セミナー申込者・参加者の内訳とニーズ

（1）参加者の傾向

参加申込者（31名）の内訳は、看護師・助産師・保健師が58%、医師が18.1%、薬剤師が9.6%、理学療法士が6.4%で、年代は50代が最も多く51.6%であった。実施の一週間前には参加者名簿を確認し、グループワークの構成を検討した。職種や年齢のバランスを取って3グループの構成とした。

セミナー終了時にアンケート調査と、専門職のための生涯継続教育（Continuing Professional Development）の1つの学習モジュール修了を証明するための「参加証明書」を発行することにした。そのため、開始後の連絡事項のスライドで「研究活動の一環として、受講後に任意で研究協力アンケートへのご記入をお願いしています」との告知を行った。また、証明書の発行の意義についてアンケートで質問することにした[3]。

申込31名のうちグループワークまで参加したのは21名であり、ファシリテーターを除くと、8名、7名、6名のグループ構成となった。グループワークには「ワークショップ」という用語を使った。

ワークショップ参加者21名のうち19名がアンケートに回答を行い回答率は

90％と高かった。回答者のうち女性の比率は84％（15名）、最も多かった年代は50代が47％（9名）であった。60代以上と合わせると比率は58％（11名）となる。地域（所属先）は東北（2名）、関東（4名）、東京（2名）、中部（1名）、近畿（5名）、中国（1名）、四国（1名）、九州沖縄（1名）であった。オンラインでの実施によって広範囲から参加者が集まった。アンケートの自由記述について以下に考察していく。

（2）ワークショップへの期待

ワークショップ参加の動機についてはキャリア分析の新しい方法を期待する声が目立った。具体的には「キャリアについて振り返るための新しい方法について学ぶ」「キャリアをグラフに落とし込む方法は何度か見たことがあったが、経験したことはなかったため」といった記述である。ワークショップの参加者公募にあたって、出版社主催ではなく科研費研究課題であることを明確にするため「科研費委託セミナー」という情報を加えた。「科研費」という言葉は学術界の用語であるが医療専門家にも知られており「新しい」「開発中」「実践中」といったメッセージが伝わった可能性がある。

また「先の見えない今の業務」「キャリア形成に悩んでいる」という表現に示されるように、自身の展望を得ることを動機とする者もいた。他者のキャリア支援についての回答もあった。これは50代以上の参加者が多かったことと関係している可能性がある。たとえば「部署のスタッフのキャリア支援」「職員のキャリア・カウンセリングに役立てたい」という記述、より具体的に「職場内にセルフキャリアドックのようなものを導入したい思っています。そこで、今回の医療職のキャリアワークショップが参考になると期待して参加しました」と述べる回答もあった。

（3）参加証明書へのニーズ

生涯キャリアヒストリー法は、ビジネス界で行われるようなキャリアコンサルティングを目指すものではない。しかし、参加者がそういった「キャリア開発」や「キャリアアップ」を求めて参加している可能性もあるため、参加証明書の意義について質問を行った。これに対して19名のうち18名から回答があった。証明書がキャリアに役立つ可能性について「肯定的」「条件付きで肯定」「消極的（無回答を含む）」という3つのカテゴリーで回答を分類した。結果は肯定的5名、条件付きで肯定が3名、消極的が11名であった。現段階では、証明書よりも生涯キャリアヒストリー法の内容を重視する回答が多かった。

肯定的な意見としては「部署の中で、キャリア支援の委員会や、ラダー委員会のような活動もありますので、証明書を発行していただけるならば、そのような活動に活かしていける」「キャリアに関して学習した証となり、職場でのキャリア支援に使える」という回答があった。一方、「現時点ではわからないが、キャリアコンサルタントとして貢献するためには必要かもしれない」という条件付きの肯定意見もあった。

消極的な意見としては「受講証明書よりは、この振り返り用紙そのものに意義があると思いました」という記述があった。これは筆者らが求める生涯キャリアヒストリー法の狙いを端的に示している回答といってもよいだろう。

3. ワークショップ参加者による気づき

（1）ワークショップの感想

ワークショップに実際に参加した感想については、説明の仕方や分析の方法に対するリクエスト、グループワークに関するものが多かった。説明に関しては「言葉の定義」を求める声や「キーワードなど抽象度が高く、ランダムに並べられているのでわかりにくく、まとめにくい」「歩みのグラフ化は難しい。短時間での記載が必要なのでマニュアルがあってもよいかもしれません」という回答があり、今後検討していく必要がある。

グループワークの時間の短さに関する指摘も多かった。本ワークショップでは、グループワーク1時間のうち「質問受付・各自ワークシート記入」を30分、「ディスカッション」を30分とってあった。しかし「小グループではシートの修正点について時間が割かれたため、ディスカッションがしたかった」「グループワークの時間が短かったので，未消化な感じがしています」「少人数グループで、各自のキャリアヒストリーを共有しあうことで、自分1人では気付けなかったような部分が見出せると良かったです。今日の段階では自分自身のヒストリーを書き出すところで終わってしまった感じ」というように、参加者には短かく感じられたようである。

時間の問題だけでなく、ファシリテーション側の力量不足で「物足りなさ」を感じさせた可能性もある。第10章で紹介した「医学教育学会」のオンライン・ワークショップも参加者公募型といえるが、学術大会という共通の背景があり人数も10名弱であった。一方、この参加者公募ワークショップでは「約30名の初対面の参加者」がパーソナルな情報をオンライン上で交換することになった。ファシリテーター側に、参加者の自己開示に対して遠慮する気持ちや戸惑いがあったかもしれない。しかし、「想像以上に有意義でした。その理由の1つに、普段関わりのない方々とのグループワークもあったためと思います。キャリアの研修は多々ありますが、医療職に特化したものは少ないのが現状です」という回答に示されるように、意見交換に対する参加者の意欲は主催者側の予想より高かったと想像される。

自分自身の傾向についての分析も注目される。「ワークとライフを切り離して考えるのではなく、どちらも自分であるとはわかっていても、いざ言葉にしようとすると切り分けてしまっている気がした」という回答があった。また「記入するという行為だけだと、職業柄なのかちゃんと書けたのかということに意識が向きやすい」「ライフラインチャートを完成させることが大切なのではなく、それを記入する行為をする過程のなかで自分を振り返ること」「その後の他者との共有の過程でさらに自分の認知に気付くことが大切だ」という記述もあった。

(2) 医療従事者としてのキャリア=ライフを振り返ってみた気づき

「医療従事者としてのこれまでのキャリア=ライフをワークシートで振り返ってみて、気づいたことや感じたこと」を問う質問に対しては、happy度(幸福度)、波の変動、医療専門職に関する記述が目立った。

自分自身を振り返った結果、前向きなコメントも多かった。具体的には「経験を重ねるごとにhappy度は上昇していました。やりがいを感じる仕事の仕方ができるようになっていったと感じている」「あまり、アンハッピーに感じることが少なく、自分の思考がプラスであることに気づけた」「happyな転機や出来事が多かったということと、自己のキャリア・アンカーに気づくことができました」などである。

前向きな振り返りについては回答者の58%が50代以上であったことと関連している可能性もある。50代までキャリアを継続し、年度末にワークショップに参加しているという立ち位置との関係が想像される。「能力など続けられる条件に恵まれた人が専門職として残りセミナーに参加している」のか、「前向きな資質であるから続けられた」のかなど様々な仮説や要因が考えられる。

波の変動、振り幅に関する記述は回答者によってばらついた。「幸福度の低いエピソードでも、必ず上向きの波がやってきて、幸福度が上がっていることに気づきました。その波が大きく変動しているときには、失望も大きいけれど、学びや成長が大きい場合もあると感じました」「happyとunhappyの振れ幅が激しいこと。そして、見えないところで、誰かが支えになってくれていることを気づきました」という回答がある一方、「色々イベントはあったが、プラスマイナスの振幅は狭い」という記述もあった。

医療専門職であることと個人であることとの関係に言及する記述もあった。たとえば「ライフまでを含めたキャリアを捉えるときに『医療従事者』という括りが難しさにつながったような気がする。医療従事者としてのキャリアではなく、自分自身のキャリア＝ライフとなる」「いつも患者さんを捉えるときに使う言葉ですが、自分も未来のわからないことに漠然とした不安があることに気づきました」「すべての経験は、自分と周囲との関係によって、プラスに向くように行動していると感じた。看護も家族も様ざまなことは切れ目ないことを、可視化をもっとしていきたいと感じた」という回答があった。

(3) これからについての希望や展望の変化

「『これまで（過去）—今（現在）—これから（未来）』という時間軸で見直してみた時、自身の『今』についての思いや捉え方、『これから』の希望や展望などに、何か変化はあったか。あるとしたらどのような変化か」を尋ねる質問に対しては、happy（幸福）の捉え方と未来展望との関係についての記述が多かった。

未来については、自分ではコントロールできないイベントにどのように対応していくか、という気づきに関する回答があった。具体的には「過去や現在とは異なり、未来には明確な出来事が存在していないので、延長線上で想定していくことが難しい。『どんな自分でありたいか／どんな世の中であってほしいか』のようなゴールを想定しておくとよいと思った」「個人の要素だけではなく、社会背景や、環境といった要素も考慮して、よい未来にむけて、希望的観測も必要だと思いました。老後、介護、失業といった将来の不安ばかり想定していましたが、先生方のお話やディスカッションの中で、明るい未来もありそうな気がしました」「これからのライフ・イベントは定年が大きなものですが、定年後仕事をどうするかで大きく変わるのだろうなと思います。逆に言うと、それが決まらないと展望が立たないのかもしれません」といった記述である。

また、これからの自分自身の具体的な行動について述べるものもあった。たとえば「今後自分のhappy度は下がってくるように考えられたので、happy度を上げるためにはどうしたらよいかと考え、資料にあったボランティアなどの社会貢献をしていきたいなと、未来を予定通りだけでなく、よりよくすることを考えることが出来ました」「今は転換期に来ていること、これからは自分のやってきた経験について発信したい」などの回答である。

4. 生涯キャリアヒストリー法の課題と可能性

最期に、アンケート回答からみえた生涯キャリアヒストリー法の実践法また研究法の現段階での課題と今後の可能性について整理しておきたい。

（1）時間軸でキャリア＝ライフを捉え直す意義と可能性

「『これまで（過去）—今（現在）—これから（未来）』という時間軸で自身のキャリア＝ライフを捉え直してみる取り組みの意義と可能性」についてのアンケートでは、将来展望についての記述が目立った。具体的には「過去を振り返ることと、それを未来に繋げる部分が難しいと感じた。その部分をもう少しコミュニケーションできると良かった」「捉えなおすというよりは、今後のキャリア＝ライフに『どういう選択肢があるか』というような、当たり前とは異なる可能性を模索するようなところに意義があるのではないか」などの回答である。また、「職種や年代別の傾向や疎外要因が明らかになれば、ふさわしいキャリア支援にも結び付くのではないかと感じました」というように個人の問題から社会や研究へと発展させていく可能性についての指摘もあった。

その一方、「時間軸で見る意義は大いにあると感じました。一方で時間軸だけで良いのか、価値観の変化など他の軸も入れることによって、より俯瞰的にみることができるのではないか」という新たな指摘もあり、今後検討していく必要がある。

生涯キャリアヒストリー法が医療現場や専門家養成に資する可能性としては「客観的に捉えなおすことができるということと、1つの事象でも多面的な視点を持つことができることが実感できる」「他者理解にもつながるので、学生やキャリアの短い場合でも効果的」「患者にも患者という疾患からみた今と人生という過去、そしてこれからがあるという視点で捉えやすい」という回答があった。学生が「全人的に患者を理解する」ことを学ぶ過程で、生涯キャリアヒストリー法のワークシートに取り組むことが一助になるのではないかという指摘である。

(2) 生涯キャリアヒストリー法の進行やワークシートの課題

生涯キャリアヒストリー法の進行、ワークシートの構成や記入方法などについては、言葉の定義、キャリア・アンカーの概念や書く位置、happy 度を判断する時点（当時なのか現時点か）などが課題になっている。たとえば「happy と unhappy の尺度があればわかりやすかったと思います。感覚的な自己評価になってしまった傾向があります」「出来事と長期的に影響を与えてきたことの区別は難しかったです」「happy の捉え方。行動と感情面のキーワードが羅列されているため、記載時に整理が必要であった。横軸と縦軸の記載に迷いました」などのアンケート回答があった。

具体的な提案や改善点としては次のようなコメントがあった。「影響力の大きいことはポストイットに記入し、それをキャリアシートに後で貼っていく（同じワードのポストイットを貼ることになるかもしれません）」「全体を見る時間より、未来に向けたワークショップが必要だと感じた」「是非、他の人のキャリアヒストリーを見て、学びたいと思った」「影響力については内的・外的な捉え方があると感じました」などである。

（3）今後の実践・研究活動に向けて

同じ医療分野であっても、主催者によるワークショップの位置づけ、参加者の傾向（職種、勤務先、年代、性差など）によって、求められる情報やファシリテーションの違いは大きい。生涯キャリアヒストリー法は、基本的にグランデッド・セオリーに近い質的研究を志向しており、半構造化インタビューのためのツールともいえる。回答の方向づけをできるだけ避けたいという意図から、happy 度の尺度などはあまり明確にしていない。

患者に寄り添い治療や研究のために「痛み」についても尺度を作り評価しようとする医療者にとって、生涯キャリアヒストリー法における happy 度の自己評価は戸惑いを与えるところが大きいようである。現段階では、happy 度は参加者の「主観で」「あなた自身で」という枠組で実践を続けていく予定であるが、参加者の声を拾いながら適切な応答や説明を検討していく必要がある。

ワークショップで得られた知見を集約し、医療従事者とともに問題点の把握や改善策を検討することは、研究法としての生涯キャリアヒストリー法のめざすところである。アンケート回答のなかで「振り返りは１人でできるが『これから』については１人で考えることが難しい」という記述があった。

「これからの転機となりそうな出来事や影響力の大きいこと」は、自分１人だけで展望・解決できる課題ではない。ワークショップの成果を蓄積・分析し、医療専門職また社会全体で阻害要因や解決案を考えて当事者を取り巻く世界を変えていく必要がある。

オンライン・ワークショップは地理的・時間的制約を超えて専門職が語り合えるツールであり、今後も継続し生涯キャリアヒストリー法の理論面での精緻化をめざしていきたいと考える。

注

1　事務局は医学・看護および関連領域の 専門書籍・雑誌・電子媒体の出版を行っている「医学書院」（1944 年創立）に委託した。医学・看護雑誌、学生用の教科書、臨床実習用テキスト、研修医・臨床医の生涯教育のための実践図書などを発行している。『看護研究』は 1968 年に創刊された歴史を持ち、現在は年 6 冊刊行されている。

2　指定商品又は指定役務並びに商品および役務の区分「第 41 類」、登録第 6575094 号。

3　参加証明書に記載した情報は次の通りである。「参加証明書　○○様　貴方は、下記のセミナーに参加されましたことを証明いたします。セミナー名：医療者のための生涯キャリアヒストリー法―医療者としての「これまで」を振り返り、これからを築く（生涯キャリアヒストリー法研修（医療分野・基礎）。講師名。日時：2022 年 2 月 27 日 13：00 〜 15：30 分。発行：生涯キャリアヒストリー法研究会。

●●● コラム⑤ ●●●

日本にもアテナ・スワンを

2000 年代後半頃より、日本の大学医学部改革においてワークライフバランス問題が取り上げられるようになった。医師不足が社会問題化し、2007 年には救急搬送の妊婦の受入を断った奈良県の大学病院のケースが大きく報道され、女性医師の休職・離職問題が注目されるようになった。

一方で 2001 年には中央省庁等再編、2004 年には国立大学法人化といった医学部に影響を与える行政改革が行われている。「選択と集中」を旗印として文部科学省を中心に政策誘導型の競争的資金政策が実施されるようになった。

女性のキャリア支援に関係する政策としては、2006 年から科学技術振興調整費「女性研究者支援モデル育成」事業が実施された。これは研究機関の女性を対象とする環境整備型の緩やかなポジティブ・アクション施策の嚆矢とされる。初年度は 10 大学が採択され、うち医学部を持つ大学は東京女子医科大学、北海道大学、東北大学、京都大学、熊本大学の 5 校であった。東京女子医科大学の採択テーマは「保育とワークシェアによる女性医学研究者支援」であり、「女性医学研究者支援室」を設置し、保育支援、研究支援事業を行った。京都大学は「女性研究者支援センター」と「病児保育室」を設置した。この競争的資金政策は名称を変えながら継続し国公私立大学 100 機関以上が採択され、大学のシステム改革に寄与した。

医学部に直接関係する政策としては、2005 年から「地域医療等社会的ニーズに対応した質の高い医療人養成推進プログラム」が実施された。これは年度ごとに地域医療等社会的ニーズに対応したテーマ設定を行い、申請大学の特色ある優れた取り組みに財政支援を行うものであった。

2007 年度の新規公募テーマの 1 つは、「女性医師・看護師の臨床現場定着及び復帰支援」であった。医療提供体制の確保やキャリア形成支援を推進する観点から、女性医師・看護師を臨床現場に定着させることをめざす。離退職抑制に関する取り組みや出産・育児等により離退職した女性医師・看護師を臨床現場に復帰させるなどの取り組みが対象となった。この年は旭川医

科大学、筑波大学、神戸大学、島根大学、岡山大学、九州大学、大阪市立大学、和歌山県立医科大学、自治医科大学が採択された。

このような政策誘導型の競争的外部資金を獲得した大学を中心に、2000年代後半から女性医療専門職のためのセンターや支援室が設置されるようになった。第10章で紹介した新潟大学も「女性研究者支援モデル育成事業」に応募し「キャンパスシッターによる育成・支援プラン」が2008年度に採択された。学内に「女性研究者支援室」を設置し、子育て支援、アカデミック・キャリア支援、メンターによる支援などの取り組みを行った。

しかし、大学におけるワークライフバランス支援は短期サイクルの競争的資金ではなく、全般的な大学財政スキームの中で行うことが望まれる。参考になるのが2005年に英国の民間団体Equality Challenge Unitが発足させた表彰制度「アテナ・スワン」(Athena SWAN)である。アテナはギリシャ神話の女神の名称であり、スワンは女性科学者の学術ネットワーク(Scientific Women's Academic Network)の頭文字からとられている。

アテナ・スワンは研究機関の科学技術分野における男女共同参画を表彰する制度である。各機関が申請する内容に対して継続的な制度設計を行っているかを評価し、金・銀・銅レベルの認証を行う。民間団体の活動であったが、英国政府は2011年から国立健康研究機構(National Institution of Health Research)の助成金申請にあたって、各大学・研究機関がアテナ・スワンの銀レベル認定以上であることを要件とした。これ以降、医学系大学は出産・育児休業や女性の職場復帰支援を充実させることになった。2014年からはアイルランド政府も運用を開始している。

日本においてもアテナ・スワンのような仕組みを作れないか検討する時期である。

(犬塚典子)

おわりに

本書は、生涯キャリアヒストリー法の理論および実践研究の経緯と実際について、特に医師・看護師など医療専門職の文脈においてまとめたものである。これまで見てきたように、生涯キャリアヒストリー法は、職業人・社会人が、自らの働き方・生き方を含むキャリアを生涯継続的な視野から捉え直す、省察的思考の手だて（省察ツール）として機能するものである。生涯継続的な視野とは、キャリアとライフの生涯継続性と相互連関に注目するという意味である。そして重要なのは、キャリアとライフが「過去―現在―未来」の時間軸において可視化され、当事者の手により客観視されるという点である。

このような思考への道のりとして、本研究会では、当初は「キャリアヒストリー法」という名称を提起し、さらに、現在の「生涯キャリアヒストリー法」に変更した。以下、この経緯と今後の課題を、概観しておきたい。

本書で展開した「生涯キャリアヒストリー法」は、女性医療専門職のキャリアに関わる以下の3つの共同研究（いずれも代表者：渡邊洋子）から生み出されたものである。①のプロセスで構想され、②と③では生涯キャリアヒストリー法研究会の手で、研究・開発と実践・適用を見ることとなった。

①「日英の女性医療専門職の生涯キャリアと養成・支援に関する総合的研究」（基盤 B.2013-15、課題番号 25285212）

②「女性医療専門職における生涯継続教育の方法論開発――キャリアヒストリー法の構築と活用」（基盤 B.2016-18、課題番号 16H03763）

③「女性医療専門職におけるキャリアヒストリー理論の実践的構築および適用に関する研究」（基盤 B.2018-22、課題番号 19H01625）

本書の見出しやタイトルに掲げた「生涯キャリア」「キャリアヒストリー」概念は、①の共同研究の文脈において抽出・吟味された概念である。そこでは、日英の女性医師・女性看護師の生涯を通じたキャリアの形成・継続・発展と養成上の諸問題を歴史的・実践的・国際比較の視点から抽出し、生涯的視野でキャリアを考える際に直面する問題や諸課題を日本と英国の文脈で検討した[1]。

同研究を受け、本書執筆メンバー（池田雅則、犬塚典子、種村文孝、池田法子、柏木睦月と渡邊）で「キャリアヒストリー研究会」（現：生涯キャリアヒストリー法研究会）を立ち上げ、共同研究（②・③）に取り組んできた。メンバーは各々、教育学（生涯教育学、教育史、比較教育学）を共通の足場とする。また、日本医学教育学会や大学医学部で医学教育の実践・研究に取り組む渡邊と種村、看護学部に勤務する池田雅則と自らが看護師・大学院生の柏木、専門職養成（保育士、教師、管理栄養士）に携わる犬塚と池田法子、さらに、ジェンダー研究や女性キャリア支援に関わってきた犬塚と渡邊など、本書のテーマ領域に様々な形で携わってきた。それゆえにメンバーは本研究に取り組む中で、専門職養成の課題と可能性に関わる問題意識を共有し、研究・実践コミュニティを形成してきた。

2018年4月に立ち上がったキャリアヒストリー研究会は、女性医療専門職（女性医師・女性看護師）の生涯キャリアを考えることを主目的に出発し、「キャリアヒストリー法」の開発研究に取り組んだ。2021年に至る研究では、個人が、自らのキャリアを生涯的視野から「過去―現在―未来」という時間軸で捉え直そうとする方法論をキャリアヒストリー法、そこで生み出されたキャリアの系譜を、キャリアヒストリーと呼ぶこととした。以後、同法のモニターセッション[2]を重ね、研究開発を進めたが、そのプロセスにおいて私たちは、「キャリアヒストリー法」という呼称が、本共同研究独自の実践メソッドを指す名称として不十分なことを、徐々に認識するようになった。

本文に述べたように、『看護研究』に論文を掲載した直後の2021年7月末、私たちは日本医学教育学会研究大会にてオンライン・ワークショップを実施した。その参加者との対話と事後の振り返りミーティングでの意見交換により、私たちは、パンデミックが医療者のキャリアに及ぼした影響が、私たちの推測をはるかに上まわることを実感した。また今後、生涯キャリアや生涯キャリア設計の意義がますます高まることへの課題意識を深めた。集中的な協議を行った結果、従来のキャリアヒストリー研究の上に「生涯」の視点を明確化することにより、さらに研究・実践を深化・発展させていくことをめざし、2022年1

月以降は「生涯キャリアヒストリー法」へと名称を変更することとした。

この名称変更の背景・理由としては、以下の点が挙げられる。

第一に、「キャリアヒストリー法」自体の用語としての紛らわしさと趣旨の伝わりにくさがある。筆者らの実践メソッドは、職業人生の変遷のみを把握する「キャリアヒストリー」とは一線を画し、自らの働き方・生き方を含むキャリアを生涯的視野から時間軸で捉え直そうとするものであるが、「キャリアヒストリー法」という呼称のままでは、前者との差別化ができず、独自性を明確に示し得ない。対外的に本メソッドを発表・紹介する機会が増える度に、この問題が顕在化してきた。英訳においても「キャリアヒストリー法」Career History Methodでは、単に職業人生の変遷（'career history'）を記述する（聴き取る）一般的な方法との差別化は困難であった。名称の紛らわしさから、学会発表時に、類似したキャリアメソッドやツールとの相違を問われることもあった。

第二に、2019年以降のパンデミックに起因して、キャリアヒストリーにおける「ライフ」の位置づけをより明確化する必要性が生まれ、それが、さらに重要性を増したことが挙げられる。本共同研究で注目した女性医師・女性看護師などのキャリアをめぐる諸問題は、パンデミック直前でさえも解決の見通しが生まれていたとは言い難い。だが、パンデミックの経験により、働く当事者はもはや、パンデミック前の諸課題とは次元の異なる課題に直面するようになった、といわざるをえない。

次々と感染状況が変化する中、目の前の業務に追われる医療者の多くは心身の消耗と極度のストレスを抱える状況にあり、「燃え尽き症候群」をはじめとする職業意欲やキャリア継続意識の喪失・減退など、ワークとライフをめぐる重大かつ切実な事態が見出されるようになった。また職場における継続的な過重労働による心身の疲弊、感染リスク・差別などによる強度のストレスに加え、コロナ禍独特のリスクが、当事者の生活の場の安定や安心安全、その家族の健康安寧や子どもの保育・教育、近隣の人間関係に至るまでに、広く根強い影響を及ぼしてきたことも、看過すべきではない。

その中で筆者らは、ワークとライフをめぐる2つの視点がより重要になってきたことを、実感として受け止めた。１つ目の視点は、働く当事者におけるワークとライフの相互性や連関、両者の調和を見据えながら、両者を捉える必要があること、またワークと直接には関わらないライフの様々な側面や要素をも視野に入れて考えるべきこと、すなわちlifewideの視点を持つことである。２つ目の視点は、パンデミックで自身の立ち位置を見定めにくく先行きが見通しにくい中、働く当事者が、過去－現在－将来の自らの時間軸を改めて確認し、自覚的に設定する必要がある、というlifelongの視点である。筆者らは生涯キャリアを、lifewideとlifelongの交差する地点に明確に位置づける必要があると捉え、「生涯」を前面に付した「生涯キャリアヒストリー法」の名称を確定した。

第三に、パンデミックの影響が一過性でないのみならず、広範な専門職領域に多大な影響を及ぼしたことである。特に医療・介護・教育・保育のように対面を前提に成り立つ対人専門職においては、対面的接触自体が最大のリスクとなる。にもかかわらず、感染症予防では、対面的接触の制限・抑制に重点を置かざるをえなかったがゆえに、日々の業務や働き方に加え、個人・家庭生活や身近な人間関係などが、直接的・間接的に多大な影響を受けることとなった。結果として、それが働く当事者の中長期的なキャリア設計や生活設計にも、メンタルヘルス、モチベーションや働きがい、キャリア観、そして生涯的なキャリアの見通しにさえも、多大な影響を及ぼしてきたといえよう。さらに、パンデミック前に培った経験や仕事のしかたが今後は通用しないのではないかとの不安、個々の場面での「何が正解か」の判断しにくさ、収束の見通しの不透明さなどが、生涯的視野を妨げてきた一面も、否定できないだろう。この間、女性・男性の在宅ワーク、学校・保育施設や学童保育などの閉鎖、職場や家庭でのストレスの増加など、従来のワークの視点では捉えきれない問題点や課題も、次々と生じてきたのである。

そのような不確実さや不透明さの中でも、専門職者は常に、目前の事態への対処にあたり、自身の立ち位置を確認しつつ、現場の状況を見据えながら冷静に取り組むことが求められる。とはいえ、働く当事者としては少なくとも（中長期までいかずとも）、当面のワークやライフへの見通しを持ちつつ日々の業務に取り組むことが、職務遂行上、重要なものとなる。それゆえにこそ、専門職者には時に、日常性から少し距離を置き、自らの時間軸を見出し／取り戻し／軌道修正したり、ワークとライフに関わる自らの価値観や信念、指標や指針などを見出したりする機会がより重要となる。生涯キャリアヒストリー法には、このような専門職者の方々が、新たな認識を共有し得る契機や手だてとして機能してほしいとの、筆者らの願いと期待が込められている。

以上から私たちは、働く当事者自身が、自らのキャリアの中核に「過去—現在—未来」の時間軸を明確に顕在化させ、その時間軸の中で自らのワークとライフをトータルに、そして意識的・俯瞰的に捉え直す営みとして、改めて「生涯キャリアヒストリー法」を再定位した。同法は、生涯的視野と省察的思考に基づくキャリアヒストリー生成の支援メソッドであり、専門職の自己省察と自己開発に汎用的に適用されることをめざす。なお、従来の共同研究で「キャリアヒストリー法」を掲げた研究成果はすべて「生涯キャリアヒストリー法」の趣旨のもとに行われたものとする。

なお、2022 年 7 月に「生涯キャリアヒストリー法」が商標登録されたことを明記しておきたい（登録番号 6575094）。私たちは同法を、独占的・商業的・利潤追求的な手段として使用するために登録したわけではない。生涯キャリアヒストリー法の利活用を希望される方々には、飽くまでも、働く当事者自身の生涯キャリアに資する省察ツールとして、理念や目的を踏まえた上でのご使用をお願いしたい。本ツールを「当事者の生涯キャリアに寄り添わずに、職場を辞めさせない方法だけを探る」「雇用側に都合のいいキャリア観を持たせる」等に誤用・悪用されないようにしていただきたく、本書冒頭に「注意事項」を掲げた次第である。

本書は、私たち 6 人の文字通り、協働の産物である。研究会発足後の 7 年余りの間、メンバー各々が、長期単身赴任、異動、就職、育休・病休、転居、結婚、妊娠出産、育児・子育て、入退院、手術、家族の病気、老親の介護・死去など、キャリアとライフの様々なイベントに出会ってきた。私たちは月例研究会の傍ら、メンバーの体験を共有し合い、必要に応じて補い合い、励まし合いつつ、柔軟に研究会を運営してきた。振り返ってみるとこれらの経験により、私たちのキャリアとライフの理解は、実感を踏まえたよりゆたかなものになったと思われる。出発点は女性医療専門職にあったが、メンバーの協働を通して、専門職男性の生涯キャリアの問題、共働き夫婦のワークライフバランスの問題、医療専門職以外の専門職者の働き方の現状や課題にも視野が及び、掘り下げた議論ができるようになった。これらの経験や経緯が、本書の行間を埋める形で反映されていることを密かに願っている。

本書の刊行により、私たちの共同研究は、第一段階（理論と実践、および両者を架橋する取り組み、の段階）を何とか終えることができた。力が及ばない点が多々あることは否定すべくもなく、読者の方々にご指摘・ご鞭撻をいただけると幸いである。また2023年以降は第二段階として、この取り組みを、医療分野の各専門職域、さらに他の（例えば、教育・福祉など対人）専門職域の状況と課題に即して、実質化・構造化していく実践的探究へと発展させていきたい。本書を重要なステップとしつつ、さらに内実のともなった実践研究を目指す所存である。

末筆であるが、本書の刊行実現のために多大なご助力を賜った株式会社明石書店大江道雅社長と神野斉編集部長、的確かつ迅速に作業を進めて下さった編集担当の岩井峰人氏に心より感謝しつつ、本書を締めくくる。

生涯キャリアヒストリー法研究会
渡邊洋子・犬塚典子・池田雅則・種村文孝・池田法子・柏木睦月

注

1　研究分担者（以下、所属等は当時のもの）は、岡田彩子（兵庫県立大学看護学部）、宮地由佳（京都大学医学部）、佐伯知子（大阪総合保育大学）、柴原真知子（京都大学医学教育推進センター）、各氏であった。

2　研究協力者に向けてワークシートを用いたセッションを実施し、そのプロセスの実体験を通して、実践方法論をブラッシュアップするという取り組み。具体的には、池田雅則・池田法子・種村文孝・犬塚典子・柏木睦月・渡邊洋子（2021）キャリアヒストリー法の構築——看護職のためのヒアリングシートの開発．看護研究．54（4）．361-3を参照。

【謝辞】本書の刊行にあたり関係機関の方々、モニターセッション、オンライン・ワークショップにご協力いただいた方々に深く感謝申し上げます。記して謝意を示させていただきます。(順不同、敬称略)

- 日本医学教育学会、公益社団法人兵庫県看護協会、株式会社医学書院、新潟大学医学部医学科医学教育センター「ひと尋の会」
- 泉美貴、伊野美幸、望月篤、守屋利佳、岡田彩子、宮地由佳、佐伯知子、柴原真知子、河内泉、後藤理英子、坂下玲子、北原拓也、材津遼、小長谷玲、相庭晴紀
- Peter Jarvis(University of Surrey, UK), Danë Goodsman (Queen Mary Medical school, UK), 北川 香（University College of London, UK）, Anne Wong（McMaster University, Canada)

本書は、JSPS 科研費 JP 25285212、JP16H03763、JP19H01625、新潟大学（令和4年度科研費応募支援プログラム）の助成を受けたものです。

(This work was supported by JSPS KAKENHI Grant Numbers JP 25285212, JP16H03763, JP19H01625 and Niigata University.)

参考文献

青島祐子（2009）キャリア理論の現在——女性とライフキャリア．勁草書房.

池田雅則（2018）看護師のキャリアヒストリーに関わる国内文献．女性医療専門職における生涯継続教育の方法論開発——キャリアヒストリー法の構築と活用 研究成果中間報告書．

犬塚典子（2020）人間を「子どもとしてみる」——省察的実践を生きる．「子ども人間学」という思想と実践．北樹出版．141-158.

上田嘉代子・加茂登志子・佐藤康仁・吉岡俊正（2010）女子医学生のライフデザイン展望とキャリア継続意識．医学教育．41（4）245-254.

江頭説子（2009）キャリアについて主体的に考える．女性とライフキャリア．勁草書房．50-54.

大木いずみ・尾島俊之・上原里程・倉澤美和・丹羽治男・丹羽美和子・高屋敷明由美・岩井くに・梶井英治（2003）女性医師の育児との両立に必要な支援に関する研究．医学教育．34（5）343-348.

大生定義（2011）医のプロフェッショナリズム総論．京府医大誌．120（6）．399（pp.305-402）.

岡田昌毅（2007）ドナルド・スーパー．新版・キャリアの心理学——キャリア支援への発達的アプローチ．ナカニシヤ出版．32-35（23-46）.

片岡仁美・野村恭子・川畑智子・勅使川原早苗・岩瀬敏秀（2014）女性医師の離職と復職に関する現状と課題——岡山大学卒業生及び同大学臨床系講座入局者のアンケート調査より．医学教育．45（5）365-375.

加藤雄士（2014）コーチングとファシリテーションの活用に関する一考察——組織開発、学習する組織などへの展開．産研論集．41.

金井壽宏（2002）働くひとのためのキャリア・デザイン．PHP 研究所．

河村茂雄（2000）心のライフライン——気づかなかった自分を発見する．誠信書房．

木戸彩恵（2019）ライフストーリー．質的研究法マッピング——特徴をつかみ、活用するために（サトウタツヤ・春日秀朗・神崎真美編）新曜社．

鯨岡峻（2005）エピソード記述入門——実践と質的研究のために．東京大学出版会．

齋藤直子（2009）〈内なる光〉と教育——プラグマティズムの再構築．法政大学出版局．

佐伯知子（2015）〈研究動向〉女性医師をめぐるキャリア研究の現状と課題．京都大学生涯教育フィールド研究．3．101-105.

酒井シヅ（2005）女性医師の歩み．女性医師からのメッセージ——医系キャリアアップの道しるべ．真興交易（株）医書出版部．15.

桜井厚（2019）ライフヒストリー．質的研究法マッピング——特徴をつかみ、活用するために．新曜社．
サトウタツヤ（2019）本書の構想．質的研究法マッピング——特徴をつかみ、活用するために．新曜社．
佐藤典子（2020）超高齢社会におけるジェンダー化された職業としての看護職．日本労働研究雑誌．62（9）29-41.
下村英雄（2009）成人キャリア発達とキャリアガイダンス——ライフライン法の予備的分析を中心とした検討．JILPT Discussion Paper Series 09-04．労働政策研究・研修機構．
下村英雄（2013）成人キャリア発達とキャリアガイダンス——成人キャリア・コンサルティングの理論的・実践的・政策的基盤．労働政策研究・研修機構．
下村英雄（2015）コンストラクション系のキャリア理論の根底に流れる問題意識と思想．社会構成主義キャリア・カウンセリングの理論と実践．福村出版．15（表 I-2）10-43.
鈴木敏恵（2014）キャリアストーリーをポートフォリオで実現する．日本看護協会出版会．
田中朱美・清水悟・澤口彰子・神津忠彦・橋本葉子（1997）日本における女性医師の現況に関する調査研究——全女性医師（対象 27,779 名）に対するアンケート結果から．医学教育．28-3．181-186.
谷富夫（2008）はしがき．新版 ライフヒストリーを学ぶ人のために．世界思想社．
種村文孝・犬塚典子・池田雅則・池田法子・渡邊洋子（2019）ライフラインチャート活用の到達点と課題 ——女性医療専門職のキャリア研究方法として．創生ジャーナル Human and Society．2．118~129.
角田由佳（2007）看護師の働き方を経済学から読み解く．医学書院．
中野民生（2001）ワークショップ——新しい学びと創造の場．岩波書店．
日本女医会（1991）日本女医史（追補）．日本女医会．
野口裕二（2002）物語としてのケア——ナラティヴ・アプローチの世界へ．医学書院．
能智正博（2011）質的研究法．東京大学出版会．
野村恭子・山崎由花・鶴ケ野しのぶ・丸井英二・矢野栄二（2011）結婚・出産が女性医師の職業満足度へ与える影響——２大学医学部同窓会調査より．医学教育．42-2（4）209-215.
野村英樹（2015）専門職の倫理　プロフェッショナリズムその期待と責務——医師の立場から．理学療法学．42-8．730-31.
保坂隆（2009）医師のストレス．中外医学社．
堀薫夫（2010）生涯発達と生涯学習．ミネルヴァ書房．
宮坂道夫（2016）医療倫理学の方法 第３版——原則・ナラティヴ・手順．医学書院．
宮田靖志（2018a）プロフェッショナリズム教育の基本的考え方と教育方略共有の重要性．第 50 回日本医学教育学会大会 パネルディスカッション開催報告書——卒前・卒後教育に継続的にプロフェッショナル教育を組み込む．5-9.
宮田靖志（2018b）プロフェッショナル教育．医学教育白書 2018 年版．日本医学教育学会監

修・日本医学教育学会学会広報・情報基盤委員会編集．篠原出版新社．33-36.

矢澤澄子・岡村清子編著（2009）女性とライフキャリア．勁草書房.

山内祐平・森玲奈・安斎勇樹（2021）ワークショップデザイン論（第 2 版）．慶應義塾大学出版会.

山崎由花・堀口逸子・丸井英二（2010）女性医師の離職問題に対する世代による意見の相違——順天堂大学医学部の女性卒業生を対象とした質的調査．医学教育．41（6）411-416.

渡邊洋子（2014a）近代日本の女性専門職教育——生涯教育学から見た東京女子医科大学創立者・吉岡彌生．明石書店.

渡邊洋子（2014b）キャリアヒストリーを書く．京都大学生涯教育フィールド研究．2．151-2.

渡邊洋子・佐伯知子・柴原真知子・池田法子（2015）専門職におけるキャリアとプロフェッショナリズムの現代的課題 ——日英の女性医師の比較研究から．第 7 回公教育計画学会研究大会自由研究発表．新潟大学サテライトキャンパス・ときめいと．同 5 月 29 日.

渡邊洋子（2016）専門職のキャリアをめぐる現代的課題 ——女性医師を手がかりとして．京都大学生涯教育フィールド研究．4．3-16.

渡邊洋子（2018a）キャリアヒストリー法の構築に向けて——女性医師を対象として．創生ジャーナル Human and Society．1．68.

渡邊洋子（2018b）日本の医療専門職の特徴——医師をめぐる多面的考察から．社会保障研究．3-4．458-475.

渡邊洋子・犬塚典子・種村文孝・柏木睦月（2022）専門職者にとっての生涯キャリアヒストリー法——名称変更の経緯と背景、および省察ツールの機能と可能性．創生ジャーナル Human and Society．5．76-91.

Bridges, W（2004）*Transitions: Making Sense Of Life's Changes*, Da Capo Lifelong Books（倉光修・小林哲郎訳（2014）トランジション——人生の転機を活かすために．パンローリング.）

Cochran, L（1997）*Career counseling: A narrative approach*. Sage publications, Newbury Park（宮城まり子・松野義夫訳（2016）ナラティブ・キャリアカウンセリング——「語り」が未来を創る．生産性出版.）

Cook, E. P（1994）*Role Salience and Multiple Roles: A Gender Perspective*. The Career Development Quarterly, 43-1, 80-95（樋野潤訳（2013）役割特徴と多重役割——ジェンダーの視点から．D. E. スーパーの生涯と理論——キャリアガイダンス・カウンセリングの世界的泰斗のすべて．図書文化.）

Dewey, J（1910）*How We Think*, C. HEATH & CO. PUBLISHERS. 1-2. 6（植田清次訳（1950）思考の方法．春秋社.）

Goldman, L（1992）Qualitative assessment: An approach for counselors, *Journal of*

Counseling and Development. 70 (5) 616-621.

Hugh Gunz, Maury Peiperl（ed）（2007）*Handbook of Career Studies*. Sage. 19-20.

Jarvis, P（2010）*Adult Education and Lifelong Learning: Theory and Practice*（4th.ed.）, Routledge（渡邊洋子・犬塚典子監訳（2020）成人教育・生涯学習ハンドブック．明石書店.）

Mezirow, J（1991）*Transformative Dimensions of Adult Learning*, Jossey-Bass（金澤睦・三輪建二監訳（2012）おとなの学びと変容――変容的学習とは何か．鳳書房.）

National Career Development Association（1994）*The Career Development Quarterly: 43 Number 1*（“A Festschrift for Donald E. Super”）（仙崎武・下村英雄編訳（2013）役割特徴と多重役割――ジェンダーの視点から．D. E. スーパーの生涯と理論．図書文化．128. 126-142.）

Rossiter, M. & Clark, M. C（edit）（2008）*Narrative learning in adulthood*（立田慶裕監訳（2012）成人のナラティヴ学習――人生の可能性を開くアプローチ．福村出版.）

Savickas, M. L（2002）*Career construction: A developmental theory of vocational behavior. In D. Brown and associates, Career Choice and Development (4th ed.)* SanFrancisco, CA : Jossey-Bass.

Savickas, M. L（2005）The theory and practice of career construction. In S.D.Brown & S. W. Lent（Eds.）*Career Development and Counseling: Putting Theory and Research to Work*. pp.42-70. Hoboken, NJ: Wiley.

Savickas, M. L（2011）*Career Counseling*, Washington D.C.: American Psychological Association（APA）（日本キャリア開発研究センター監訳・乙須敏紀訳（2015）キャリア・カウンセリング理論――〈自己構成〉によるライフデザインアプローチ．福村出版. 15. 23-24. 26・27.）

Schein, E. H（1978）*Career Dynamics: Matching Indibidual and Organizational Needs*, Addison-Wesley, Boston（二村敏子・三善勝代訳（1991）キャリア・ダイナミクス．白桃書房.）

Schein, E. H（1990）*Career Anchors*（*discovering your real values*）. Jossey-Bass, Inc., a John Wiley and Sons Inc.company（邦訳：金井壽宏訳（2003）キャリア・アンカー．白桃書房．第１章.）

Schein, E. H（1999）*Process Consultation Revisited: Building the Helping Relationship*, Addison-Wesley Publishing Company, Inc.（稲葉元吉・尾川丈一訳（2002）プロセス・コンサルテーション――援助関係を築くこと．白桃書房．第１章.）

Schön, D. A（1973）*Beyond the Stable State, Public and Private Learning in a Changing Society*. Harmondsworth. Penguin.

Schön, D. A（1983）*The Reflective Practitioner: How professionals think in action*, London:

Temple Smith.（抄訳：佐藤学・秋田喜代美訳（2001）専門家の知恵――反省的実践家は行為しながら考える．ゆみる出版　全訳：柳沢昌一・三輪建二監訳（2007）省察的実践とは何か／抄訳：プロフェッショナルの行為と思考．鳳書房.）
Schön, D. A（1987）*Educating the Reflective Practitioner*, SanFrancisco: Jossey-Bass（柳沢昌一・村田晶子監訳（2017）省察的実践者の教育――プロフェッショナル・スクールの実践と理論．鳳書房.）
Super, D. E（1980）A life-span, life-space approach to career development, *Journal of Vocational Behavior* Volume 16, Issue 3, 282-298.
UK Medical Careers Research Group（2017）*2005 cohort UK Medical Graduates: Report of Fourth Survey, conducted in 2016*, UK Medical Careers Research group, Oxford.

医師の９割「感染に不安　新型コロナで労組調査」『日本経済新聞』. https://www.nikkei.com/article/DGXMZO59230880Y0A510C2CE0000/　2022.10.29 最終参照．
医師との結婚で女性医師のフルタイム勤務率減. Medical Tribune 時事 2022/11/18 14:18. https://medical.jiji.com/news/54984.　2022.12.14 最終参照．
江本秀斗「ヒポクラテスと医の倫理」（「医の倫理の基礎知識 2018 年版、【医師の基本的責務】Ａ－６」）日本医師会 HP.　https://med.or.jp/doctor/rinri/i_rinri/a06.html
「キャリア・アンカー」『人事労務用語辞典』『人材マネジメント用語集』. https://www.weblio.jp/content/ キャリアアンカー、2022.10.15 最終参照．
厚生労働省（2011）看護職員就業状況等実態調査結果. http://www.mhlw.go.jp/stf/houdou/2r98520000017cjh-att/2r98520000017cnt.pdf
厚生労働省「令和２（2020）年医師・歯科医師・薬剤師統計の概況」. https://www.mhlw.go.jp/toukei/saikin/hw/ishi/20/index.html
厚生労働省（2021）令和２年労働安全衛生調査（実態調査）結果の概況．厚生労働省政策統括官付参事官付賃金福祉統計室. https://www.mhlw.go.jp/toukei/list/r02-46-50b.html
厚生労働省（2022）令和２年度衛生行政報告例．厚生労働省行政報告統計室. https://www.e-stat.go.jp/stat-　search/files?page=1&toukei=00450027&tstat=000001031469
東京都福祉保健局（2020）令和元年度 東京都看護人材実態調査．東京都福祉保健局. https://www.fukushihoken.metro.tokyo.lg.jp/iryo/iryo_hoken/kango/kangosurvey.html
内閣府男女共同参画局（2021）男女共同参画白書 令和３年版．内閣府男女共同参画局. https://www.gender.go.jp/about_danjo/whitepaper/r03/zentai/index.html#pdf
日本医師会「医の倫理の基本知識」. http://www.med.or.jp/doctor/rinri/i_rinri/001014.htm
日本医師会「新型コロナウイルス感染症に関する 風評被害の緊急調査」（定例記者会見資料）. https://www.med.or.jp/dl-med/teireikaiken/20210203_4.pdf.
日本医療労働組合連合会（2017）2017 年看護職員の労働実態調査．日本医療労働組合連合会.

http://irouren.or.jp/research/kango/kango-2/
日本看護協会（2016）平成 22 ～ 27 年度「看護職のワーク・ライフ・バランス（WLB）インデックス調査」データ分析　報告書．日本看護協会．https://www.nurse.or.jp/wlb/wlbindex/doc/bunsekihokoku.pdf
日本看護協会（2022）2021 年看護職員実態調査．日本看護協会調査研究報告（98）．https://www.nurse.or.jp/home/publication/pdf/research/98.pdf
松尾順「キャリア・アンカー入門」エドガー・シャインポータルサイト．https://www.edgarschein.jp/20141112/169.html#more-169　2022.10.15 最終参照．
The UK Medical Careers Research Group. https://www.ndph.ox.ac.uk/our-research/medical-careers-research-group 2022.10.13 最終参照．

付録
―生涯キャリアヒストリー法フォーマット―

（1）キーワード記入シート

あなたのこれまでのお仕事や生活にとって、大きな転機になった出来事と長期的に影響を与えてきたことをA欄とB欄に記入してください。つづいてあなたのこれからのお仕事や生活にとって、大きな転機になりそうな出来事と長期的に影響をも与えそうなことをC欄とD欄に記入してください。

記入するにあたっては、お手元のキーワードマップを見て参考してくださっても構いません。

	転機となる出来事	影響力の大きいこと
これまで	A	B
これから	C	D

（2）キーワード・マップ

自由，平等，愛，平和，公正，正義，喜び，楽しさ，怒り，悲しみ，感情，自信，退屈，無力さ，限界，劣等感，不信，信頼

成功，失敗，評価，転機，トラブル，別れ，挫折，安定，憧れ，尊敬，多忙，暇，健康，病，障がい，体力，老い，未熟，成熟

ロールモデル，カリスマ，ライバル，先生，敵，人脈，メンター
災害，戦争，テロ，事件，政治，政策，国際，理論，実践，研究

ライフ ← 参考 キーワード・マップ → 仕事

パートナー，配偶者，実家，父母，祖父母，きょうだい，嫁，婿，姑，舅，親戚

友人，趣味，スポーツ，旅，レジャー，ボランティア，休日，自然，都会，田舎，同窓会

保育園，子どもの学校・受験，ママ友，パパ友，PTA，近所

本，雑誌，テレビ，ラジオ，ウェブサイト，SNS

家計，収入，ローン，年金

家事，通勤，通学，転居，地元，定年，失業，フリーター，引きこもり，病気

妊娠，流産，出産，不妊，結婚，離婚，育児，介護

死，恋愛，宗教，モラル

実習，試験，学位，研修，進学，留学，学会，昇進，資格，技術，苦手，得意，適性，センス

同僚，上司，部下，後輩，先輩，看護師，医師，患者，研究者，他の専門職，病棟，手術

シフト，会議，残業，夜勤，産休，育休，復帰，転勤，離職，転職，休職，パート職，ハラスメント，事故，事件

（3）「私の歩み」（my biography）シート

「私の歩み」（my biography）

人生において、大きな転機になった（なりそうな）出来事と長期的に影響を与えてきた（与えそうな）ことをA～Dの欄に記入してください。それぞれの転機に直交する縦軸のどこかに黒丸を打ち、それぞれを線で結んでください。

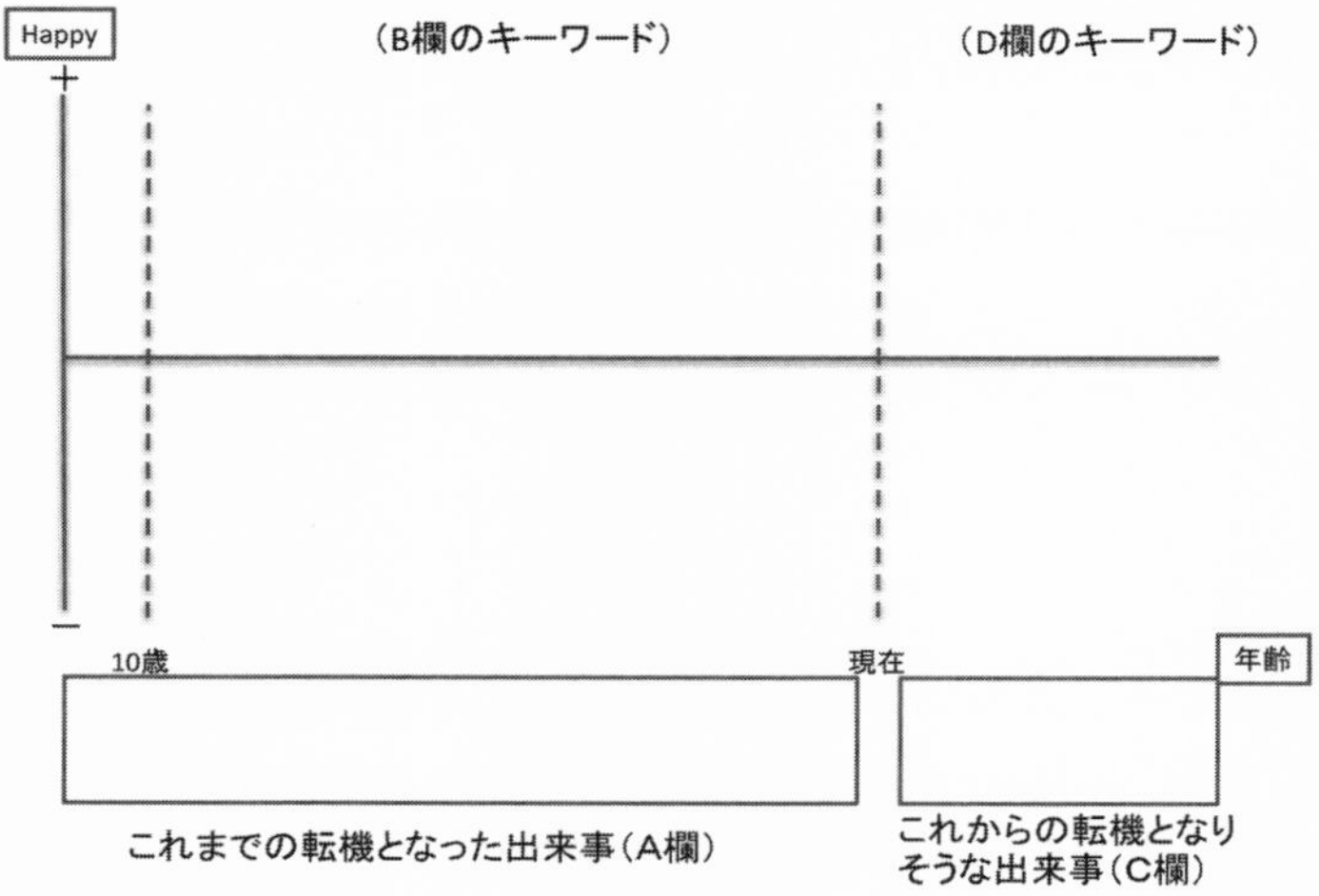

「私の歩み」（my biography） 氏

①記載例やキーワード例を参考にしながら、下部の枠の中に、人生や生活において大きな転機になった（なりそうな）出来事を記入してください。また、図の中に、人生や生活において長期的に影響力を及ぼしてきた（及ぼしそうな）事情を記入してください。
②それぞれの転機に直交する縦軸のどこかに黒丸を打ち、それぞれを線で結んでください。

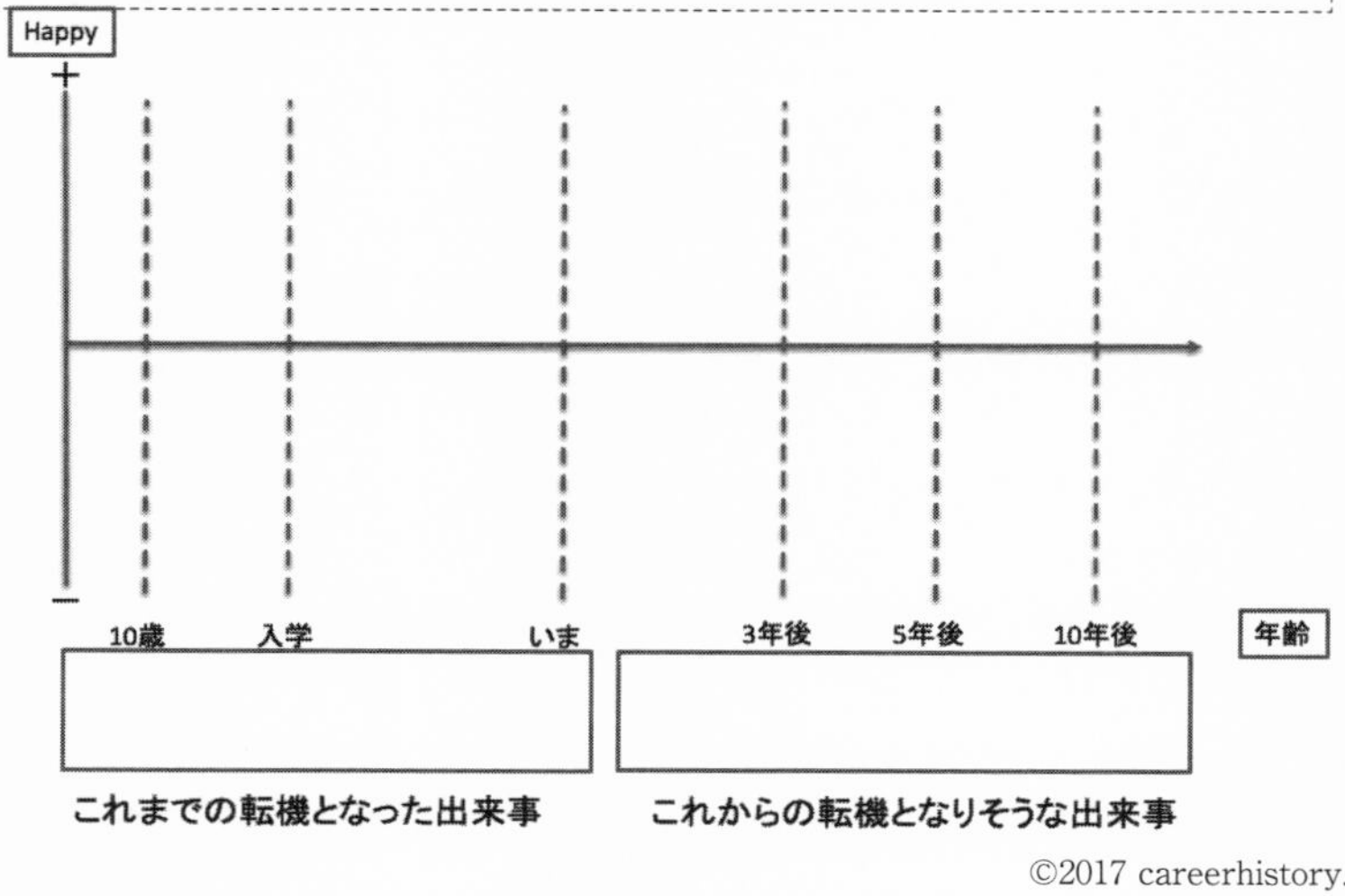

（4）自己省察シート

気づき記入シート（グループワーク・振り返り用、提出不要）

生涯キャリアヒストリー法フォーマットの記入を終えて

・気づき

・疑問

グループでの話し合い

・気づき

・疑問

・その他

索引

事項索引

アルファベット

あ行

か行

さ行

た行

な行

は行

ま行

ら行

わ行

人名索引

著者プロフィール（掲載順、＊は編著者）

＊渡邊洋子（わたなべ　ようこ）　はじめに、第１章、第３章、第４章、コラム③
お茶の水女子大学大学院博士課程人間文化研究科単位取得退学。博士（教育学）。京都大学大学院教育学研究科准教授等を経て、現在新潟大学創生学部教授。専門は生涯教育学、専門職教育。主な著書に、『生涯学習時代の成人教育学——学習者支援へのアドヴォカシー』（明石書店、2002年）、『医療者のための質的研究——はじめの一歩!!』（薬事出版、2021年）、『教職教養講座　第15巻』（共編著、協同出版、2018年）など。

池田雅則（いけだ　まさのり）　第２章、第５章、第９章
東京大学大学院教育学研究科博士課程修了、博士（教育学）。日本学術振興会特別研究員（DC２）。兵庫県立大学看護学部准教授を経て、同教授。2023年4月に設置される兵庫県立大学教職教育センターの運営にも携わる。兵庫県看護協会などで各種研修の講師も務めている。専門領域は日本教育史、教育課程、専門職教育。主な著書に、『私塾の近代』（東京大学出版会、2014年）、土方苑子編『各種学校の歴史的研究』（東京大学出版会、2008年）。

種村文孝（たねむら　ふみたか）　第６章、第７章、第８章
京都大学大学院教育学研究科後期博士課程中途退学、修士（教育学）。京都大学教育学研究科助教を経て、京都大学医学研究科医学教育・国際化推進センター助教。専門領域は生涯教育、社会教育、専門職教育。主な著書に、錦織宏・三好沙耶佳編『指導医のための医学教育学——実践と科学の往復』（京都大学出版、2020年）、主な論文に、「裁判員制度導入における市民への法教育——社会教育の役割の観点から」（『社会教育学研究』第54巻、2018年）など。

池田法子（いけだ　のりこ）　第９章、コラム①、コラム③
京都大学大学院教育学研究科博士後期課程修了、博士（教育学）。足利短期大学こども学科助教を経て、同講師。専門領域は生涯教育、特別支援教育。主な論文に、「デンマークにおける特別なニーズのある若者教育政策の展開——特別計画若者教育（STU）を中心に」（『京都大学大学院教育学研究科紀要』第64号、2018年）、「近代日本における聾唖運動の社会教育的検討——雑誌『聾唖界』の考察から」（『公教育計画研究』第7号、2016年）など。

柏木睦月（かしわぎ　むつき）第10章、コラム②
東京大学大学院教育学研究科博士課程院生、修士（教育学）。兵庫県立大学看護学部卒業後、

看護師・保健師を経て養護教諭として公立中学校・高等学校に勤務、その後大学院に進学し、現在に至る。現在は「戦後養護教諭養成制度における養護教諭の専門性の形成過程」を研究テーマとしている。主な著書に、小国喜弘編『障害児の共生教育運動――養護学校義務化反対をめぐる教育思想』（東京大学出版会、2019 年）。

犬塚典子（いぬづか　のりこ）　第 11 章、コラム④、コラム⑤
慶應義塾大学大学院社会学研究科博士後期課程単位取得退学、博士（教育学）。京都大学女性研究者支援センター特任教授、京都聖母女学院短期大学教授などを経て、田園調布学園大学子ども未来学部・大学院人間学研究科教授。専門領域は教育行政、高等教育、公共政策。主な著書に、『カナダの女性政策と大学』（東信堂、2017 年）、『アメリカ連邦政府による大学生経済支援政策』（東信堂、2006 年）。

医療専門職のための生涯キャリアヒストリー法

――働く人生を振り返り、展望する

2023年3月20日　初版第1刷発行

編著者　生涯キャリアヒストリー法研究会代表
渡　邊　洋　子

発行者　大　江　道　雅

発行所　株式会社 明石書店
〒101-0021 東京都千代田区外神田6-9-5
電 話　03（5818）1171
FAX　03（5818）1174
振 替　00100-7-24505
https://www.akashi.co.jp

装　　丁　金子　裕
印刷・製本　モリモト印刷株式会社

（定価はカバーに表示してあります）　ISBN978-4-7503-5544-3

近代日本の女性専門職教育

生涯教育学から見た東京女子医科大学創立者・吉岡彌生

渡邊洋子 著

■A5判／上製／316頁　◎5200円

東京女子医大創立者・吉岡彌生は、後継の女性医師を育てる教育指導者として「女性参入」の道筋を拓き、「女医」の存在意義と活躍基盤を確立した。本書は彼女の「女医」養成論解明の作業を通し、現代の女性医師の「生涯キャリア」への示唆について検討する。

●内容構成●

序　章　吉岡彌生研究の現代的意義
第1章　課題と方法
第2章　吉岡彌生にとっての医師世界とアイデンティティ
第3章　女子医学教育の構想と実践
第4章　「女医」像＝キャリアモデルの構築
第5章　ロールモデルとしての吉岡1——「女性医師の生き方モデル」の提起
第6章　ロールモデルとしての吉岡2——リーダーシップから国策動員へ
終　章　吉岡彌生と女性専門職教育——「生涯キャリア」への視座
特　論　現代女性医師をめぐる課題と支援可能性

成人教育・生涯学習ハンドブック　理論と実践
ピーター・ジャーヴィス著
渡邊洋子、犬塚典子監訳　P.ジャーヴィス研究会訳　◎8000円

日中韓の生涯学習　伝統文化の効用と歴史認識の共有
明石ライブラリー 157　相庭和彦、渡邊洋子編著　◎3600円

介護人類学事始め　生老病死をめぐる考現学
林美枝子著　◎2700円

枕崎　女たちの生活史　ジェンダー視点からみる暮らし、習俗、政治
佐々木陽子編著　山﨑喜久枝著　◎3200円

家族・地域のなかの女性と労働
共稼ぎ労働文化のもとで　木本喜美子編著　◎3800円

近代筑豊炭鉱における女性労働と家族
「家族賃金」観念と「家庭イデオロギー」の形成過程
野依智子著　◎4500円

日本の女性起業家のキャリア形成
69人のライフヒストリーが教えてくれたこと
李侖姫著　◎3400円

ジェンダーで読み解く北海道社会
大地から未来を切り拓く女性たち
北海道ジェンダー研究会編　◎3200円

〈価格は本体価格です〉

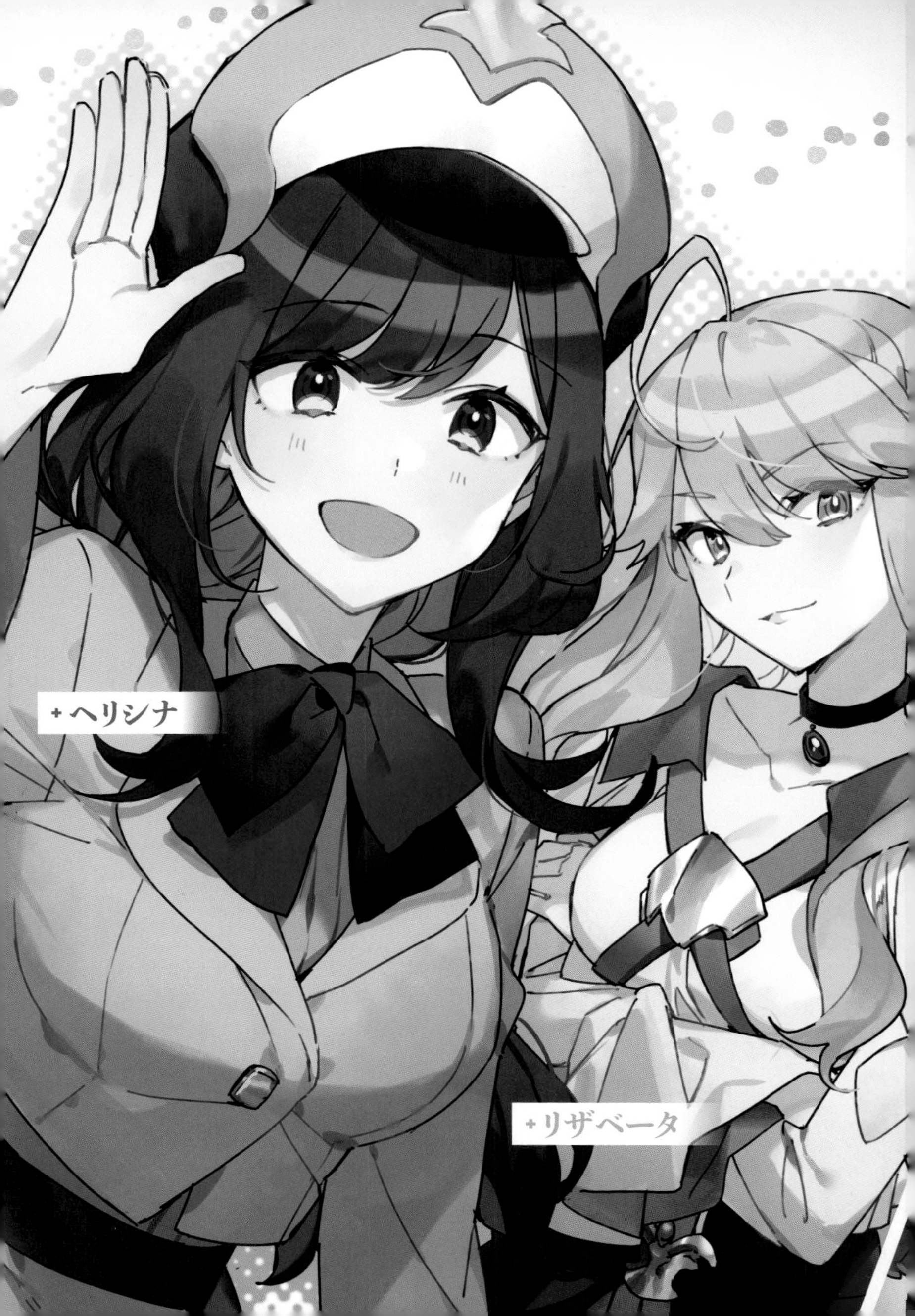
+ヘリシナ
+リザベータ

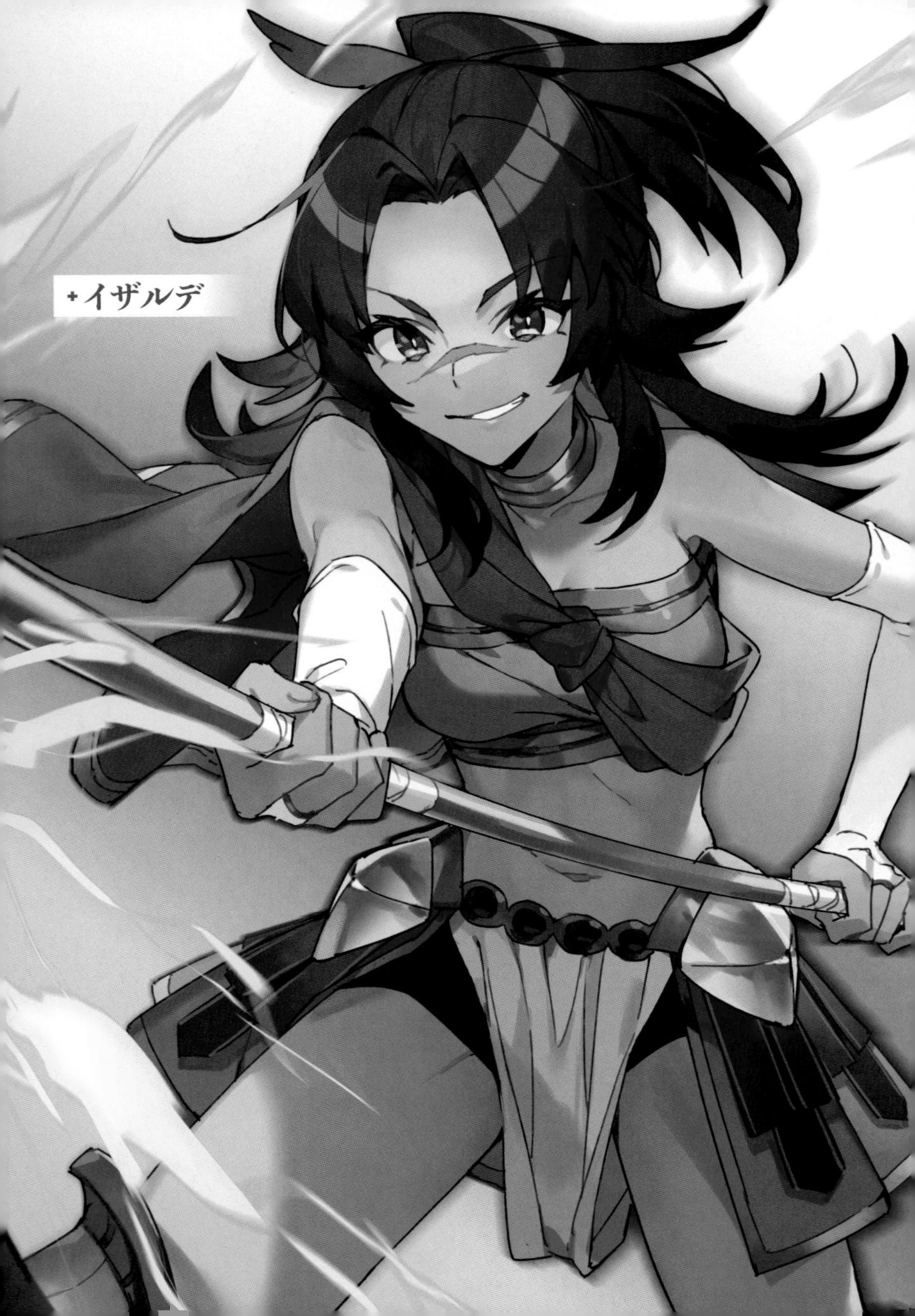
+イザルデ

Contents

Yakuso saishu shika dekinai
shonen, saikyo skill
“sho-metsu” de nariagaru

✚〈プロローグ〉新しい街の景色

僕はエピク。

エフィリトの街に住む冒険者だ。

いや冒険者と自信をもって名乗れるかと言うと微妙なところ。

何故《なぜ》なら僕は一度ギルドマスターによって追放を言い渡されたのだから。

『もう冒険者じゃない』と言われたら、そうとしか言いようがなかったり。

しかし最近になって、僕に追放を言い渡したギルドマスター自身がしくじりによって立場を追われた。

破れかぶれとなったギルドマスターは、我が街の禁忌……遠き魔の山に住まわれる怪物メドゥーサ様の怒りに触れんとしたが、他ならぬこの僕の活躍によって危機は未然に回避された。

それがここまでのあらすじ。

しかし事態が大きかっただけに影響は様々なところに波及して、尾を引くのだった。

その一つが今、目の前に……。

この僕エピクの前で、薬師協会長さんとその娘スェルが向かい合っている。

いや、睨《にら》み合っている？　と言っていいぐらいの眼光の鋭さ。

「お母さんは、ずっと遠いところにいるって言ったわよね？　それってお母さんは死んだってことだと思っていたんだけど」

ここ薬師協会本部の会長宅スペースで、父娘は一触即発のてい。

いつも仲のいい親子なのに今日だけは険悪だ。

プライベートが保たれた空間で切り込むスェル。

彼女の父親である薬師協会長さんも察していたのか、無言のまま愛娘《まなむすめ》を見つめ返すのみ。

そんな親子の重苦しい空気を傍《かたわ》らで見守る僕!!

ここにいていいのかな!?

「いや、エピクくんもいてくれ。お互い感情的になるかもわからない。必要だと思ったら止めに入ってくれ」

「私からもお願いします。今一人だけでお父さんと向かい合うのは、怖いので」

父と娘がこうして睨み合う理由は、母。

父と母がいて、娘がある。これまで欠けたピースであったスェルのお母さんの正体が判明し、それが波紋を呼んでいるのだった。

ついに明かされたスェルのお母さん。

それが山の魔女にして女神メドゥーサ様だという。マジで!?

「『お母さんは遠くにいる』って遠くのお山にいるってことだったの!? そんなのわかるわけないじゃない!」

「たしかに、そういう風に取れるような言い回しをした。意識的にそうしたのも事実だ。事実をありのままに伝えるわけにもいかないしな」

「なんで!?」

「スェル、お前はたしかにメドゥーサが生んだ娘だ。半分は人間、しかしもう半分は何者かも計りがたい超越的存在の血が流れている。それを幼い子どものうちに伝えられるか？」

スェルが、自分の母親のことをはぐらかされてきたのは想像がつく。

はぐらかさずにはいられない存在だものなあ。

男手一つでスェルを育てた薬師協会長さんの苦労は察して余りある。

そもそもなんでそんなことになったんだ？

「最初から話そう。……二十年ほど前、私が今のキミたちよりほんの少し上の年頃だった。その時の私は薬師とは何のかかわりもない仕事をしていた。……冒険者だ」

「冒険者……!?」

「A級で実績もあり、……正直天狗《てんぐ》になっていたよ。自分にクリアできないクエストなどないと豪語していたな。己を高めるため、限界を超えた危険を常に求めていた。その挙句にメドゥーサへと手を伸ばした」

まるでさっき議員さんたちの話に上っていた冒険者そのものだなあと思った。

薬師協会長さんも耳が痛かったに違いない。

きっちりと実力を備えていた当時の薬師協会長さんは、ちゃんとみずからの力のみで魔の山を登り切ったそうだ。

現れるモンスターを斬り伏せ、野営にて幾夜も凌《しの》ぎ、険しい道を踏破してついにあの頂上の城へとたどり着いた。

「しかし彼女は、私などの想像を遥《はる》かに超える強大な危険だった。私は一瞬にして敗れ、全身を石にされてしまった。あの髪の毛の蛇に睨まれて」

その証言は僕たちの体験したものと一致する。

実際にあの巨大な存在と相対したからこそ共感できる。

「彼女は言った。『古《いにしえ》の盟約を破って私に危害を加えたからには、その罰は麓の人間すべてに受けてもらいましょう』と」

それも僕たちが実際に会って言われたことと同じだ。

「しかし同時に彼女は救済も与えてくれた。もし石化状態のまま三ヶ月耐え抜けば、その意志力に免じて罰するのは私一人で留《とど》めようと。私は全力で耐えた。私一人の身勝手で街が滅びるなど絶対にあってはならないからだ。私の冒険者の誇りにかけて何とか三ヶ月耐え抜いた」

石となり、見えず聞こえず、何の刺激も与えられないまま時間だけが過ぎていく。

人間はそういう状態に三日も耐えられないとか。

同じ状態に晒《さら》されたガツィーブが数時間ともたなかったことからもその過酷さは証明済みだ。

「本当に三ヶ月も過ごせたのかどうか。私自身の感覚では何十年に思えたからね。私が耐え抜き、さらには正気をも保っていたことに彼女は驚いていたよ。石化を解かれてから随分褒められたのを覚えている」

しかし彼は、死を覚悟していた。

約束は『耐え抜きさえすれば自分一人だけを罰する』というもの。薬師協会長さんは、自分一人助かるためではなく、自分を含まない多くの人のために地獄を耐え抜いた。

「とっくに死を覚悟していたが、彼女は褒美だと言って、私を寝台に誘った。そこで味わったのは先の地獄とはまったく違う、まさに天国そのものだった」

「……」

「快楽に浸され、暗黒に冷え切った心も体も溶けていくようだった……！　特に私の体に跨《また》がった彼女がスルリとドレスを脱ぐと、艶《つや》めくような……！」

「ストップ。ストップしましょう」

そこ詳細に語らなくて結構です。

スェルにも両親の濡《ぬ》れ場《ば》トークとかしんどすぎる。

傍観者ポジションながらこれは止めに入らざるを得ない僕だった。

『感情的になったら止めてね』ってこういうことだったの!?

「……ゴホン、つまりそんなこんながあってお前が生まれたんだ。彼女によれば、数百年に一度こういうことがあるのだという」

「こういうことって、どういうことよ？」

「彼女は超越的存在だ。それゆえに我ら人間にはない特別な感覚を有している。その感覚で、時代の潮目というものを敏感に察知するのだそうだ」

「時代の……潮目……!?」

「そうした時彼女はみずからの分身を生み落とし、世の乱れに介入させたという。歴史上に現れた英雄豪傑の傍らには、いつも必ず彼女の血族が寄り添っていたというのだ。……ウソか真かはわからぬが」

それを聞いてスェルは……、何故か僕の方を見た。

どうして?

「お前がエピクくんを連れてきた時に、私もその運命を強烈に感じたよ。私も元は冒険者だからね、彼の隠し持った凶悪さに直感が疼《うず》いた。ここまでヤバい気配に現役の冒険者どもは何故気づかなかったのか。やはりぬるま湯に浸りきって鈍感になっていたのだろう」

「お父さんは……、なんで薬師協会長なの?」

「ん?」

「だって冒険者だったんでしょう? だったら冒険者ギルドマスターになる方が自然じゃない。なのになんで……!?」

たしかに山で出会ったメドゥーサ様ですら、現職のギルドマスターを彼だと思っていた……。

「彼女の娘たちが歴史においてどのような役割を果たすか、さっきも言っただろう。英雄を傍らで支えた女性は常に優れた薬師であったそうだ」

メドゥーサ様の血統を、調合術という形で引き継いだ結果なのかもしれない。

「それを聞いた私は、お前を連れて街に戻ったあとはお前を薬師協会に入れるべきだと思った。しかし冒険者であった私は協会に何の伝手《つて》もない。後ろ盾のない会員は立場も弱く、いじめの対象になることも多い。……エピクくんがギルドでそうだったように」

いきなり例に出されて心苦しい。

しかし痛いほど同意できてまた心苦しい。

「だから私がまず飛び込み、薬師協会でのお前の立場を確保しようと思ったのだ。私も薬剤調合に関しては素人《しろうと》だったが、幸い彼女の下《もと》で基礎を学ぶことができた」

「お母さんの？」

「覚えていないだろうが、お前は二歳になるまであの城で過ごしたんだよ。さすがに乳飲み子の時点では彼女も別れがたかったのだろう」

その時間を利用して協会長さんは死に物狂いで勉強し、冒険者でありながら薬師の心得をひとしきり修得した。

そのアドバンテージは強力で、なんのコネもない新人からスタートして十年そこいらで協会長までのし上がったのも魔女直伝の薬学ゆえだろう。

おかげでスェルは協会長の愛娘という肩書きを得て、薬師協会でしっかりした立場で勤めることができた。

「お父さん、どうしてそこまで……!?」

「もちろんお前が心配だからだ。頼るもののない協会で、もしお前がいじめられていたらと思うと心配で胸が張り裂ける。それなら私が先に飛び込んでお前の居場所を作ってやりたかったんだ」

「でもお父さんは冒険者として……」

「お前の方がずっと大事だ。私はね、お前のお母さんのことを愛している。あんな出会い方ではあったが、彼女の圧倒的なまでの強さと、美貌に、完全に心奪われてしまった。彼女と愛し合った結果であるお前のことも心から愛している」

傍《はた》から見ていてもスゲーなと思える。

僕は物心ついた時から両親もいなかったので、冒険者ギルドでの立場も弱く、結局いじめられる側だった。

スェルのお父さんのように全力を懸けて守ってくれる大人が僕の傍《そば》にもいたら何か変わっただろうか。

『もしも』の話は虚《むな》しいだけだが、しかし事実はある。

スェルが父親からとても愛されているということが、親のいない僕にはよくわかる。

「お父さん」

「娘よ！」

ヒッシリと抱き合う親子。

二人の絆《きずな》は固く決して壊れぬと思えた。

しかしそんな不滅の絆に差し込まれる横やり。

コンコンとノックされて薬師協会員さんが入ってきた。

そして言う。

「あの〜、協会長の奥様と名乗られる方がお越しなのですが」

「「は!?」」

協会長さんの奥様?

って言ったらあの人が思い浮かぶんだけど。

そんなまさかと思って入口へ駆けつけてみると、待っていたのはたしかにあの人だった。

「ハロー」

「メドゥーサ様!?」

人間に擬態しているのか、魔の山で会った時ほど妖気も漂わず平凡な感じがしたが、絶世の美しさは見間違えようもない。

女神にして魔女にして美女メドゥーサ様!?

「どうしてここに!?」

「せっかくだから私もしばらく下界で生活しようと思って。我が娘もこんなに大きくなったことだから世界も動くでしょう? それを間近で見物しようと思ったのよ」

だから人間に化けて街に隠れ住もうと?

そんなことができたんだ!?

「それにね、山を下りてからのアナタの行動が気になってね?」

「私ですか……!?」

「冒険者を辞めて薬師協会で成り上がった。まさか本当だったとはね。娘のために生業まで捨てる

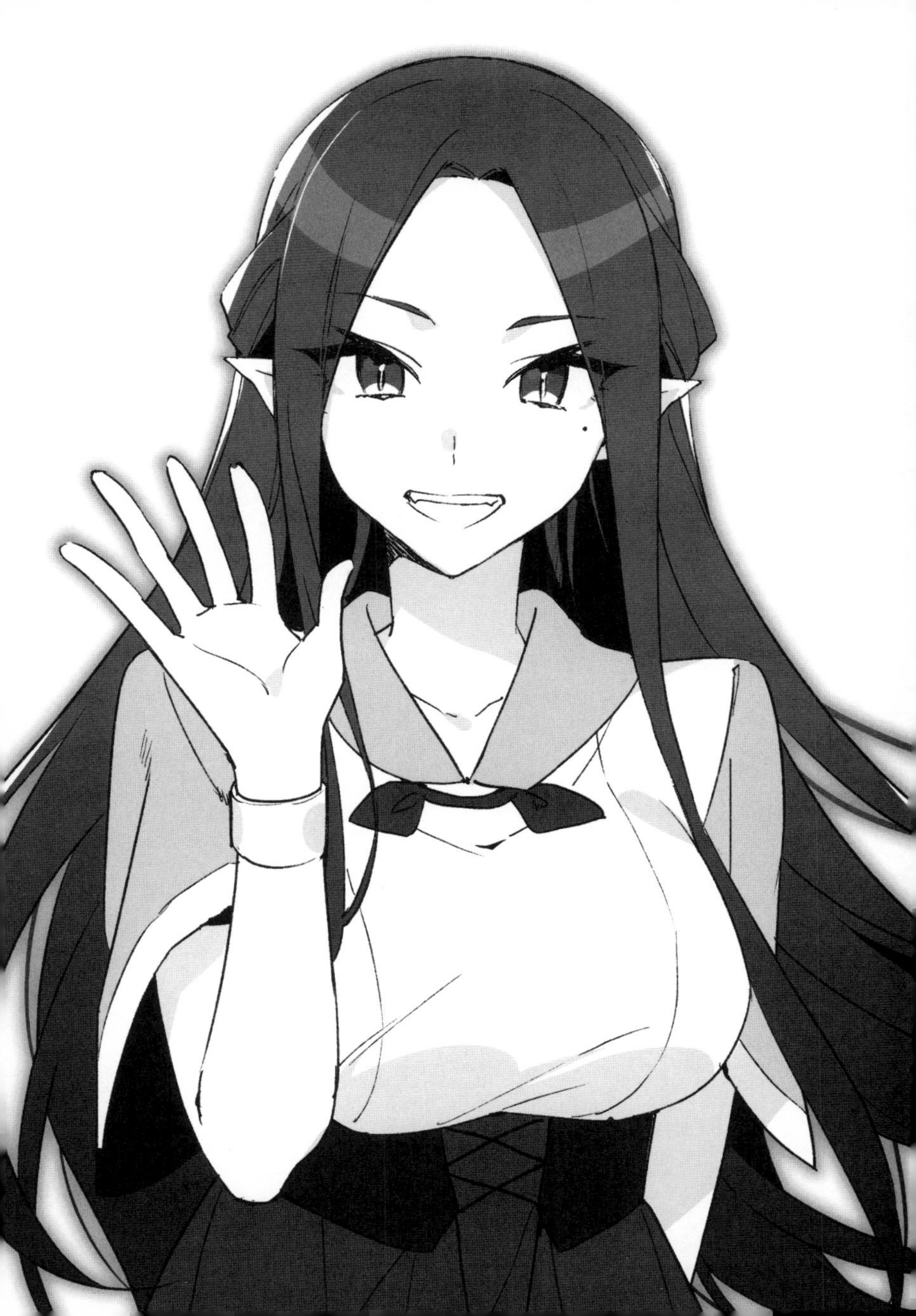

なんて、今まで私が見初《みそ》めてきた男の中にもいなかった。そこまで私の子どものことを思っているなんて……」

ゆっくりと近づき、薬師協会長さんの首に手を回す。

その動作が、まるで大蛇が獲物に巻き付くかのようだった。

「そんなアナタの子どもなら、もう二、三人生んでもいいかなと思ったのよ」

これで家族の完璧な形が築き上がった。

しかし何故だろう。

『羨ましい』と思うより『ご愁傷さま』という感想が先に浮かんだのは。

◆

ともあれ魔の山騒動も決着を見て平和が戻った。

今回大きな変化は冒険者ギルドマスターがいなくなったこと。

さらに前の魔の森炎上事件で、逃れようのない大きな責任を負ったギルドマスターは逃走。

今でも行方は知れない。

元から責められる立場にあった彼は、この逃げ出しでさらに印象を悪くし本人不在のまま都市議会にて解任動議が可決。

ちなみに満場一致であったという。

この結果は直ちに世界中の冒険者ギルドを統括するギルド理事会へと送られ、さらなる審議の対象となる。

とはいえ肝心のギルドマスターが逃亡して不在なので、街側は日々の生活を守るためにも独断でギルドマスター代行を指名し、業務の保全に当たらせた。

そのギルドマスター代行というのが……。

「……本当に私でいいんでしょうか？」

ギルド受付嬢を務めるヘリシナさんだった。

僕がギルドに所属していた頃から唯一優しくしてくれたお姉さん。

前ギルドマスターに反発し、その不正の証拠をひそかに集めていたことで都市議会から好印象を持たれたようだ。

「でも私は、結局直接的にギズドーンの暴走を止めることはできませんでしたし、エピクくんの不当な立場を改めることもできませんでした。むしろエピクくんを苦しめるのに加担した面もあります。ギズドーンを排斥したらその責任を取って退職するつもりでいましたのに……！」

「今ヘリシナさんに辞められたら冒険者ギルドはそれこそ終わりですよ」

彼女は冒険者ギルドに残った唯一の良心。

これからの立て直し作業に必要不可欠な存在となる。

「冒険者ギルドは人間社会に必要な組織なのよ。だからこうして存在し続けられる」

そう言ったのはA級冒険者のリザベータさん。

何故か今日、僕と一緒に冒険者ギルドに顔出ししている。

「冒険者ギルドの活動は何があろうと止めてはいけないの。たとえどんなに腐敗しようとも。腐った部分を切り落として自浄していく最中もクエストをこなして人々の生活を守らないといけないのよ」

「さすがA級冒険者のお言葉ですね。身に染みます……！」

ヘリシナさん、まして神妙な顔つきとなり……。

「ここまで来たからには私も腹を括《くく》って、違った形で責任を取ろうと思います。いずれはギルド理事会から新たなマスターが派遣されてくるでしょうがそれまでは、ギズドーンのせいで評判がどん底となったこのギルド、私が全力で支えていきます」

「いいぞその意気ー」

無頓着にはやしたてるリザベータさんやめてくれないかな。

「そこでお二人をお呼びだてした用件ですが……」

ああ。

そういえばなぜ僕らここにいるの？

薬師協会ではイチャイチャする協会長さん＆メドゥーサ様にやきもきするスェルをなだめるので大変なのに。

「冒険者ギルドの立て直しのためにお二人の力を是非借りたいと思っています。まずはエピクくんには正式に冒険者ギルドへ復帰していただこうと」

「え？」

でも僕は、前のギルドマスターによってギルドをクビになった。

冒険者の資格も剝奪《はくだつ》されて……。

「本来ギルドマスターには、気分次第で冒険者資格を剝奪する権限なんてないんですよ。ガツィーブのように重大な犯罪行為でもしでかしてたら別ですが。エピクくんは日々のクエストを失敗することなくこなし続けてきました。クビになる落ち度などありません」

「でも僕は最低のF級で……」

「F級だろうとS級だろうとクエストはクエストです。依頼者にとっては重要で失敗していいものなど一つもありません。それらを勤勉に成し遂げてくれたエピクくんは、誰にでも誇れる一人前の冒険者ですよ」

そんなこと言われると涙が出てくるんだが……！

ヒトから認められたことなんて滅多《めった》にないので……！

「だから先のクビ宣言もギズドーンが勝手に言っていたことで、理事会も承認していなければエピクくんの冒険者記録もしっかり残っています。何の手続きもなしに復帰可能ですよ」

「その、申し出は嬉《うれ》しいんですが僕は今薬師協会さんの専属になっていて、一人の判断では……」

「薬師協会には既に話を通してあります。エピクくんの判断に任せるということですよ」

「いつの間に!?」

「新婚協会長が新妻とイチャイチャして使い物にならなくなる前にです」

そんな段階で!?

とはいえメドゥーサ様と薬師協会長さんは出会ったこと自体随分前の熟年夫婦なんだけどな!

しかしイチャつきぶりは新婚カップルのごとし!

娘のスェルが顔をしかめるレベル!

「そもそもギルドを抜きにして冒険者と直接契約を結ぶのは仁義破りだと、あちらもわかっていますからね。ギズドーンの目に余る身勝手への緊急措置であるのはわかりますが、元凶が除かれたからには通常形態に戻さねば自分たちが不義理だとわかっているんですよ」

「多くの個人や組織が安全を守るため、貴重な素材を得るために冒険者を必要としている。それら依頼者たちを平等に捌《さば》きききるためにやはり冒険者ギルドは必要なの」

リザベータさんが補足して言う。

そうか。

すると僕はもう薬師協会さんで直接仕事は請け負えないってことか。

……。

なんか寂しい。

「薬師協会さんへの恩義を気にしているなら、あちらのクエストを率先して受けてあげればいいんですよ。クエスト内容を弄《いじ》れば指名依頼、依頼主への直接納品なんてこともできますし」

「癒着が疑われて手放しでお勧めできないけれどね」

そんな方法があるのか!?

ようし、そういうことならギルドに戻っても薬草採取たくさん頑張るぞ!!

「いえ、エピクくんには薬草採取以外も頑張ってほしいんですが……!?」

「ええッ!?」

「エピクくんの実力は大いに知れ渡りましたからね。スキルの応用法も覚えてモンスター素材も持ち帰れるようになったんでしょう? エピクくんには是非ともギルド主戦力として森の奥へ入り、B級A級相当の素材を持ち帰ってほしいんです!!」

ふんぬッ、と気合たっぷりに言われてもどうしていいか困る。

ギルドに復帰できたとしても僕、依然として最低辺のF級でしょう? そんな小者が大暴れして差し障りは……!?

「はい、ということでエピクくんの等級を上げることにしました」

「等級を上げる」

「ギルド復帰と共にエピクくんはD級冒険者です。私の権限ではここまでしか上げることができなくて申し訳ないですが」

いや、それでも充分望外のことですよ!?

冒険者となってから早数年。

その間昇格なんて機会すらなかったというのに。それがいきなりEを飛び越えてD級に!?

「本当はA級ぐらいポーンと差し上げたかったんだけど。所詮ギルドマスター代行じゃこれが精いっぱいで……」

「それでも代行ごときの独断でD級昇格はかなり無茶《むちゃ》したわね。あとで査問なんか受けても知らないわよ」

「知ったことではありません。今の立場に未練ありませんので」

きっぱり言い切るヘリシナさんカッコいい……！

「まあ私から見てもエピクくんはA級ぐらいが妥当だと思うけど……。ユニークスキル持ちだからね！」

メドゥーサ様曰《いわ》く、僕のスキルがユニークを超えた『神威』と呼ばれるものなんだってことは黙っておこう。

話を複雑にするだけだ。

「理事会からなんか言われたら私も弁護に回ってあげるわよ。A級冒険者の証言はなかなか効き目があるから」

「その時が来たら頼りにさせていただきます。ですが今もリザベータさんに頼みたいことは山積みですので」

「お、やっと私の方にも話が振られるのか？」

ここまでリザベータさん、何故いるのかわかんない状態だったしなあ。

「リザベータさんにはA級冒険者の手腕でギルド立て直しの助力をお願いいたしたく。差し当たっては腑抜《ふぬ》けきった冒険者たちの再教育ですね」

それは元々この街のギルドに所属していた冒険者たちのこと？

僕がモンスターを『消滅』させまくったお陰で、そのおこぼれしか相手にせずすっかりぬるま湯に浸りきっている。

今じゃD級相当のモンスターが出ただけで瞬殺確定。

全体的にこんなじゃギルドの運営自体が立ち行かない。

「そこでリザベータさんには指導役に就いていただきたいのです。A級にまでのし上がった経験と実績で、エピクくん以外の腑抜けた冒険者たちを一から鍛え直してください」

「予想通りのご要望でいいけどさあ。でもこのギルドのヘッポコぶりって正直予想以上よ？　自分の無能さを隠すため狩り場に火を放つなんてさあ、根性叩《たた》き直す以前の問題なんじゃない？」

リザベータさんが話しているのは魔の森に火を放った事件のこと。

たしかにあれは街をも危険に巻き込みかねない狂気の所業で、もはや『心を入れ替えやり直します』なんて文句も通じないだろう。

「ご心配なく。あの事件に関わった冒険者は無論追及し、冒険者資格を剝奪してあります。いやー、さすがに犯罪に関わればサクサク進みますねー。街側の協力も得られますし」

「じゃあ最悪な連中は取《と》り除《の》けてるってわけね。でもそれはそれでヤバくない？　手に余るチンピラ同然の連中がまとめて失職したら治安の悪化に繫《つな》がるわよ」

「そう思って次の働き口はキッチリ紹介してあります。私をギズドーンなんかと一緒にしないでください。辞めさせて終わりなんて詰めの甘いことはしませんよ」

「……ちなみにどんな仕事紹介したの？」

「鉱山夫です。危険で自由も拘束されますがヘタすりゃE級冒険者辺りよりよっぽど稼げますから。紹介された人も喜んでいると思います」

「紹介という名の強制招集じゃないでしょうね……!?」

……と、とにかく治安が悪くなることはなさそうなので、よかった。

✚〔一章〕王都へ

冒険者ギルドが再スタートを切って早や数日。

その日も僕エピクは、いつも通りの薬草採取に勤《いそ》しんできた。

クエスト達成。

「摘んできた薬草の査定をお願いします」

「はいはい〜」

ギルドマスター代理ヘリシナさんの一存でＤ級まで上げてもらった僕。

しかしながら今もやってることは相変わらず薬草採取であった。

別にこだわりとかじゃないが、等級が上がっても初心を忘れないように……との思いで続行している。

そうでなくても紫霧草《しむそう》みたいに森の奥にあるものは現状採りに行けるのが僕ぐらいしかいないし。

あとガツィーブみたいなのを直《じか》に見てきた結果かな。驕《おご》り高《たか》ぶり自分を見失うのが非常に恐ろしく思える。だからこそ初心を忘れてはいけないと思うのだった。

「エピクくんは今日も仕事が早くて正確ですねえ。査定する方も気合いが入りますよ」

それは今受付しているヘリシナさんも一緒だが。

ギルドマスター代理という立場にありながら、一日の間に必ず時間を見つけてギルドの受付に立っている。

彼女も前任という最悪例を間近に見てきて思うところがあるのかもしれない。

「はい、いつも通り摘み方から保存法まで完璧ですね。モノはいつも通り、エピクさんが直接薬師協会へ届けに行きます？」

「もちろん！」

ギルド復帰前後で違うところがあるとしたら、そこだった。

追放時散々お世話になった薬師協会さんと縁を途切れさせないためにも、クエストの終わりに毎日顔を出すようにしている僕です。

「それから、ついでに狩ってきたモンスターの素材なんですが……」

「わかっていますよ。そちらはギルドで解体して、獲得できた素材は優先的に薬師協会へ回しておきますね」

「よろしくお願いします」

ちょうどギルドの入り口前では、大量のモンスター死骸が荷車に積まれてひしめき合っている。

僕が獲《と》りました！

『消滅』スキルの応用を覚えた成果だな。

獲ってきたモンスターはマジョロウグモを始め、森の奥にいる強豪ばかり。

ぬるま湯組の再教育のため、乱獲は控えるように言われているので奥めのモノどもを適度に狩るようにはしていた。

それでもギルド前には人だかりができて……！

「これ皆、A級相当の怪物モンスターばかりだぜ……!?」

「オレたちがコイツらと遭遇したら余裕で死ねる……!?」

「これを本当に、底辺F級のエピクが狩ってきたのかよ……!?」

集まってくるのは大抵ギルドに所属する冒険者たち。かつて僕のことを蔑んできた人たちだ。

「だから言ってるでしょう。エピクくんの実力はアンタらとは比べ物にならないのよ」

と口を出すのはA級冒険者のリザベータさん。

休暇中と言いつつも乞われてギルドの指導役に就いた、案外面倒見のいい人。

「相手の実力を読み切れないのもアンタらの未熟さよ。死線の三つもくぐれば手を出しちゃいけない相手ぐらいすぐさま見分けられるのに。アンタらが今日までピクニック同然の簡単クエストしかこなさなくて危機本能をまったく磨いてこなかったってのが、よくわかるわ」

「お、押忍《おす》……!!」

「エピクくんはもってるスキルが強力すぎて倒したモンスターの破片も残らなかった。だから討伐証明も素材持ち込みもできなかった。その意味をよく考えてみることね」

リザベータさんからバシバシ言われて、返事もできない冒険者たち。

一応これでも、やらかしすぎたガツィーブなどとは一定の距離を置いていたためギルド残留を許された人たちだ。

しかしそれでもぬるま湯に浸りきっていたのは間違いないわけで……。

「オレたち嫌ってほどわかりました、自分がどんなに腑抜《ふぬ》けていたかを……!!」

「適当に狩りに行って、モンスター倒して。それでも一応やれてるからいっぱしの冒険者のつもりだったのに……!?」

「あんなガツィーブみたいになるのは嫌だ！　今からでもちゃんとしねえと冒険者としてだけでなく人間としてダメになる!!」

「お願いです姐《あね》さん!!　オレたちを一から鍛え直してください！」

冒険者たちが克己心に燃えている。

もっとも思い上がってどん底まで堕《お》ちていったガツィーブのことを間近で見ているから、『明日は我が身』という実感が強いんだろうか。

しかし彼らがやる気をもって、現役A級であるリザベータさんの指導を受ければきっと熟練の冒険者として大成できることだろう。

この街のギルドも安泰だ。

「よーし、じゃあ早速訓練の一環で魔の森の奥に入るわよー！」

「「「どえぇぇえええッッ!?」」」

「より上のレベルを知っておけば、下層浅層で後れを取ることなんてまずなくなるわよ。経験値もたくさん入るしねー」

そりゃあより厳しい環境に身を置けば成長の機会にはなるだろうが。

ハイリターンに見合ったハイリスクが伴わない？

「リザベータさんにお任せしていれば彼らは大丈夫ですね。ですが、彼らにばかり負担をかけるわけにもいきませんよエピクくん？」

なんで僕のこと名指しなんですかヘリシナさん!?

「いえいえ、実力に関してはもはやエピクくんはまったく問題ないと認識しています。他に問題があるとすれば、その実力に見合っていない肩書きでしょうね」

え？

しかし僕はついこの間大躍進してD級に登ったばかりですが？

「A級相当モンスターをこともなげに狩ってきて何を言うんですか？　A級冒険者が頑張って倒せる程度の強さだからA級相当って言われるんですよ」

つまりソイツらを余裕で狩ってきている時点で……。

「エピクさんはA級になる資格が充分あるってことです。いいえ、A級相当モンスターを余裕で狩ってくるぐらいですからS級でもいいぐらいです。ですがS級に認定されるには理事会の許可をはじめ様々な条件をクリアしないといけない。つまりは非常に面倒くさいので……」

まずはA級冒険者に昇格しようと!?

「いやいやいやいやいやッ!?　無理無理無理無理無理無理無理ッ!?　僕なんかがA級冒険者なんて夢のまた夢ですよ！」

「そういう無闇に自分を卑下するところなかなか直りませんね。でも大丈夫、エピクさんなら必ず昇格できますよ」

とはいえ、今の段階ですぐに僕をA級にすることは不可能だという。

冒険者ギルドでは昇格に厳しい規定があって、各等級に上がるにはどんな条件を満たし誰の認可がいるかなど細かく決まっているそうな。

僕の現等級Dまでなら所属ギルドマスターの一存で承認可能。

それより上に行くには他のギルドマスターや、ギルド理事会など複数からの承認が必要なんだとか。

「エピクくんにはここ数日A級B級のモンスターを納入しまくってもらってギルドにしっかり記録させてもらいましたからね。この成果で昇進はまず可能ですし、都市議会の方からも推薦してもらえることになりますので……」

「あ、じゃあ私からも推薦しとこうかー？」

とリザベータさんも話に乗ってきた。

これから指導する冒険者たちを充分に泣かせてから。

「身内だけの推薦だと『共謀しているかも？』って思われかねないから、私の証言が加わればかなり有利よ。ほら私一応部外者だし」

「よろしくお願いします。我がギルドとしても、エースのエピクくんを速やかに押し上げたいので」

ちょっと、ちょっと、ちょっと!?

待ってくださいよ、そんなに淀《よど》みなく既定路線に乗せられても。

「別にいいですよ僕は等級なんかに拘《こだわ》らないですし、D級に上げてもらっただけでも充分報われていると思っています!!」

「ダメですよエピクくん、アナタはもっと正当な評価を受けないと」

だから正当な評価を受けていると思うんですが？

「同じことを繰り返しますがA級相当モンスターを楽々狩ってこれる冒険者はA級でないといけません。エピクくんはA級になるべきなんです。それに満たなければBでもDでもFでも不適格という意味で同じです」

「僕は満足していますが……」

「前任ギルドマスターは……いいえこれまで当ギルドは、エピクくんを不当に扱ってきました。実力に見合わぬ最低等級で。これ以上ない貢献をしているのに皆でアナタを見下してきた。それを改善しない限りギルドが立ち直ることはありません」

だからそれを改善すると？

全力で完璧に、僕の待遇改善に取り組むと？

「エピクくんが少なくともA級に足る実力を持つ以上、実際にA級になれるよう支援しなければギルドの役割は果たせません。相応《ふさわ》しい等級をつけないままD級としてエピクくんを働かせたら、結局依然としてアナタを利用しているだけになってしまいます」

「強さには責任が伴うものなのよ」

リザベータさんまでもが畳みかけに来る。

「アナタが実際にA級で、ギルドの連中もしっかり認識していればアイツらも現状をしっかり認識できたろうし、あんなぬるま湯に浸りきった腑抜け冒険者にならずに済んだわ」

「それは……!?」

そ、そうだな……!?

薬師協会長さんからの指導でも、そんなことを言われた気がする。

僕自身いまだに自信が伴わないが皆が勧めてくれるなら勇気をもってチャレンジしようじゃないか。

僕は、A級冒険者になってみる!!

「よく言った！　やっぱり男は思い切りがよくないと！」

「ではさっそく理事会に申請しておきます。前ギルマスの不祥事で借りができていますから、向こうも無下にはできないでしょう」

決まればズンズン進んでいく。

「それではエピクくん、旅の支度をしておいてくださいね」

「旅!?」

「A級の認可を受けるには理事会の直接審査を受けなければいけませんので。ギルド理事会のある王都までいかなければなりません」

急に僕、遠出をすることになった。

なんか急に王都へと旅立つことになってしまった僕。

王都ってどこにあるの？

まずそこからよくわからない。

物心ついてからずっとこの街を起点に暮らしていて、隣街にすら行ったことがない。

そんな僕がいきなり大都会、王都へ。

僕は一応ここまでの流れを報告しに薬師協会へと訪れた。

お世話になっている協会長一家の皆さんに話を通しておかないと。

「だからママ！　人前でイチャつかないでよ!!」

「いいわね、この家族感！　山じゃ味わえないわ！」

最近よくスェルとメドゥーサ様が揉《も》めている。

今になって急に家族としてまとまり出したんだから軋轢《あつれき》があるのは仕方ないかもしれないが。

揉める原因はひとえにメドゥーサ様が、夫である薬師協会長さんと所かまわずイチャつこうとするからだ。

街では怪物の本性を隠して一平凡なマダム然としているが、元が絶世の美女なだけに凡人ぶっていても全然凡人にならない。

さらには街有数の名士でもある薬師協会長さんが、これまで頑《かたく》なに男やもめを貫いていたのに、ここに来て急に結婚!?……という事実自体が街を騒がせている。

身分も実力もある年経た男性が、小悪魔に魅入られて道を踏み外したなんてことまで言われている。

あるいはご令嬢であるスェルと継子継母関係で一波乱あるか？　という周囲からの視線もあった

が、どうやら実の母娘らしいという続報が伝わりさらに興味が過熱。

『どういうこと!?』と注目が集まり、今では僕の活躍もそっちのけで街の話題を総ざらいと言ったところだった。

「というかせめて！　せめてイチャつくのは夜だけにして!!　いや、夜もできれば遠慮してほしい！　親の嬌声《きょうせい》を壁越しに聞かされる娘の身にもなって!!」

「こっちとしては愛娘《まなむすめ》への教育のつもりで聞かせてあげてるんだけどねえ？　アナタもいい歳《とし》なんだから、好いた男へのアプローチのかけ方ぐらい学んでおかないと、泣きを見るわよ？」

「なんで泣くのよ!?」

「そりゃあ好物件は男女問わず皆から狙われるものだからねえ。ずっと一緒にいるからって油断してると、行動力のあるヤツにパッとさらわれて泣くことになるのよ。ただの時間経過で関係が深まるなんて夢にも思わないことね」

「ぐぬぅ!?」

なんか言い負かされた感になってしまったスェルが一瞬こっちを向いた気がするが……。

なんだ？

「まあまあ、エピクくんもやってきたことだしケンカはそこまでにしようじゃないか。ウチの家族もすっかり賑《にぎ》やかだなあ」

「薬師協会長さん、痩せましたね」

それから僕は、今日の用向きを手短に告げた。

ギルドからA級への昇格を勧められたこと。

僕はその話を受けたので、審査を受けるためにギルド理事会へと行くことになる。

「ギルド理事会はどこにあるんですか？」

「王都だって」

「王都!?　じゃあそこまで行って帰ってくるには……!?」

その話にまず大きく反応したのはスェルだった。

慌てているような、怯《おび》えているような……？

「まず王都までの移動に二十日ほど、帰りにも同じだけの時間がかかる。さらにはA級の審査がどれだけの時間がかかるかは正直見当がつかんな。B級C級と違って決まった試験があるわけでもないから」

薬師協会長さんが説明してくれる。

この人もかつてA級まで登り詰めた冒険者なので教えを乞うには打ってつけだった。

「実際に私がA級になった時は全部ひっくるめて半年は街に戻れなかったよ。たしか理事会の招集に時間がかかるとか言われた。お役所仕事がトロトロなのはどこでも同じらしいね」

「っていうかイモーロまで行くのに二十日で済んじゃうのね。人間の技術も随分進歩したじゃない」

「今の王都はイモーロじゃないんだよ。百年ほど前に遷都してね。……キミと会話すると時代の流れを感じさせられるね。無闇に大きな……!?」

半年か……!?

僕自身、経験者の情報から予想以上の期間に動揺させられる。

そんなにも長く街を離れることになるのか。

「あの、僕がいない間の薬草採取ですが、リザベータさんが代わりを務めてくれるそうなんで心配しないでください。他の冒険者も彼女がガンガン鍛え直していますし……」

「ギズドーンさえいなければ冒険者ギルドは大丈夫だろうから心配してないよ。それよりも心配なのは……」

薬師協会長さんの視線が不意に横を向く。

つられてその視線を追うと行き着いた先はスェルだった。

何か彼女の様子が妙だった。

僕がA級昇格の審査を受けに行く……と言った時点から一言も話さないし。

何やら怯え戸惑っている様子は普段の彼女らしくない。

「……アナタ」

「うむ」

そしてもう一言二言で通じ合っている夫婦。

「頼みがあるんだがエピクくん、ウチのスェルも一緒に連れていってやってくれないか？」

「えッ!?」

「ちょうどこの子も薬師結社に加入させなければいけない時期だからね」

結社!?

何ですいきなり!?　不穏当な単語が出てきたけれども。

「勘違いしないでくれ。薬師結社は危ない組織ではない。しかし薬師という職業の性質上、その職に就く者は協会と結社両方に加入しておいた方が望ましいんだ」

「というと？」

「薬師は薬を作る職業だ。そして薬は人の社会に大きな影響を与える。いい意味でも悪い意味でも」

疫病を治す特効薬があれば、数千数万という人の命を救うことができる。

その逆に薬は使いようによっては毒にもなる。薬の間違った使い方が横行すれば毒殺によって社会は大混乱に陥るだろう。

「そのため薬師は、自分の修めた薬の知識をみだりに広めず、正しいことに使うと誓わねばならない。その誓いを統括するのが薬師結社だ。薬の売買を司《つかさど》る薬師協会とは別組織として独立していて、互いに表裏を補い合っている」

「本来薬の調合法は、薬師結社だけが管理している秘密の法なの。秘密の厳守を誓い、薬師結社に加入した者だけが師について、教わることができるのよ」

メドゥーサさんも説明を継ぎ足してくれる。

「下界のことにお詳しいですね……!?」

「そりゃあ、この秘密を守る仕組みは私が考えたことだもん。もっと言えば薬の知識は、私が人間たちに与えたのよ」

スケールが違った。

「簡単な消毒薬や風邪薬程度……なら一般的に広まっていて少し学べば誰でも作れる。だがもっと効果のある薬となったら薬師結社に所属して専門知識を得なければならない。スェルもそろそろそういった段階に進まなければと思っていたところだ」

つまり薬師とは、薬師協会に所属するだけでは一人前とは言えない。

より深い知識を秘蔵した薬師結社にも所属することで、真の第一級の薬師となる。

スェルにもその段階を進ませようと……？

「しかし薬師結社への入門は王都へ行かなければ。スェルもいつかは……と思っていたが、若い娘一人あんな大都会へ送り出すのは心配で躊躇《ちゅうちょ》していたところだ。そこでエピクくん」

A級冒険者の資格を取るため、王都を目指す僕。

行くべきところは同じ。

「キミと一緒なら他の誰よりも安心できる。それぞれの目的を果たすために一緒に王都へ行ってやってはくれないか」

「僕でよければ喜んで」

僕、即答。

これまで散々世話になってきたスェルたち一家なので、僕でお役に立てることがあれば率先して行いたい。

「行きましょう王都、スェルと一緒に！」

それがきっかけとなったのかどうか、スェルの表情がまた一気に激変した。

何やらキラキラとときめいて……!?

「うふふ……スェルちゃん、さっき言ったこと忘れないようにね」

そんなスェルの肩にメドゥーサ様の手が置かれた。

「一緒に過ごした時間の長さは、関係の深さとあまり関わりがないのよ。成功するのは常に行動を起こした者だけ。それに男も女も違いはないのよ」

「ま、ママ……!?」

「白馬の王子は、迎えに来るものじゃなくて捕まえに行くもの。肝に銘じておきなさい」

こうして王都へ向かう旅路は、僕とスェルの二人で行くことになった。

一人だと何かと寂しく不安だったが彼女が一緒にいてくれるなら全然安心、百人力だ。

◆

そして少しの準備期間を経たのち、僕らは王都へ向かって街を発《た》った。

スェルと共に馬車に揺られ、途中の街や村で宿泊しつつ、幾日もかけて進む。

しかし、それでも王都に着くのはいつのことになるやら。

馬車に揺られて旅の空。

王都へはまだ着かない。

「先に聞いていたこととはいえ、王都は遠いなあ」

「エピクさん、リンゴ剥《む》きましたけど食べますー？」

「食ーべーるー」

同行するスェルともすっかり旅慣れて、なんだか前より打ち解けたような気がする。

途中宿泊する時は一緒の部屋を取るんだよ。

節約にもなるしね。

「しかし、あと何日で王都に着くんだろうねー？」

「お父さんの話が本当なら、あと八日はかかるんじゃないですかねー？」

ウソォマジでー？

いい加減、馬車に揺られすぎて尻がカチコチになってるんですが。

長時間乗り物にただ乗っているだけというのも案外苦痛で、僕もスェルも表情が消えて受け答えもテキトーになっている主な原因もそれだった。

帰りも同じ距離だけ揺られていくと考えるだけでますます表情が消える。

「なあ、キミらも王都に行くの？」

「は？」

唐突に声をかけられて、乾きかけた心で反応が雑になった。

馬車内の向かいの席に、まだ表情の潑剌《はつらつ》そうな男女一組の若者が座っている。

僕らが乗車しているのは決まったルートを往復する乗合馬車で、複数の乗客が乗り合わせている。

僕らに話しかけてきた男女ペアは、今朝から乗り合わせていて、そのせいかまだ精神が疲弊してないようだ。

馬車での移動生活連続十二日目の僕たちとは違う。

「ああいや、急に話しかけられて警戒したかい？　見たところ目的が同じようなんでね？」

「アナタたちも王都に？」

「そうさ、世界最高と謳《うた》われる王都の冒険者ギルドに入るんだ。冒険者として一旗揚げるためにもね!!」

言われてみれば、彼らの身なりは見るからに冒険者のそれだ。

帯剣もしており多少の荒事になら即時対応できそうな気配はある。

あくまで気配だけだが。

「地元のギルドには所属しないんですか？」

「ダメだよあんな田舎《いなか》じゃ。ロクなモンスターも出てこないし、入ってくる依頼はチンケだしでのし上がる機会なんてまったくない。やっぱり夢を叶《かな》えるには都会でないと!!」

若い冒険者の、死にたいくらいに王都に憧れている感じが如実に出ていた。

そんな都会への幻想著しい若者に寄り添うような、やはり冒険者風の少女が言う。

「すみませんお騒がせしてしまって。彼、王都に行くと決まってからずっとこんな調子なんです」

「やる気なんですね」

「そうなんですよ。私は故郷の街でじっくりレベル上げしてもいいと思ってたんですが、彼は一日も早く上級冒険者になりたいそうで……。ウチのような田舎じゃ精々B級ぐらいが最高ランクなんです」

最高位がDだった僕のところのギルドより断然いいじゃないですか。

「Bなんて二流の最高点さ！　やっぱりA級、冒険者の一流はA級からだよ！　王都のギルドに所属すれば、A級に推薦されるだけの大きなクエストだって受けられるはずだ！　実力もつくしな！」

「そう言って、王都の冒険者ギルドに所属するって聞かないんですよ彼。一応才能はあるって皆から言われて地元ギルドからは残留を望まれたんですがねえ……」

「地元には世話になったが、恩義に囚《とら》われてちゃ一流にはなれないからな！　将来S級にまでなってオレの名前を世界中に轟《とどろ》かせることで恩返しにするつもりさ！」

夢の大きい人だなあ……。

普段ならもうちょっと上手《うま》い返しができるはずなんだけど、馬車に揺られる尻が痛くて、そんな余裕が微塵《みじん》もなかった。

同じ状況のスェルなどはこの期に及んでも一言も発していない。

「というかキミらだって同じような目的で王都を目指してるんじゃないのか？　その身なりや佇《たたず》まい、明らかに冒険者だろう？」

「ええ、まあ……!?」

少なくと僕の方はね？

しかしスェルは違うし、職業自体冒険者などではない。

「たしかに僕は冒険者ですけれど、王都のギルドに移籍するつもりはないんですよ。王都へは……、そう野暮用《やぼよう》を済ますためにね」

Ａ級冒険者への昇格認可を取るという野暮用に。

「それは残念だなあ。せっかく同志に巡り合えたと思ったのに」

「同志ですか……!?」

「そうだよ！　王都で一旗揚げようとする新人同士、パーティを組むにはいい相性だと思うんだけどな。隣の彼女はサポート系職業だろう!?」

スェルのことか。

たしかに彼女は薬師なので、彼の推察はあながち大間違いでもない。割と言い当てているところが恐ろしい。

「うちのエリーは魔導士で、後衛からのロングレンジ攻撃を得意としている。オレとキミとで前衛を張って、後衛の女性二人で鉄壁のサポート！　いいパーティだと思わないか!?」

「『思わないか』って言われても……!?」

なんで僕たちが一緒に冒険する流れになっているんですかね。

たしかにスェルは薬師だから、素材さえ確保できれば回復から強化、クエスト中の体調管理までこなしてくれる後方支援オールラウンダーだ。

それに遠距離攻撃ができる魔導士が加わり、二人の前衛で固めれば安定性も増してより堅実なパーティに……。

って何シミュレーションしているんだ僕は!?

「いやですから、僕らは王都では冒険者活動しないでですね……!?」

「ダメだぜ冒険者がそんな守りに入っちゃ。冒険してこそ冒険者だろ、もっと夢を見ようぜ！」

「上手いことを言ったつもりかもですが……」

「それに、そんな弱腰じゃそっちの彼女に嫌われちまうんじゃないか？」

と言われた途端ズコバタッと大きな音が馬車内に響き渡った。

スェルが座席から転がり落ちた音だった。

「スェル!? そんな大きなリアクションして……!?」

「そんな!? なななななな……!? 彼女なんて……!?」

酷《ひど》く動揺している。

「あれ違うの？ オレたちと似たような感じだからてっきり……!?」

「ダメよアレオ、何でも自分たちと同じように思っちゃ」

たしなめる同行の女魔導士さん。

一体何？

「すみません実は私、田舎を出る時に彼からプロポーズされて……！」

「プロポーズッッ!?」

吹くように反応するスェル。

「おうよ！『A級冒険者に上がったら結婚しよう！』『昇進次第すぐに挙式できるように、常に傍《そば》にいてくれ』ってな!!」

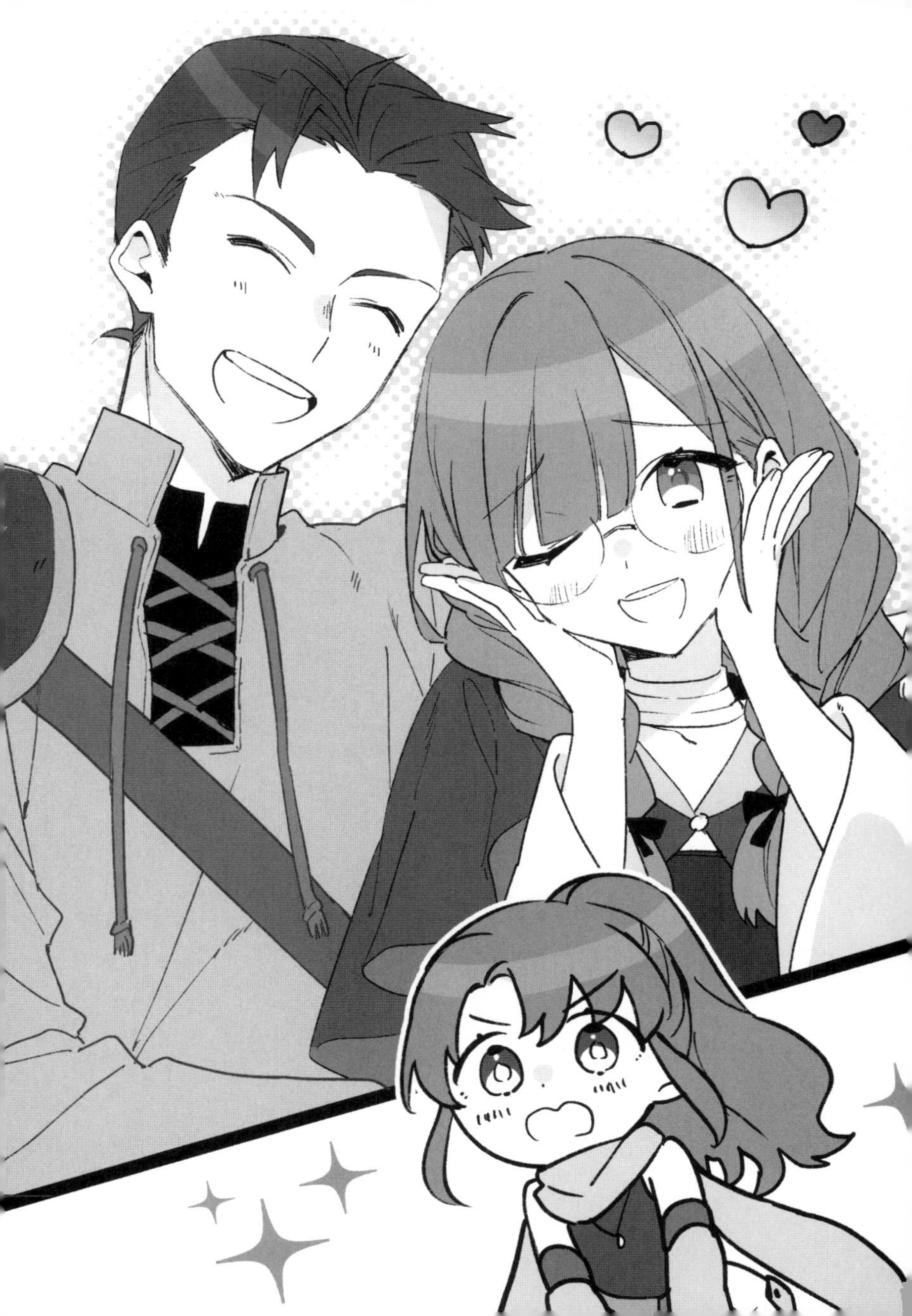

「私を田舎から連れ出す方便としても殺し文句すぎて……！」

顔を真っ赤にしてうつむく向かい席の女魔導士さん。

そりゃそこまで力いっぱいに言われたらついていかざるをえないよな……!?

「これが行動力……!?」

その隣で何故《なぜ》かスェルが戦慄していた。

「だからキミも、もっと冒険も恋愛も情熱的にならないとダメだぜ。都会には誘惑が多いんだから、ボサッとしてるとその子も他の男に取られてしまうかもだぜ」

「ぴうッ!?」

何故かスェルが鳴いた。

あまりに過剰な反応だったので相手側もドン引きし……。

「あれ？　もしかして本気にしちゃった？　ゴメンね怖がらせて？」

「もうアレオってば押しが強すぎてデリカシーに欠けちゃうのよ」

隣の恋人さんもご立腹だ。

しかしまあ……若い男女で二人旅していたらやはり恋人同様に見られてしまうものなのだろうか？

少なくとも向かいのカップルのように濃密なほどのイチャイチャ感を出しているのは問題外に思えるが……。

そういえば宿に泊まる時も僕とスェル相部屋でって言ったら宿屋の主人から妙な目で見られたし

なあ。

翌朝『ゆうべはお楽しみでしたね』って言われた真の意図が今さらながらに理解できて、顔から火が出そうになる。

そうか……、そういう風に見えていたのか……!?

「お、彼氏の方も意識してきたかい？　だったら彼女にいいところを見せるためにも是非とも一緒に王都で困難クエストを……！」

「だから強火で押さないの」

畳みかける彼氏とたしなめる彼女。

この押しの強いカップルと同乗して馬車に揺られるのも案外疲れるな、今日の宿泊地に着くまでスタミナが持つだろうか……と考えていると救いの神というべきか、前の方から声がかけられた。

「お兄ちゃんら冒険者なのかい？」

それは馬車を操る御者さんからの声だった。

しまった煩《うるさ》く話しすぎて注意されるのかな!?

「ああそうだぜ！　オッチャンもオレの語る夢を聞きたいか!?」

そして同乗者くんの強気がいまだに止まらない。

「そんなの聞かされたらとっくに夢を忘れた中年なんか掻《か》き消えちまうよ。それより現実の話をしてえんだが。これから緊急クエスト受けてみねえか？」

「緊急クエスト!?　何それ、面白そう!?」

いきなり何を言い出すんだこの御者さんは？

話がよく見えてこないんだが。

「進行方向に不審な影がチラホラあってなあ。御者歴二十年のワシにはわかる。あれモンスターだ。馬でも食われたらワシは破産だしアンタらも野っぱらで立ち往生だから、退治するか追っ払うかしちゃくれねえ？」

話が明瞭によく見えた。

さて、冒険者活動開始だ。乗合馬車の御者さんが指し示す先、たしかに何やらモゾモゾしている影がある。

ただし極小。

見晴らしのいい野原で、ほぼ地平線から出たり隠れたりしている遠さで、よくまああんなのに気づいたなと感心する。

並の冒険者なら見過ごしているレベルだ。

「長く馬車転がしてるとわかってくるもんなのさ。まあ白状すれば真っ先に気づくのは馬だ。そしてワシらは馬の怯えに気づいているだけなんだがね」

なるほど。

「街から街へと渡る馬車を転がしてたら一番怖いのはモンスターや野盗どもだからなあ。というわけで兄ちゃんたち、無事に目的地に辿《たど》りつきたかったら一仕事しちゃくんねえかい」

「任せろ！　ちょうど退屈してたところだからな！」

同乗の若き冒険者に『避ける』という選択肢は最初からなかった。

まだ遥《はる》か遠い影ながら、あの不審な挙動は人間のものではない、とすればモンスターだ。

ならば目当てはまず馬、それから人間の僕たち。食料としての『肉』だろう。

道を急ぎ、次の街に飛び込めば連中も諦めるかもしれない。

しかし影は我々の進行方向にあって、前進するのはヤツらに接近するのと同義になってしまう。

だから進みながら逃げるのは実質的に不可能だろう。

ならば一番安全確実なのはこの場でUターンして、今朝発った前の街に戻る。

後退はしてしまうものの安全を取るのであれば、これが最善策だと思える。

しかし、この場にはそういう安全策を拒否する者もいた。

「冗談じゃないぜ！　一日も早く王都へ行きたいのにこんなところで後戻りなんかできねえよ！　危険を冒してこそ冒険者！　目の前の障害は蹴散らしてオレの武勇伝に加えてやるぜ！」

そうなるよね。

これまでの話しぶりから考えたら。

同行者がこんな勇ましさでは僕が撤退を提案しても、意見衝突で却《かえ》って時間を浪費するのがオチだ。

その間にもモンスターは着々と迫っている。

僕が臨機応変に対応を変える方が賢明だろう。

「ズンズン迫ってくるな……。ほぼ直進。向こうもこっちに気づいて……獲物と認識してるってことか」

「上等だぜ!!」

だからなんでそんなに勇ましいのか。

ええい、こうなったら迎え撃つしかない。

「スェルは馬車の中で動かないでくれ、何があっても出てこないように」

「はいッ！　傷薬をたっぷり用意しておきますね!!」

馬車や同行者の安全を考えたらできるだけ近づけさせず、こちらから迎え撃ちに行った方がいいかなとも思ったが、万が一伏兵がいたとすれば却って危ない。

馬車を徹底的に死守するためにも、相手の戦力を見極めるためにも可能な限り引き付けるべきだなと思った。

「なあキミ、まだ名前を聞いてなかったよな？」

「えッ？　ああ、はいエピクです……!?」

「オレの名はアレオ!!」

同行の男冒険者が言う。

「向こうが来るのを待ってるってのは性に合わねえ！　オレはひとっ走りいってモンスターどもに先制攻撃を加えてやるぜ!!　エピクは万が一のために馬車を守ってくれ！　それで完璧だ!!」

いやあんまり完璧じゃないと思いますがね!?

しかし僕が止める間もなくアレオなる若手冒険者は駆け出して行った。

いくら見晴らしのいい草原だからと言って、切り拓《ひら》かれた街道以外のエリアはけっこう背の高い雑草でぼうぼう覆われている。

モンスターでも種類によっては身を隠すことも容易《たやす》いというのに……!?

追いかけようと思ったが馬車には戦闘能力を持たないスェルや御者さん、それと馬。

あの無鉄砲くんの道連れである女魔導士の実力も未知数で、リスクを冒せなかった。

そうしているうちに無鉄砲アレオくんとモンスター影の間合いはドンドン縮まっていく。

ヤツらも獲物を追い込もうとしているので距離は縮まる。

それで輪郭もだんだんはっきりしてきて、何のモンスターか識別できてきた。

「でもなんだあれは!?」

獣……と思《おぼ》しき全身を覆う毛皮に尖《とが》った耳や突き出た鼻先。

一見してオオカミか何かのように思われたが、体格というか体つきが完全に人体のそれ。

つまりオオカミみたいな人。

走ってアレオに接近する時は四本足で、充分に距離を詰めて戦闘態勢を取ったら立ち上がって二本足になった。

状況で使い分けている。

「あれはライカンプだ……!」

僕の隣で御者さんが言った。

「この辺に出没するモンスターの定番で、オオカミみたいに人や家畜を襲う凶悪なヤツだ。その上見た目通りに半分人が交じっているせいかオオカミよりずっと狡賢《ずるがしこ》い。襲ってくる時も群れで、獲物を罠《わな》にハメるように追いつめるんだ」

説明を聞いただけでとても厄介なヤツだということがわかった。

「兄ちゃん初めて見るかい？」

「僕のいた街では見かけませんでしたね……!?」

ところ変われば品変わるとはこのことか。

確認のため、馬車に残った女魔導士さんを振り返ると無言で首を振られた。

彼女のところでもあのモンスターは棲息《せいそく》していないということか。

だとすると必然あの無鉄砲アレオくんも、あのライカンプなる人狼モンスターは初見ということになる。

何の予備知識もなくひたすら突っ込んで大丈夫？

「一刀両断に突き進んでやるぜ！　スキル『切断強化＋2』!!」

おお。

なんか凄《すご》げなスキルを発動させて斬りかかった。

あれで振り下ろせば敵もやすやす斬り刻めそうだが……。現実は非情、なかなかそうはならない。

「そんなッ!?　オレのスキルで斬れない!?」

いや、正確には斬ることは斬れた。

しかしそれは群れる人狼の一体の腕に食い込み、切断できぬまま途中で止まっている状態か？

それを遠目で確認し……。

「骨を断てなかったか」

「『切断強化』って剣の斬れ味を上げるスキルだからなあ。結局切断力は持ってる武器の性能に依存するからスキル頼みで武器をちゃんとしないと案外あっさり限界が来るんだ」

案外的確な解説をしてくる御者さん。

一体何者？

いや、そんな落ち着いて見守っている場合じゃない。

振り切ることができず武器が埋まってしまった無鉄砲アレオくんは、いまや身動きができない状態。

ライカンプは群れで襲ってきているので、この硬直を他の獣が見過ごすはずがない。

一斉に襲い掛かる。

「うわああああッ!?　来るなあああああッッ!?」

アレオは剣の柄《つか》から手を放し、身を転がして避《さ》ける。

そのタイミングが紙一重で冒険者としての才能を感じさせたが、しかし完璧にはよけきれなかったようだ。

人狼の爪の一振りが足をかすったようだ。この距離では確認しがたいが、足を引きずっているので深手かもしれない。

どの道、足に傷を負ってはあの人狼集団から逃げ切ることもできないし、剣も手放したから丸腰だ。

つまり攻めるも退《ひ》くもできない八方塞がりというわけだ。

「アレオッ！」

女魔導士さんが慌てて馬車から飛び出してくる。

恋人のピンチなんだから当然だろうが。

「魔法で援護を……ダメだわ、距離が遠すぎて今の私のレベルじゃ射程に入らない！　もっと近づかないと……！」

「待ちなさい」

何よりもまず駆け寄ろうとする女魔導士の肩を持って止める。

恋人を助けたい気持ちもわかるが無策で突っ込んでも、二の舞になる可能性が高い。

相手は群れで行動する上に、俊敏なモンスター狼《おおかみ》なのだ。

「でもあのままじゃアレオが殺されちゃう！　まさか見殺しにするつもり!?」

「そんなわけないでしょう」

この距離なら……行ける。

『消滅』スキルを発動。僕は丸く球状に整えた『消滅空間』を数個。狙い定めて投げ放った。

それだけで彼に飛びかかろうとした人狼数体、その頭が音もなく消え去った。

「うえええッ!?」

よし、今日も狙いが正確だぞ『消滅弾』。

飲み込んだものを何でも消し去る『消滅空間』を飛ばす遠距離攻撃だが、毎日魔の森で訓練した甲斐《かい》もあって大分遠くでも正確に目標を射抜ける。

「どうして!? モンスターが皆死んで……助かった!?」

遠い前方でアレオくんは、目まぐるしい状況変化についていけず呆然《ぼうぜん》としていた。

しかし状況はさらに激変する。

「エピクさん!!」

つんざくスェルからの声に緩みかけた警戒心が引き締まる。

馬車の周囲の草むらから、突如突出する複数の影。

またライカンプか!?

やはり草むらに隠れて忍び寄っているヤツがいた。

「これ見よがしに姿を晒《さら》してたヤツらは陽動!?」

獣のくせに周到な。

普通ならここまで接近を許してしまった時点で詰みだった。飛び出してきた人狼は五〜六匹。これだけの数に大きな馬車を守りながら戦うのは現実的ではない。

しかし。

「『消滅』!!」

僕の放ったスキルですべての人狼が一瞬のうちに消え去った。

その様子を女魔導士さんは間近で、無鉄砲くんは遠方から目撃して目を丸くしていた。

✚〔二章〕Ｓ級昇格

無事モンスターを退治したあと、馬車は再び進み出す。

無鉄砲冒険者アレオくんが負った足の怪我《けが》は案外と深かったが、スェルが傷薬を塗っただけですぐさま回復した。

あとが残らぬほどに。

「すげえッ！　もしかしてエリクサーか!?」

「ただの傷薬ですよ」

こともなげに答えるスェル。

そのあと付け足すように小声で『……ママに教わった成分が入っていますけど』と言うのを耳に捉えたのは多分僕だけ。

いや案外パックリした深手だったはずなのに、完全に塞がっている。

副作用が心配になってくるレベルの覿面《てきめん》の効き目。

「すげぇやキミたち！　エピクはモンスターを一発で消せる滅茶苦茶《めちゃくちゃ》なスキルを持ってるし、そっちの彼女は一流の調合師か!?　王都でも絶対通用するレベルじゃないか!?」

「喜んでないでお礼言いなさい！　アナタもう少しで命がなかったのよ！」

恋人の女魔導士さんが叱りつけるが本人あんまり堪《こた》えていないご様子。

危機感の欠如と取るべきか大物と感嘆すべきか……!?

「なあやっぱりオレたちと一緒に組まないか!? そして一緒に冒険者の頂点まで駆け上がろうぜ!!」

すっかり興奮してしまった同乗者に熱烈勧誘を受けながら、王都までの道のりを進まなければいけないのかと少しげんなりしてしまったが、その日の昼過ぎには王都に到着した。

なんで?

「お父さんの話では、王都まで行くのに二十日はかかるんでは……!?」

「まだ十日そこそこしか経《た》ってないのに……!?」

予想外の出来事に呆然《ぼうぜん》としていると、一仕事終えた馬車馬を厩舎《きゅうしゃ》へ入れようとしていた御者さんが……。

「アンタたちアレだろ? 一日も休憩挟まずに来たんだろ?」

「どういうことです?」

「馬車に一日中揺られてたら腰がガタガタになるぜ。だから大抵一日ずつ休憩して回復させるもんなんだよ。連日乗り続けるなんてよっぽど急ぎの用事でもあるんじゃないかと思ってたぜ?」

「マジで!?」

くっそ……! それで休憩抜いた分早く着けたってわけか?

しかし予定が早まったところで全然嬉《うれ》しくない、この腰の痛みが。

スェルだってここ数日ずっとお尻を押さえて、椅子に座る時なんかひな鳥に触るように慎重な動きだった。

あの苦痛の意味は何だったんだ!?

「……帰りはゆっくり移動しましょうね」

「一移動につき二日の休養を取ろう」

スェルと心が一つになって、まあ気を取り直してさっそく王都にやって来た目的を果たそうと思ったが、やっぱりその前に休みたい。

早めに宿を取って二日三日は寝たきりになってガタガタの腰を回復させる。

そう思ったのに……。

「ようし！　すぐに王都ギルドで移籍届をするぞ！　エピクも行こうぜ！　助けてくれたお礼に案内してやるよ！」

めっちゃ押せ押せ気味のアレオくんに引っ張られる僕だった。

待って！　やめて！

だから僕たちは先に休みたいの!!

◆

抵抗虚《むな》しく、引きずられて着いた先は王都にある冒険者ギルド前。

どうしてこんなにトントン拍子に進む？

僕らそんなに生き急いでいるわけでもないのに。

「うわあああああッッ!!　でっけえええええええッッ!?」

くたびれてる僕らの横で、無鉄砲アレオくんがただひたすら感嘆の声を上げた。

「王都になるとギルドの建物も豪華になるんだなあ!　まるでお城じゃないか!?」

「ホントに。ここまで大きくしてちゃんと使えてるのかしらねえ?」

同行(?)のカップル冒険者がまさしく観光客そのものな感想を述べている。

それを一歩引いたところから観察し……。

「王都のギルドは理事会の運営本部も兼ねているらしいから、それゆえのこの大きさじゃないのかな?　僕らの街の総督府より大きい……!」

「じゃあ、まずはエピクさんの用事の方から済ませる感じですね。エピクさんならきっと合格できますよ!!」

明るく励ましてくれるスェルだが、うむまあどうだろうなあ?

A級でしょう?

全世界数千数万といる冒険者のうちでたった数十人といわれる最上階級に、僕が果たしてなれるのかなあ?

「なれなくてもガッカリなんかしませんよ。街の皆はエピクさんが大好きなんだから受け入れてくれます」

「ありがとう……!」

人情の温かみを再認識した上で、僕たちはギルドに入った。

何故《なぜ》かって言うと、あのアレオくんとその彼女がガンガン先に進んでしまうから。

急いで追わないと引き離される!!

王都の冒険者ギルドに入り、早速移籍申請を届け出るアレオくんとその恋人。

しかし非情な現実が彼らに襲い掛かった。

「当ギルドでは現在移籍を受け付けていません。速やかにお帰りください」

受付のお姉さんから告げられる事実。

それにアレオは持ち前の豊かな感情でオーバーリアクションを取る。

「どど、どうしてっすか!? 元の所属ギルドからの移籍許可証はあるっすよ!? これがあるなら移籍OKじゃないんすか!?」

「……はあ、これだからモノがわからない田舎者《いなかもの》って嫌よねえ」

王都のギルド受付嬢は、いかにも悪い感じで……。

「田舎で勘違いしちゃった? 狭い世界で最強になって自分の実力が中央で通用するとでも? そういう可哀想《かわいそう》な子に教えてあげる。ここは王都の冒険者ギルド。世界中の強者が集まる最高峰のギルドなのよ。僻地《へきち》の腕自慢程度が生きていけるぬるい世界じゃないの」

受付嬢からの歯に衣着せぬ言葉にアレオは怯《ひる》んだ。

僕はその背後から成り行きを見守る。今は言いたいだけ言わせるターンだ。

「実際アンタらみたいな田舎者は毎日のようにやってくるのよ。『オレはどこそこの村で最強だったんだ』『王都でもすぐにトップに立ってやる』ってね。でもそういうヤツらのほとんどが中央のハイレベルにぶち当たって、乗り越えられずに脱落していくの。所詮田舎のレベルなんてその程度なのよ」

完全に相手を見下す口調。

その舐《な》めきった口ぶりに、かつて僕たちの街でギルドマスターだった男が思い出される。

「移籍手続きやら案内やらで無駄な手間をかけさせられる私たちの苦労も考えなさいよ。ってわけで、現在王都の冒険者ギルドでは田舎街からの冒険者移籍は一切受け付けをお断りしていまーす。どうぞお引き取りくださーい」

アレオが提出した移籍許可証と思われる紙をビリビリと破る。

それを目の前で見せられる彼は、けっこうなショックだろう。

「そんな……、そんな……!?」

「ここは選ばれた者だけが所属できる王都冒険者ギルド。アンタらみたいなイモ臭い田舎者はいちゃダメなのよ。……そっちのアンタもわかったらさっさと帰りなさい」

と言うのは僕に対してかな？

どうやらそのようだ。王都受付嬢の侮りきった視線がこちらを向いている。

アレオは涙目で俯《うつむ》くばかり。それを恋人のエリーさんが気づかわしげに寄り添っている。

「エピクさん……！」

「わかっている」

僕はアレオに代わり、この傲慢受付嬢の前に進み出た。

「申請を行いたいんですが、この様子じゃ受け付けてもらえなさそうですね」

「わかってるじゃない。田舎者が現実を思い知るお手伝いなんてやってるほど王都のギルド職員は暇じゃないの。わかったらとっととお帰りくださる？　アンタたちのいるべき臭い田舎にね」

「わかりました」

僕は、一枚の書類を突きつけた。

ヘリシナさんや都市議会の皆さんから預かったものだ。

「エフィリト街の冒険者エピク。同街のギルドマスター代行および都市議会の承認を受けてA級冒険者の承認審査を受けに来ましたが、受付嬢から不受理されたので帰ります」

「え？」

途端、王都傲慢受付嬢の顔色が変わった。

「A級冒険者？　都市議会からの承認？　え？　え？」

「単なる移籍申請と違い、A級への承認審査は理事会にしっかり話が通っているものと聞きました。つまりアナタは理事会が決めたことを、アナタの一存で却下したってことですよね。よくわかりました」

よくわかりました。

「このことは街に帰ってシッカリと報告しておきます。それでは、さようなら」

僕は、項垂《うなだ》れるアレオの肩を抱きかかえて出口へと向かう。

その恋人のエリーさんはスェルの方が引っ張っていく。

「スエル、あの受付嬢の名前覚えた？」

「バッチリ、名前だけでなく顔つきも服装も、受付時間帯もメモっておきました。今日の顚末《てんまつ》と一緒に都市議会に報告しておきましょう」

そんだけ情報あれば本人特定はバッチリだね。

まあ、今日のことが伝わったら僕らの街の議員さんたちはどれだけ怒り狂うやら。

自分たちのメンツに泥を塗られたようなものだからね。

前任ギルドマスターの件も合わせれば充分ブチギレ案件となるだろうし、いっちょ田舎街の意地を見せつけてもらおうじゃないか。

「待って……、ちょっと待ってよ!!　A級冒険者の審査資格持ちを門前払いにしたなんて、そんなこと知られたらギルド職員をクビになっちゃう!?　待ってください！　今担当者に引き継ぎますんで!!」

「いいえ僕は受付拒否されたんで諦めて帰りまーす」

「待ってってばあああぁッッ!!　せっかくの高給職がなくなるううぅッ！　上級冒険者と結婚して悠々自適に暮らすアタシの人生プランがああああぁッッ!?」

カウンターを乗り越えて追いすがってくる受付嬢だがまったく取り合わない。

薬師協会長さんからの教えだ。

対人関係、信用を築くことも大事だが、それと同じくらいに舐められるのを絶対に許してはいけない。

舐めてくるヤツは、いとも簡単に他人の持ち物を奪い、無駄にして、それでいて悪びれることはない。

もし自分のことを舐めてくるヤツがいたら徹底的にやり返さなければいけない。

一番調子に乗っているところでドン底まで叩《たた》き落《お》とし、他人を舐めることの危険さを教えてやらねばならない、と。

僕はその教えを忠実に守るので、もう以前のように理不尽なことがあっても黙り込んではいない。

自分一人我慢していればすべて丸く収まる。

そんな考えは間違いだということを、僕は学んだ。関係ない人々へ被害が広がる前に、トラブルの元となりそうな人は根性を叩き直させてもらう。

とりあえずその日は宿屋に泊まり、馬車のガタガタでいわしてしまった腰をいたわる。

スェルも隣のベッドで充分に尻をいたわっていた。

奇《く》しき偶然で同道した冒険者アレオも宿の隣の部屋に泊まっている。

あの傲慢無礼なギルド受付嬢のお陰で『王都で一旗揚げる』という夢を早くも断たれた。

それは当然ながらショックだったようだ。

彼の恋人エリーさんに傷心を慰めてもらう声が、夜通し壁越しに聞こえてきた。

そんで翌朝。

早くも冒険者ギルド側に動きがあった。

僕のことを訪ねてきたのは、よさげな身なりのオジサンだった。

「ギルド理事アンパョーネンが秘書レッパルスと申します」

やけに整った口ひげが印象的な男性が、恭しく頭を下げる。

「エフィリト街の冒険者エピク様ですね？　そしてそちらはかつてのA級冒険者『赤烈』のバーデング様のご令嬢スェル様と伺っております」

「はひッ」

スェルが怯《おび》えて変な声になった。

この人まあ、こっちの個人情報をスラスラと……。

「僕らがこの宿に泊まっていることもよく突き止めましたね」

「エフィリト街の方々は重要なお客様です。我々が派遣したギズドーンの醜態。何よりまずはそのことをお詫《わ》びいたしたく……！」

ギズドーンはたしか失踪した前ギルドマスターの名前だったはず。

お偉い中央様はあれくらいの失態何事にも感じていないのかと思ったが、一応負い目にはなっているみたいだな。

「その件にて謝罪も済まないまま、当方でまた失礼な対応があったと伺いました。重ねてお詫び申し上げます」

「お偉いギルド理事会の人たちが簡単に頭を下げるんですね？」

「理事会は偉くなどありません。全世界に散らばる冒険者ギルド、それらを繋《つな》ぎ連携を密にする。それだけが役割の組織にすぎません。まして私自身は理事ではなく、その下につく者、ますます偉ぶる理由などありません」

「ご立派な態度ですが、そうは思っていない人も王都のギルドにはいるようだ」

「先日アナタ様たちに対応した受付嬢のことですね？　その件は大変失礼いたしました」

正確には失礼ぶっこかれたのは僕じゃないけれど。

被害者は、そっちのアレオくんたちだ。

早朝、一緒に朝食をとる彼らは図らずもこの場面に居合わせ、ギルド理事関係者が頭を下げるという稀有《けう》な事態に驚いて、呆然としている。

「その件についてご説明させていただければ現在、王都の冒険者ギルドにおいて移籍希望者を拒否する規則はありません。申請を吟味し、要件を満たしていなかった場合お断りする事例もありますが、何の検討もなく拒否することはギルドの就業規則と照らし合わせても絶対にありえないことです」

「しかしここにいるアレオくんは実際に拒否されました。彼が所属していたギルドから渡された移籍許可証を目の前で破られましたよ」

「それは対応した受付嬢の独断です」

淡々と質疑応答がなされる。

「ここ王都は国の中心であり、自然他のギルドよりも多くの移籍希望者が来訪します。移籍申請の受付作業も多く、彼女はどうやら同じ作業の繰り返しに飽き飽きしていたようです。それで自分の判断で即時却下を」

「そんな判断が許されるんですか？」

「当然許されません。我々は今回の事例を深く受け止め、再発防止に全力で取り組むつもりでいます」

「先のことは知りません。僕らは今現在のことにすぐ動いてくれることを希望します」

「と言いますと？」

「ここにいるアレオくんとエリーさんの移籍をすぐに承認してください」

そう言うと隣で見守っていたアレオくんが、目を丸くする。

元々驚きで見開かれていたが、さらに驚いて大きく見開く。

「彼らは情熱を持った冒険者です。彼らは王都のギルドでやっていけるかどうかチャンスだけでも与えてほしい。お願いします」

「エピク殿からの希望となれば、我々は最優先で取り組みましょう」

なんか僕からの要求がズバズバ取り入れられる？

ここまで言いなりだと却《かえ》って怖いよ。

A級冒険者の候補ってだけで、ここまで下手に出てもらえるものなの？

「それからもう一つ、先日エピク様に無礼を働いたギルド受付嬢ですが……」

「あの問題の」

「今日付けで解雇いたしました」

そこまで!?

たしかに本人が『クビになる』とか言って泣きわめいていたが、まさか本当に解雇されようとは。

「これで彼女がエピク様を不快にさせることは金輪際ないとお約束いたします。つきましては……」

「はい？」

「我々の招待に是非とも応じていただきたい。我が主《あるじ》がアナタ様の来訪を心待ちにしております」

なんだか怖くなったが、ここまで向こうに折れてもらって無下にはできない。

この招待には応じるべきだろう。

「わかりました、できればスェルも……」

「スェル様にも是非ご同行いただければと思います。我が主はアナタ方二人にお目にかかることを心より待ち望んでおります」

ここまでお膳立てがしっかりしているの!?

本当にどういうことか。

相手の思惑が読めなくて怖くなってきた。

とにかくこうなったらもう会うしかない。

スェルにも一応目配せして意思の確認を取るが……。

「行きましょう。エピクさんのA級昇格は、街の皆が望んでいることです。やっぱりちゃんと会って正式に認定してもらわなきゃ」

それもそうだな。

僕自身あまりA級になろうというモチベがなかったので、昨日は相手を揺さぶる材料に審査を使ってしまったが。

僕がA級冒険者になることに街の皆の期待がかかっているんだ。

そういう意味でも招待に応じないわけにはいかない。

「アレオくん」

「はいッ!?」

これから別行動となりそうなので声をかけておく。

「と言うわけで僕らはギルド理事に会いに行ってくるけれど、キミらは移籍試験頑張ってね」

「ギルドには話を通しておきますので、今日からクエストを受けることができると思われます。アナタの王都でのご活躍を期待しております」

秘書さんまで付け加えて、これはもう完璧にアレオくん頑張らなきゃいけない雰囲気。

「エピク……! お前、本当に凄《すご》いヤツだったんだなあ……!?」

「そんなことないよ、ただのD級冒険者さ」

今の時点では。

それがA級冒険者にチェンジできるか否かは、これからの判断と行動にかかっている。

まずはこれから会うギルド理事がどんな人か……!?

◆

僕たちが案内されたのは、意外にもギルドの建物じゃなかった。

昨日訪れた場所と違うのですぐにわかった。

「こちらはギルド理事アンパョーネンの私邸になります」

「私的な邸宅!?」

それって、いきなり仕事スペースじゃなくてプライベートな空間に呼ばれたってこと!?

なんですかその油断ならないもてなし方!?

「こちらも失礼は充分承知しております。ですが現在、我が主は公共の場に出ることのできない状態にあるのです」

「どういうこと!?」

「一目見ていただければ……」

秘書の人はそれ以上何も言わずに、僕らを屋敷の奥へと誘《いざな》うのみ。

そして充分に奥まったところまで引き込まれたと思ったら。

「こちらが我が主人の寝室になります」

「寝るところ!?」

ますます何なの。

僕らの戸惑いも介さず秘書さんはドアをノックし……。

「旦那様、レッパルスにございます。入室いたします」

開かれたドアから室内の様子を窺《うかが》ってすぐに納得することができた。

ベッドに男性の老人が横たわっている。

体調が悪いことが一目でわかった。顔色が悪く顔中に脂汗が浮かんでいて、呼吸も乱れている。

傍《かたわ》らで看護するメイドさんがいるが不安なのか、彼女まで病人に負けず劣らず顔色が悪い。

「病気？」

「酷《ひど》くなる一方です。今朝ほんの少し口にされた粥《かゆ》も、すぐ吐き戻されてしまわれて……！」

状況からこの病んだ老人がギルド理事であるのは間違いない。

理事が職場であるギルドに来られない理由も、体も動かせないほど衰弱しているからだったのだ!?

「ちょっとすみません」

すぐさまスェルが動いて、おじいさんの容態を診る。

こういう時こそ薬師スェル頼りになる。

「……」

「どうスェル、何の病気かわかる？」

「これは病気じゃありません」

え？

病気じゃないのに、こんなに苦しそうに寝込んでいるのは……!?

「これは呪いです。魔力を超えた神力によって体を蝕《むしば》まれているんです」

ギルド理事さんは、呪いにかかっていた!?

「呪いによる身体の不調は、病気とはまったくの別物です。他者からの悪意に体を蝕まれ、ゆっくりと衰弱していく。その侵食力は術者の力量によりますが、強ければ呪詛《じゅそ》対象を死に至らしめることも可能です」

解説しながらスェルが、苦しむギルド理事さんをさらに注意深く観察する。

「……この人が受けた呪いは、この人を死なせるパワーが充分にあります」

「まさしくその通りです」

理事の秘書さんが答えた。

病床の理事本人にもはや会話する力もなかろうだから。

「王都中の医師や回復術師に見立てさせましたが、スェル様の診断と同様でした。主が助かるには、呪いを行っている犯人を見つけ出すか、強力な解呪術で呪詛返ししなければならないと」

「しかし、いずれも不可能だった？」

「左様です」

なんだかよくわからないうちに話が深刻化していった。

僕らはA級への昇格のことを話し合いに来たつもりだったのに、どこへ向かおうとしてるんだ？

「冒険者ギルドの総力を結集して呪術者を見つけ出そうとしましたが、王都中を探してなお見つかりませんでした。聖術による解呪も試みましたが、聖女の力をもってしても呪いの進行を遅らせることすらできない始末……」

「……」

「我らももはやどうにもならないと諦めかけておりました。しかし今やっと、一縷《いちる》の光が覗《のぞ》いたのです……」

どういうこと？

「スェル様、エピク様。アナタ方なら我が主の呪いを解いてくれると伺い、藁《わら》にも縋《すが》る思いで……!!」

「ちょっと待ってください？」

誰から吹き込まれた、そんな話？

呪いとかそんな話、僕らはこれまで関わったどころか聞いたことすらない。

完璧に今回が初見。

そんな右も左もわからぬ門外漢の僕らにどうやって呪いを解けと？

そもそも誰が言った？

「……ワシ、じゃ……」

吐息とも聞き違えそうなか細い声。

その声はたしかにベッドに横たわる老人から発せられた。

「……旦那様!?　喋《しゃべ》ってはなりません、お体に障ります!!」

「客人を迎えながら主人のワシがもてなさずしてどうする……？　ただこの干からびた体を見せるために彼らを呼んだのか？　ワシを使って見世物屋でも開こうてか？」

「そんなことは……!?」

もはや限界近くまで衰弱しながらも、精神力に限りはないようだ。

この時初めてギルド理事という存在に感心させられた。

「……さて客人よ。寝台からの挨拶で失礼ながら……冒険者ギルド三十一人の理事が一人、アンパヨーネンと申す」

「エピクです」「スェルですッ」

互いに自己紹介が終わり、さらに話が進む。

「キミたちを呼ぶように指示したのは他でもないこのワシじゃ。ワシは、自分が置かれた状況をよく理解している……」

「というと……」

「自分が呪われていること。その呪いによって遠くないうちに死に至ること。……誰がワシを呪ったか。その者がワシを呪った理由。……そしてどうすれば死と呪いを回避できるか。……そのすべてを」

おお。

さすがギルド理事、すべて手の平の上ということか？

「自慢するようなことでもない。すべては向こうから教えてくれたのじゃ」

「向こう？」

「このワシに呪いをくださった偉大なる御方のことじゃ」

……なんですか、その大仰な言い回しは？

アナタに危害を加えて死にまで追いやろうとする憎いあんちきしょうではないんですか？

「キミらも知っているであろう？　キミたちの街で、ギルドマスターを務めていた男……ギズドーンのことを？」

「それはもう……」

さすがに知らなかったことにはできないし、これから先もなかなか忘れられそうにはない。

もう二度と会うことがないにしても。

でもいきなり何の話題転換？

呪いに関する話なのでは？

「安心なさい、あの大バカ者がキミたちの前に現れることはもう二度とない」

「やっぱりです？」

「ここより遠く離れた都市ビルヴォにおいて、ヤツの死体が発見された。体中に無数の刺し傷があり、その数五十箇所以上に上ったそうじゃ。あまりにも執拗《しつよう》かつ残忍な手口ということで、物取りよりは怨恨の線で官吏は捜査しておる。……しかし、我々にとってそんなことはどうでもよい」

前ギルドマスターは死んでいた。

衝撃の事実であるはずだったが何故か驚きはなかった。

彼の死は、既に都市議長さんによって予言されていたから。

『あの方に死を決せられて、それでも生き延びる自信があるのか？』だっけ？　あの人の慧眼《けいがん》が正しかったという結果があるだけだった。

……あ。

もしかして……。

「そうギズドーンが賜った死も、我らを侵す呪いも、根源は同じ御方なのじゃ。その理由もな、あの御方より直接宣告された」

メドゥーサ様か……!?

山の主にして女神にして魔女というべきあの御方なら、遥《はる》か遠くにいる誰かを呪うなんて朝飯前に思える。

「ギズドーンをギルドマスターに任命したのは他ならぬ我らギルド理事会。ギズドーンは主だった功績はないものの、王家に近い大貴族の端に連なる者。ここらで経歴に箔《はく》をつけさせねば王侯との付き合いに支障が出るやもとおもねった人事であった……」

「それで僕たちの街は大迷惑をこうむったんですが」

ここ王都のような栄えた土地にいる人たちは、何か問題のあるヤツはすぐにでも地方に送ってしまえばいいと考えているようだ。

地方は人材のゴミ捨て場じゃないんだぞ!!

「キミらの怒りももっともだ。ワシらが今、その安易な判断の報いを受けている事実を思えば……!」

「アナタに呪いをかけたのは、僕らの街の近くに住まう魔の山の主ですね?」

メドゥーサ様の名を直接挙げるのは避けた。

なんか恐れ多くて。

「……いかにも。ギズドーンのバカめは保身からあの御方へ刺客を送ったそうな。あの御方の怒りを誘発し、街を滅ぼさんと。何と愚かな……！」

はい、愚かです。

「ヤツは神の意思を侮りすぎた。ヤツの浅知恵など通用せず神罰は、それを受けるべき者へと的確に下された。もっとも罪が重いのは悪を計画し実行した者。その張本人であるギズドーンは、既にもうこの世にない」

「次は、ギズドーンの横暴を許した者に罰が下ると？」

「その通り、ワシらのことじゃ」

ギズドーンをあの街のギルドマスターに推し、並々ならぬ権力を与えた……ギルド理事会。

それがメドゥーサ様の神罰の標的となった。

かつて僕たちは、命を賭してメドゥーサ様に直談判《じかだんぱん》し、何とかギズドーンの罪が街全体に適用されることを防いだ。

アイツの身勝手を許し、暴走を防げなかった僕たち全員が裁かれるところだったんだ。

僕たちは神の怒りの範囲から外してもらえることが叶《かな》ったが、そうでない者もいたってこと。

それほどに人間を超えたモノを怒らせるのはげにも恐ろしきことだった。

……でも僕が出発する時なんも言ってなかったよな、あの人!?

一言あってもよかったんじゃね!?

「それでギルド理事さんはこんな状態に……？」

「もうかれこれ半月、この地獄の苦しみにもがいておる。こんなに苦しいのならいっそ殺してくれと思ったぐらいじゃ。しかし、希望もあった」

希望？

「キミたちのことじゃ。あの御方は我らに呪いをもたらすのと同時に、天啓も告げられた……！」

以下、ギルド理事さんの語ったことの要約。

メドゥーサ様はかく語りき。

もうすぐ騒動の中心となった街から二人の若者が来るんで、全力でもって縋りなさい。

きっとその子らがアンタたちを助けてくれるでしょうよ。

……と。

「件《くだん》のエフィリト街からA級昇格の審査を受けるために若い冒険者がやってくると聞き、すべてが符合した。キミたちこそが我らの救世主であると……我々をこの苦しみと死から救い出してくれると……！」

「えー？」

「そちらの若い娘さんが付き添っていることも聞いて確信したものじゃ。あの御方は二人の若者と告げられた。神託はまさしく仔細《しさい》にわたって間違いがない……！」

ここに来てやっとわかった。

一度はギルド受付嬢とトラブルを起こして席を蹴った僕たち。そんな若者に対してギルド全体がこうまで下手に出る理由が。

彼らは、メドゥーサ様にかけられた呪いを僕たちなら解けると期待している。

それで縋る思いなんだ。

そんな相手を門前払いにした受付嬢をブチギレてクビにもするわな。

しかし、実際のところどうなんだ？

彼らの望みは、僕らの手で呪いを解いてもらうことに違いない。

しかし僕は呪いの解き方なんて全然わからないぞ？

そういう時は……？

「スェル!?」

「はい、この呪いの解き方はママから教えてもらっています」

やった！

さすが女神にして魔女の娘！

こういう時は誰より頼りになる!!

「解呪剤を飲めばすぐによくなると思います。ママも宣告したんなら、今の私の手に負えないほど重い呪いは科さないでしょうし」

「なるほど」

でもそれって逆に言えば、スェルにもどうにもできないぐらい強力な呪いも、やろうと思えばかけられるってことかな？

今こうして、生かさず殺さずみたいな感じで苦しめているのは、ギズドーンを罰した時と違い、直接的な損害に関わっていない理事さんには命までは奪わない道を残しているからではあるまいか？

「げに遠大なるは神の思し召《おぼ》《め》しよ。不敬の罪には関わりある者まで徹底して裁きながら。その奥に許しの道を残しておられる……！」

正直、ギルド理事さんがこんなにも責め苦しめられているのはギズドーンのとばっちりでしかない。

しかしアイツをギルドマスターに任命したのはギルド理事会だし、責任がまったくないかといえばそうでもない。

神に逆らうとはそういうことなんだろう。

メドゥーサ様だって身を守るためにも、自分に牙剝《む》く者に徹底してやり返すのは当然のことだ。

改めてギズドーンの仕出かしたことがとても軽はずみなことだったと思い知らされる。

「スェル、色々やんなきゃいけないこともあるけれど、ここは……！」

「わかっています。解呪剤の調合を最優先しましょう。薬で助かる人を苦しんだまま放っておく人に薬師の資格はありませんから」

さすがスェル。

お父さんから薬師の心構えを叩き込まれている……！

「おお、なんと慈悲深い……!!」

病床で感涙するギルド理事さん。

呪いに何日も苦しめられ続けて精神も参ってるんだろうけれど。

「このたびの災いは、我らがキミたちの街へと送り込んだようなもの。恨まれていても仕方ないのに、そんな我らに救いの手を差し伸べてくださるとは……!?」

「病や怪我で苦しむ人に薬を処方するのが薬師の仕事です。アナタは病気でも怪我でもありませんが……」

ギルド理事さんのスェルへの眼差《まなざ》しが、天使でも崇《あが》めるみたいになっていた。

スェルが天使。

あながち間違っていないかもしれないが……!?

「だからこそ解呪剤の調合には、普段使われない特殊な材料が必要です。それが都合よく手に入ればいいんですが……!」

「それこそ我々にお任せください!」

成り行きを見守っていた秘書さんが言う。

「入手困難な素材の確保こそ冒険者の仕事。特にここ王都の冒険者ギルドならば常時貴重なモンスター素材や薬草鉱石を所蔵していますし、なければクエストを出して取ってこさせればいい。理事会の壊滅はギルドの存続を左右します。A級冒険者とて動員する理由になりましょう!」

「そんな大袈裟《おおげさ》な……!?」

それにギルド理事さんって一人じゃないでしょう大勢いるんでしょう？

こういう言い方はアレですが、こちらのお一人が何とかなったとしても他の理事さんが無事なら理事会も立ちいくんじゃゃ……!?

「全員です」

「はい？」

「ギルド理事会を構成する理事三十一人全員が呪いに苛《さいな》まれています。我が主人だけではないのです。皆さま一人の例外もなく寝台から出られぬほどに衰弱し、現在ギルド理事会は機能不全に陥っています」

「なんてこったい」

さすがメドゥーサ様、いざ報復するとなったら一切の手抜きがない。

関係者皆殺しにする気概でおられる。

怖い。

「だったら解呪剤も量がないといけませんねえ。すると素材だって必要量が増す……」

「左様ですね、しかしご安心ください！　ここ王都の冒険者ギルドにかかれば手に入らない素材など……!!」

「エンシェントドラゴンの生き血」

「は？」

「『古代竜』とも称されるエンシェントドラゴンから生きたまま採取した血が欲しいんですけどあ

ります？　ママの呪いをはね返すには数百年を生き延びて神格を備えた竜の力が必要不可欠なんですけど？」

そう告げられた途端、秘書さんの顔が蒼白《そうはく》になった。

理事さん本人も表情に絶望が浮かんでいる。

「ままま！　ちょっと待ってくださいッ!!」

そして慌て出す。

「エンシェントドラゴンですって!?　そんな超大物の素材が必要なんですか!?」

「手に入らないんですか？　何でも揃《そろ》うって言ったのに？」

「何でもとは言っても限度があるでしょう!?　この地上に君臨する、神にもっとも近い超越者それがエンシェントドラゴンですよ!?　迂闊《うかつ》に触れれば国が滅びかねません!!」

「ウチのママもそうですけど……？」

そうそう。

アナタたちは既に触っちゃいけない神に触ってるんですよ。

「しかしエンシェントドラゴンが相手となれば討伐を条件に入れなくても余裕でS級案件です……！　ということはS級冒険者を動かさなければ。しかし基本的に理事と同格の権限を持つ上に、気まぐれで気難しいアイツらを動かすには……!?」

秘書さんが頭を抱えてしまった。

どうやら『ギルド理事を呪いから救え！』ミッションは早速暗礁に乗り上げた模様。

「あの、だったら……！」

そこへさらにスェルが言う。

「エンシェントドラゴンの生き血は私たちで用意しましょうか？　ちょうど手っ取り早く手に入れる方法がありますんで」

「古代竜の素材を!?　そんな方法があってたまりますか!!」

あからさまに動揺して困惑していた。

「ここへ向かう直前にママから教えてもらったんです。最初は『何だろう？』と思ったんですけど。今になってやっと意味がわかりました。ママはこうなることを完全に予測していたんですね」

何しろ呪いをかけた本人が彼女だからな。

メドゥーサ様は、自分を害そうとしたギルドの一族郎党消し去るつもりで、その救済方法も実の娘に授けていた。

こうなるとわかってであることは疑いない。

罰することを躊躇《ちゅうちょ》せず、それでいて悔い改めれば助かる道をちゃんと残してあるのが神の所業か……。

「……お願いしたい。偉そうなことを言っておきながら慙愧《ざんき》に堪えません。我々ではエンシェントドラゴンの生き血を手に入れるなどは一朝一夕ではとても無理です……!!」

「ただ、私一人では不可能です。相手は昔から生きている竜なので、薬師の私なんかがとても敵《かな》う相手じゃありません」

荒事を担当する人材が必要ってことか。

ならば、それは僕に任せてもらおう。

僕の能力が、その古代竜とやらにどこまで通じるかはわからないが、消し去るだけしか能のない僕がここで役に立たずしていかがする。

そりゃ、ここでならもっと経験豊富な現役A級冒険者などを護衛につけてもらえるのかもしれないが……。

ずっとポジションを守ってきたスェルの隣を、今さら誰かに譲るつもりはない!!

「僕も行きます。エンシェントドラゴンの生き血は僕とスェルで採ってきましょう」

「エピクさん!!」

なんか感極まったスェルに抱き着かれた。

そこまで感動するようなことを言ったつもりもないんだが、スェルもここ数日行動を一緒にしたアレオくんたちカップルの影響を受けたのか?

「しかし……エピク様が実力者だという話は聞き及んではいますが……!?」

それでも不安そうな秘書さん。

そりゃあそうだろうよ、初めて会うよく知らない相手に命運を託すのは。

「よいではないか、彼らを信じよう」

それに比べて肝の据わったギルド理事さん。

病床にあってもその精神の落ち着きは、秘書さんより強い。

「古代竜が相手では、いかにA級冒険者であっても太刀打ちはできまい。そんな者どもを護衛につけても無駄な人死にが出るだけじゃ。それならば彼らにすべてを懸けた方が賢明であろう」

「左様で……!?」

「聞けば二人は、古代竜より遥かに偉大なこの呪いの主と対峙《たいじ》し生還したという。であればある。改めて二人にお願いしよう。サポートにも全力を尽くす。必要なものがあれば何でも秘書に申し付けてくれ」

それは有り難いですけれども。

でも僕から必要なものってあるかな？『消滅』スキルがあるから、武器とか元々いらないし。

まあスェルの方に色々あるかもしれないからすべて彼女に一任しよう。

「ときにエピクくん」

「はいッ？」

まったく予期せぬタイミングでギルド理事さんから話しかけられた。

「キミはA級の認可を受けるために上京してきたのだったな、それなのにキミの都合もかまわず、こちらの用件ばかりで申し訳ない……！」

「こちらが緊急なのはわかっていますから」

アナタの今にも死にそうな様子を見て『それはさておき』とか言えないよ。

言えたら鬼だ。

「キミが地元の狩り場にてA級相当モンスターを日常的に狩っている旨、報告は受けておる。本来なら真偽を確認するためにこちらでも何かA級相当のクエストを受けてもらい、無事クリアすることで正式に昇格認定するのが一般的な流れじゃ」

「そんな感じですか……？」

「しかしキミがこれから挑もうとするエンシェントドラゴンは、A級相当モンスターが雑魚《ざこ》になってしまうほどの大難敵。無事目的を果たせたなら、キミの実力はA級など軽く凌駕《りょうが》していると認識してよい」

結局何が言いたいのだろうか、この人？

「そこでじゃ、この一件キミの昇格を判断するテストクエストとして扱おうと思う。そして無事クリアした暁にはA級ではなく、S級冒険者に昇格してもらおうと思う」

「はい？」

いやいやいやいやいやいやいやいやいやいや!?

僕A級になるためにわざわざ王都まで来たんですけども。それがS級じゃ話が違うじゃないですか？

え？　SはAより上？

じゃあいいのか大は小を兼ねるのか？

「こちらから無茶ばかりを言っておるので、せめてもの詫びじゃ。無論、助けてもらう礼をそれだけで済ませるつもりはない。クエストクリアの報酬はワシの私財からできる限り上乗せしよう。それゆえよろしく頼む」

「そんなおかまいなく」

僕としては、この行動が昇格するという目的に兼ねられて助かっていますよ。

◆

それではいっちょ行ってみるかな。

古代竜退治に！

……え？　退治しない？

血液だけ取ってくればいい？

「それでスェル、何か必要なものある？」

「はい！　色々ありますので準備が整うまで待っていてもらえますか!?」

と言ってスェル、今朝からあちこち駆け回っている。

古代竜攻略のプランは完全にスェル持ちなので、僕は彼女のすることを黙って見守るしかない。

これじゃどっちが本業の冒険者かわからねえ。

補給や手続きなどはギルドで行った方がいいとして、ギルドに移動してきた。

そこで手持ち無沙汰にしていると……。

「おい」

声を掛けられた。

誰かな？　と思って見やると見知らぬ男性が立っていた。

まったく見覚えがない。

確実に初対面。

そんな人にいきなりケンカ売られる覚えはないんですが。

だってこの険しい表情、明らかにこっちへ好ましからざる感情を持っている。

「オレの名はビリリュート。『橙鉄《とうてつ》』の二つ名を持つA級冒険者だ」

「はあ、どうも」

「単刀直入に言う。お前のクエストを譲れ」

本当に単刀直入な人だなあ。

A級冒険者か。たしかに着ている鎧《よろい》は高級そうで、にもかかわらず使い込まれている。

顔つきも整っていて端正なイケメンの部類。

こんなに美形でかつそれなりの強者オーラをまとっているのだから、よくいる新人いびりの類《たぐい》ではなかろう。

しかし、その割に言っていることが……!?

「聞こえなかったのか？　ならばもう一度言ってやろう、お前が受注したクエストをそっくりそのままオレに譲れと言っている。お前たちごときには責任重大すぎる役割だ。このオレが代わってやるということだ」

「嫌ですが？」

深く考えないでとりあえず拒否。

それを予測していたのか相手も特に取り乱さず……しかし凄い不快そうな表情はしたけど。

「お前たちのことは既にギルド内で噂《うわさ》になっている。訪問した初日に早速受付嬢を一人退職に追い込んだこととかな」

「もしかしてお気に障りました？」

冒険者と受付嬢じゃ仲間意識があってもおかしくないし、よそ者にシマを荒らされたという印象もありえない話じゃなかろうしな。

「いいや、あの受付嬢は態度は悪いわ仕事は遅いわでオレたち冒険者側からも評判は悪かった。むしろ追い出してくれて助かったと思うぐらいだ」

「そうですか……!?」

こちらとしては波風が立っていないようで何よりです。

「しかしそれとは関係なしにオレはお前のことが気に入らない。お前が受けたクエストは本来オレが受けるべきものだった。A級冒険者であるこのオレがな」

「はあ？」

「等級を笠《かさ》に着て圧力をかけているわけではないぞ。冒険者等級は飾りじゃない。本人の実力に応じてクエストを割り振るための大事な目安だ。それを無視することは冒険者の死亡率を徒《いたずら》に上げるだけでなく、冒険者ギルドの根本を揺るがすことになりかねない」

はい。

「お前が今回、A級昇格の審査に上っていることも人伝《ひとづて》に聞いた。そうなるだけの実力があることも一目見てわかる。しかしだ、A級昇格の予定がある者よりも、実際に今A級にある者が優先して危険に挑むべき、ではないのか？」

どうしよう、主張がちゃんと理屈で通っていて反論の余地がない。

今まで一方的に絡んでくる人って、大体自分勝手な理屈にもなっていないオレルールを振りかざして会話も成り立たないレベルだった。

それはそれで対応に困るんだが、まったく逆にキッチリと正当性を主張してくる人も扱いづらいんだなってことを今知る。

僕は少しだけ思案して……。

「えーと、そんなこと言われても僕たちはギルド理事さんから直接依頼を受けたので、文句は向こうに言ってもらえませんかね？」

こんな抗弁が精いっぱいだった。

「そのギルド理事殿が体調不良で面会不可となっているからお前に言うしかないのだろう？　お前からの進言があればクエスト挑戦権はつつがなく移譲されるはずだ。オレとしてはこれが唯一の手段なのだ、わかったか？」

「う、うす!?」

ヤバい。

僕ごときの言論力ではまだまだ彼には対抗できない。これでは言われるままにクエストを掠《かす》め取られてしまいそうだが。

「クエストを譲ってもアナタじゃ絶対クリアできませんよ」

「何ぃ!?」

そこへ現れたのが、クエストの準備で忙しそうだったスェル!?

救いの女神!

「まず目標まで行くには私がいないとダメです。エンシェントドラゴンへの辿《たど》りつき方は私だけが知っているので」

「そ、そうなのか!?」

「そして私はエピクさんと一緒でなければ一切動きませんから、アナタたちの独力じゃ目標を見つけることすら無理ってことです。はい論破」

「んなぁ!? だ、だったらキミ、我がパーティに加わってくれないか!? 充分な報酬と安全を保証しよう!」

「YESと言うと思いますか?」

スェル強い。

あんな堂々と正論かましてくる人を、別の正論で正面粉砕してくるなんて。

父親である薬師協会長さんの指導もあるんだろうが、日々薬師として厄介な患者さんとやりあっている成果か?

「そもそもギルド理事さんから御指名で受けた依頼を横取りしようなんて仁義破り以外の何物でも

ないじゃないですか。Ａ級であることをひけらかすんなら、ちゃんと模範になってくださいよ」

「ひ、ひけらかしてなんかないやい!!」

スェルが現れた途端、劣勢に追い込まれるＡ級の人。

「し、しかしアンパョーネン理事は、オレがＢ級に上がった頃からお世話になってきた人なんだ！

あの人の危機にジッとしているわけにはいかない!!」

「今度は感情に訴えてきた」

手を替え品を変えてくる人だなあ……!?

しかしギルド、情報が簡単に漏れまくってない？

「理事を必ず救い出すためにも、お前らのような子どもだけに任せるのは不安で仕方がない！　ここは実力も実績もあるこのＡ級冒険者ビリリュートに任せるべきだ！　アンパョーネン理事のためにも!!」

「本当に理事さんのためですか？」

スェルからの鋭い問いかけに相手のＡ級さんが固まった。

「ど、どういう意図での質問かな？」

「ギルド理事の命を救うクエストです。それを達成したら大手柄、報酬もたんまり貰《もら》えるでしょうしギルドからの評価もうなぎ上りでしょう？」

「そ、そうだとして何が？」

「そうした実利を狙った行動ではないと天地神明に誓えますか？　まったく微塵《みじん》も下心はないと？

恩返しのためならクエスト報酬も必要ないと言えますか？」

「ば、バカな！　冒険者はクエストの報酬で身を立てているのだ！　それを『いらない』などと抜かすのは冒険者失格だ!!」

「やっぱり下心あるんじゃないですか」

「ぐぁあああああああああッッ!?」

スェル強い。

こんなに頼もしいと思える彼女は初めてだ。

「なんでだよ!?　そんなに純粋な一つだけの目的で動くことなんてないだろうよ！　いいじゃないか無償の人助けで自分が少しは得をしても！　何だ!?　ほんの一欠片《ひとかけら》でも私情が交じれば偽善とでも言うのか!?」

「そんな極端な話してません。とにかくクエストに臨む私たちの邪魔しないでほしいんですが」

「いいや、それでも出しゃばらせてもらう！　とにかくお前たちのような子どもだけで困難なクエストをクリアできるとは到底思えない！　理事殿の命がかかった絶対失敗できないクエストだからこそ、もっとも成功率の高い道を選択すべきだ!!」

実力云々の話になったら僕らも強く言い返せないよなあ。

所詮は正式にはA級にもなっていない、海のものとも山のものともわからないよそ者だから。能力に疑問を持たれるのも仕方がない。

「目標は、伝説上の生き物エンシェントドラゴンだと聞いた。仮にもソイツを倒すことができれば

Ａ級を飛び越えてＳ級に昇格できるとも！　だったら現Ａ級のオレだって倒せば昇格のチャンスだよな!?」

「やっぱり下心マシマシだった」

「お前らだってたった二人で古代竜に挑むのはいかにも戦力不足だろう!?　このオレがパーティに加わってもいいぞ？　力を合わせてクエストを乗り越えようじゃないか!!」

たしかにそう言われればたった二人は心もとない気がしないでもない。

故郷の街ではずっとこの二人で行動していたから当たり前に思っていたんだが、ここは土地勘もない王都。

せめて道案内でもできる人に同行してもらわねば、クエストの本筋でもないところで余計な時間を取られかねない。

それを目の前にいるＡ級に頼むか？

それは目上に対してかなり失礼な気がする。

その時、ギルドへ入ってきた男女の姿があった。

今朝一旦分かれたアレオくんとエリーさんの新人冒険者カップルだ。

「王都での初クエスト終了～、思ったよりずっとしんどかった～」

「でも無事クリアできたじゃない。この意気で頑張っていきましょうよ」

どうやら無事移籍手続きを完了し、王都でのクエストをこなしてきたらしい。

って言うことは、もう経験者。少なくとも僕らよりは王都について知識があるはず。

「お願いだッ！　一緒に僕らのクエストに参加してくれない!?」

「ええッ!?　いきなり何!?」

僕らよりは王都での冒険者活動経験豊富のアレオたちを加えて、僕らのパーティに死角はなくなった！

「いや待て！　そんな新人よりオレの方が頼りになるだろう間違いなく！　オレを選べ！　その方が絶対いい！　なんでオレを選ばないんだぁあああッ!!」

そしてついにはすべてを解決するために僕らは出発した。

ギルド理事会にかけられた呪いを解くため、そして僕自身の実力を王都で示し冒険者等級昇格の是非を決めるために。

それで具体的にやって来たのが……。

ダンジョン。

しかも王都の中にあるダンジョンだった。

「お前たちはダンジョンに入ったのは初めてか？　ならば説明してやろう」

なんか勝手に説明してくれる。

「ダンジョンは地下へと広がる迷宮空間だ。モンスターがはびこり、屈強な冒険者でもないと足を踏み入れて生還するのは難しい」

それだけならば、ただの危険極まりないシロモノとして人間社会から排除すればよかろう。

しかしながらダンジョンには害だけではない大きな益も存在した。

ダンジョン内には濃厚な瘴気《しょうき》が溜《た》まり、それが凝り固まってか貴重な鉱石が多く出土する。

金銀鉄鋼どころか魔力を帯びたミスリルに魔水晶。

そうした貴重な鉱材だけでなく、ダンジョン内で生まれるモンスターの素材も高値で取引されるそうだ。

「だからこそ国家はダンジョンを手の内に置きたがる。かつて王都は別の場所にあったが、ダンジョンが発見されたのでわざわざこっちに遷都してきた。ダンジョンを自分のお膝元で管理できるように」

「だから都市の中にダンジョンがあるのかー」

そしてそのダンジョンの内部を進む僕たち。

スェルがギルドで忙しく準備していたけど、その中にはこのダンジョンに入る許可を得ることも入っていたようだ。

ということはこのダンジョンにエンシェントドラゴンがいるのか？

「さすが王都のダンジョンはドラゴンまでいるんだ、凄いなあ」

「そんなわけあるか！　さすがに古代竜が住み着くダンジョンなんか危なすぎて国も手出しできないぞ！」

え？　そうなの？

だったらどうして僕たちはこのダンジョンの中を進んでいるの？

「そんなのオレが聞きたいわ！　せっかく全冒険者が恐れ憧れるエンシェントドラゴンと対面でき

ると思ったのに！　このオレが実家よりも通い慣れた地元のダンジョンなんてガッカリだわ!!」

そんなことを言うのは誰か？

というかさっきから僕は誰と喋っている？

駆け出しの少年少女冒険者たちに交じってやたら豪華な鎧をまとったベテランぽいイケメン。

A級冒険者のビリリュートさんであった。

結局押しかけで古代竜追求パーティに加わってきた。

別にこちらからは少しも望んでいないのに。

「エンシェントドラゴンを討伐してS級昇格できるチャンスだと思ったのに期待外れが!!」

「お世話になったギルド理事さんへの恩返しは？」

やっぱり下心が主な動機じゃないか。

パーティを組んで同行するアレオくんやエリーさんも、この強制介入者を胡散臭《うさんくさ》い目つきで見詰めていた。

とはいえ僕も何故このダンジョンへやって来たのかよくわからない。

すべてはスェルが主導しているのだが、彼女の思惑は一体どこにあるのか。

「ねえスェル、こっちの人の話だとこのダンジョンにエンシェントドラゴンいないらしいんだけど？」

「エピクさんはその人と私と、どっちを信用します？」

「スェル」

ならば黙って進むのみか。

ダンジョン内部では、当然のようにモンスターが襲い掛かってきたが難なく撃退できた。

勢いのままに組まれた臨時パーティだが、けっこう強くて安定性があるのかもしれない。

そしてそのまま無事到着した。

最下層。

「王都直営ダンジョンは全十五階層で、ここが終点だ。オレは何度もここまで来ているが、やっぱりエンシェントドラゴンなどいなかったな。いつも通りのフィールドワークだ」

ビリリュートさんが不満げに語り、新人のアレオくんたちは『ここが最下層』と目を輝かせていた。

これが倦《う》んだベテランと初々しいルーキーの違いか。

で、ここからどうなるの？

「これ以上先へは進めないことは間違いないけど、ここでスェル、何か考えがあるの？」

「進めないことはないです」

はい？

「進めないことはありません。それは人間の勝手な思い込みです」

「何なの？」

なんでそんな喋り方になってるの？

「ママから教わったんです。このダンジョンの最下層は地下十五階じゃないって……」

そう言いながらスェルは、ダンジョンの床を撫《な》でさすり……。

何かを探している？

「……あった」

床にはめ込まれるようになっている水晶。

スェルは、それに手を触れて何事かむにゃむにゃ呟《つぶや》く。

すると……。

ゴゴゴゴゴゴゴゴゴゴゴゴゴゴゴゴゴゴゴゴゴゴ……!!

「おおおッ!?」

階層全体を揺るがすような音を立てて、いや実際に階層が揺れていた。

そして奥の壁が横にズレていき……。

「隠し部屋ッ!?　いや隠し通路だ!!」

開いた壁の向こうには、さらに奥へと続く通路が延びていた。

それを目の前にビリリュートさんも、アレオくんエリーさんも口をあんぐり開けて驚く。

「こんな隠しエリアがあったなんて!?　今までこのダンジョンを攻略してきた冒険者は何百人といただろうに……今まで気づかれなかった!?」

「それは仕方ないです。ママの血を受け継いだ私が、家族権限で開放しましたから。普通の人間にこの封印を解くことは不可能です」

やっぱりメドゥーサさんからの入れ知恵だったのか？

スェルは一体母親からどれだけのことを教えられたのだろう？　ちょっと怖くなってきた。

「私の王都行きが決まった時に、この通路の秘密を教えてもらいました」

たった今明るみになった隠し通路をズンズン進んでくスェル。

僕らはその後ろに続く。

「思えばあの時に察するべきでした。ママはすべてをわかった上で、私に必要なことすべてを教えたんでしょうね」

ギルド理事たちに呪いがかけられていること。

解呪法。

呪いを解くためにエンシェントドラゴンの生き血が必要だということ。

そのエンシェントドラゴンまで辿りつく方法。

そもそも理事さんたちに呪いをかけたのはメドゥーサ様なんだから、深く考えるとマッチポンプということが段々わかってきそうだから深く考えないことにした。

それよりも、僕たちは解呪の方法を求めてエンシェントドラゴンの下《もと》に向かっているわけじゃない？

するとこの先には……。

「はい、エンシェントドラゴンがいます」

いともあっさり言うスェル。

そりゃ、そもそもそういうつもりで来たけどさ……。

「ママの話によれば、このダンジョンはそもそもドラゴンの棲《す》み処《か》として作り出されたそうなんです。主は一番奥深くに住み、侵入者に煩わされることのないように最深部へと続く道をママに頼んで封じてもらった……」

その封印を娘であるスェルが解いた。

開いた先に待っているのは……！

「古代竜エンシェントドラゴンのうちの一角。土中にこもり地下世界を支配する竜です。その名はアンダーグラウンドドラゴン」

通路を進むうちに階段を降り、あるいは坂を下ってさらに地下深くへと行く。

そして今度こそ真の終点、最下層で待っていたのは……。

地下とはとても思えない広大な空間に鎮座する巨大な竜だった。

「本当にいた……ドラゴン……!?」

僕たち人間の五十倍ぐらいはあるだろうか？

ここまで大きな生物は僕も見たことがない。

メドゥーサ様とは別の意味で圧倒される究極的存在。それが超生物ドラゴンだった。

ドラゴンは、挨拶もなく訪れた僕たちを目ざとく見つけると、見下ろしながら……。

『我が不可侵の領域に足を踏み入れたのは何者ぞ？　我が平穏をかき乱すか、ならば我は貴様らの存在すべてを打ち砕いてくれようぞ』

竜が喋った!?

竜、恐ろしい。

初めて対峙してわかった、ドラゴンという存在があらゆる生命を超えて究極だということが。

地上にも何種類かのドラゴンが跋扈《ばっこ》し、時に人と領域を争って冒険者に討伐されたりもする。

しかしそれは自然界に繁殖する、あくまで種族の一つとしての竜であって、古代竜エンシェントドラゴンはそれらと一線を画する存在。

それ一個の存在が神にも匹敵する。

巨大にして豪壮。

それを目の前にして矮小《わいしょう》な人間が平静でいられるはずがない。

まず新人のアレオくんとエリーさんカップルが衝撃のあまりに腰を抜かした。

「あわわわわわわわわわわ……ッ!?」

「逃げなきゃ、逃げなきゃ、でも足が動かない!?」

恐怖で腰砕けとなった彼らは、戦闘になったら役立つまい。

だからできる限りは穏便に済ませたい。

『ただの人間風情が、どうやってここまで辿りついた?』

対して巨大なるドラゴンは、不法侵入に苛立《いらだ》ちながらも僕らのことを注意深く見つめる。

『女神に施させた封印すら突破してくるとは……。これまでも調子に乗った人間が幾人も深層まで踏み入ってきたが、誰もがアレを突破できずにスゴスゴ引き下がったというのに……』

「封印の解きかたはママから教わりました。偉大なる地下世界の支配者アンダーグラウンドドラゴンよ、アナタにお願いがあります」

あの巨大すぎる超生物に、物怖《ものお》じすることなく向かい合う。

スェルのここ最近の肝っ玉の太さに感嘆する。女神の娘としての貫禄《かんろく》が出てきてないか。

「アナタの血を分けてください。死に瀕《ひん》した人々を治すためにどうしても必要なのです」

『偉大なる我に血を流せというか？　しかも小バエのごとくいくらでも湧いてくる人間の、その一匹二匹を救わんがために？　不遜極まる、それこそ道理を弁《わきま》えぬというものよ』

グワッという擬音が聞こえてくるかのような勢いだった。

竜が、殺気をむき出しにして威嚇してきた。

とはいえ咆哮《ほうこう》も上げずただ一睨みしただけ。それだけでも人間には許容量を超えた気迫の強さで、僕らの隣でアレオくんとエリーさんが泡を吹いて失神した。

ゴメンね、こんな可哀想な目に遭うなら連れてくるんじゃなかった。

「アンダーグラウンドドラゴンは、こちらの望みを聞き入れてはくれなさそうです」

「平和的に解決できればよかったんだけどなあ」

となればあとはどうしたものか？

やはり戦って奪い取るしかないのか？

「それならむしろ好都合だ!!」

「あッ？」

僕らを横切り、飛び出していく人影。

Ａ級冒険者のビリリュートさんではないか。

アレオくんたちが耐えられなかった殺気の中でも、しっかり意識を保っているのはさすがＡ級というべきか。

しかしやろうとしていることは……!?

「新人のお前たちは、そこで身を守ることだけに集中していろ！　古代竜を倒す功績は、このＡ級冒険者ビリリュートが貰った!!」

「また手柄に執着してッ!?」

彼にとってはまさに計画通りなんだろうが……。

なんか釈然としないなッ。

『愚かな人間を久々に見たな』

みずからに立ちはだかるビリリュートさんを前に、地下の帝竜は鼻で笑った。

『百年ほど前にはそうした愚か者が掃いて捨てるほどにいたがな。何度焼き払っても次々やってくるので、あまりにも煩わしくて女神に頼み、最下層への道を封じてもらった』

僕らを前に目を細める竜。

『あの喧騒《けんそう》を懐かしいとも思ったが、やはり煩わしいのは嫌だな。封印が解かれたのなら是非もなし。一度地上へと上がり、人どもを根こそぎ消し去ってくれようか』

「そんなことはさせん！　お前はここで倒されるんだ!!」

果敢にもドラゴンへ一直線に突進するビリリュートさん!?

正気か？　あんな正面から突っ込んで、返り討ちに遭うのがオチだぞ？

『突貫しか能がないのも百年前と変わらんな。人間とはそんなに学ばぬ生き物であったか』

竜、明らかに攻撃の予備動作と思われる、息の一吸いをし……。

『ならば百年前と同様の結末を与えてやろう。燃え尽きろ!!』

吐気と一緒に放たれる火炎。

これがドラゴンのもつという地上最強の攻撃能力ブレスか。

呼吸と一緒に吹き出される火炎や氷雪。

口からそんなもの吐ける生物なんてドラゴン以外にいない。

その火炎の凄《すさ》まじさは、人間の数十人すっぽりと飲み込んで消し炭にできそうだった。

そんなのをまともに浴びたらA級冒険者だって一巻の終わり。

と思われた時……。

「そんなものでオレを倒せるか！　見るがいい！　オレをA級にまでのし上げたユニークスキル『貪吞《どんとん》』!!」

おおッ？

ビリリュートさんが炎に向かって手をかざす。

すると、あの大火事にも似た猛炎が、その手に吸い込まれていくではないか!?

まるで水でも飲むかのように、すべての炎が吸い込まれて消えてしまった。

それだけでも驚くべき現象なのに、変化はそれだけにとどまらず、炎を吸い込んだビリリュートさんの腕は真っ赤に輝き……。

「ここまで大量の力を取り込んだのも初めてだ！　今すぐ放出してやるぞ！　吸収からの解放パンチ!!」

『ぬぅッ？』

ドラゴンの腹へと叩き込まれる拳。

驚くべきことに、それでもって竜はよろけ二、三歩後退した。

人のパンチが竜に効いたってこと？

『なるほど、我は我が力によって脅かされたか。人の持つスキルは面白い効果を発揮する』

「さすが古代竜よくぞ見抜いた！　オレのスキル『貪呑』はあらゆるものを体内に吸収し、エネルギーに変える究極技だ！　今は防御も兼ねて炎を吸い取ったが、吸収できるのは無形物だけじゃないぞ！　モノも、生き物だって飲み込んで消化できる！　我がスキルは悪食だからな!!」

『貴様ら矮小な人間に、この竜を脅かす力などとても備えようがない。故に人間に竜を倒すことなどできない。その問題を、敵の力を利用することによって解決するとはな！』

一局面ながらしてやられたことに、竜は却って感心を覚えたようだ。

嬉しそうに目が細くなり……。

『百年ぶりの無礼者は、それなりに楽しませてくれるようだな。その褒美だ、自慢のスキルを正面から叩き潰してやろう!!』

「ほざけ！　オレのスキルは無敵だ！　なんてったってユニークなんだからな!!」

ユニークスキル。

クラス適性で得られる通常のスキルとは違い、完全に生まれもった才能によって授かるスキルだという。

非常に希少で、それだけに効果も強い。

ユニークスキルを生まれ持ったら、上位冒険者になることはほぼ確実。

最上位のS級となるにはユニークスキル持ちが条件だとか、ホントかウソかわからない話もあるし。

だとしたらビリリュートさんも今はA級ながら、S級へと登る筋道はしっかり見えているんだろうし、野心もあろう。

こうしてなかば無理矢理同伴してきたことも、彼なりの決意あってのゆえもあろうが。

相手も狙い通りになるほど甘くはなかった。

『ほれ、今一度炎のブレスを食らうがいい』

「バカめ、同じ手を繰り返すとは!!」

案の定ビリリュートさんは、再びすべてを飲み込む彼のユニークスキルで炎を貪る。

「一度効かなかった手段を再び用いるとは、所詮竜も愚かな動物にすぎんということだな！　人間にはこういう言葉があるぞ！　『同じことを繰り返して異なる結果を期待することを狂気という』とな！」

『ならば狂気の末を見届けてみようではないか』

言いながら竜はさらに炎のブレスを放出する。

放出する。

放出する……。

……あれ？

ずっと放出し続けてない？

「ぐぬッ？」

『グファハハハ、もうキツくなってきたか？　我はまだまだ吹き続けられるぞ？』

十秒経っても二十秒経ってもドラゴンのブレスはやむ気配がない。ずっと放出され続けている。

もう一分は経過するぞ。

「ぐッ!?　ごぁ……ッ!?」

『吸収し続けた炎の熱で、体が焼け付き始めているな？　そういうことだ。貴様のスキルはあくまで喰《く》らい尽くすこと。喰らったものは己のうちに溜まり続けていくが道理。そして内包量には必然限りと言うものがある』

ブレスを吹き出し続けながらドラゴンは語る。

器用なことができるな。

『貴様ら人間は矮小であるだけに、飲み込める限界量も少なかろう。我らドラゴンの強大さと比べればなおさら。つまり貴様が耐えられる限界まで我が放出が続くかといえば……』

当然ＹＥＳ。

長く生きるドラゴンは、一瞬にしてその道理を見抜き、人と竜の許容量差を生かして持久戦に持ち込んだ。

効果は覿面だった。

ビリリュートさんの飲み込みスキルは、彼自身の身体が耐えられるまでという制限がある。

キャパオーバーを避けてスキルを使い続けるには、一旦飲み込んだものを放出してカラにするのがいいんだろうが、今はそれができない状況にある。

ドラゴンが炎を吹き続けるからだ。

一瞬も途切れず。

その熱量は一瞬でもあれば人間ぐらい焼き尽くせるし、だからこそビリリュートさんは一瞬だって吸収をやめることはできない。

あの吸収行為は、即死攻撃からの防御の役割も果たしているんだから。

だから一瞬でも吸収をやめて放出を行う余裕もないし、そうできなければ体内にエネルギーは溜まり続ける。

そして限界を超えたら……。

これをジリ貧って言うんだろうな。

もはや勝負は見えていた。

持久力、許容量で人が竜に勝てる道理がない。絶対的に劣った分野での勝負を強いられた時点でビリリュートさんの敗北は決定していたのだ。

『そろそろ限界か？　飲み込んだ炎がスキルの許容量を超えて、貴様の肉を焼き始めたぞ？』

「ぐぬぬぬぬぬぬ……!?」

ドラゴンの言う通りで、ビリリュートさんの肌は真っ赤に茹《ゆ》で上がり、無数の汗の玉が浮かんでいる。

「……お前たち、逃げろ……！」

ついに彼の口からそんな言葉が出た。

「今はまだ、ヤツの炎を飲み続けていられる。そのうちにダンジョンを脱出するんだ。この均衡が続いているうちはヤツも動けないはずだ」

「いや、でもそうなったら!?」

「オレはもう助からない」

自分の終わりという衝撃的な事実を、あっさり受け入れている。

「オレの『貪呑』スキルは間もなく限界を迎えるが、あの竜はまだまだ炎を吐き続けていられる。次の日まで吐いていられるんじゃないか？　とにかくこれ以上は吸収し続けられないし、かといって放出する余裕はない。八方塞がりだ」

引くも進むもできない。

自分の破滅という最悪の事実を、実に冷静に受け止めている。

「だがオレ自身滅ぶとしても、お前たちは必ず生きて地上に戻す。後輩を守り通さずしてA級冒険者の最後の誇りは守れないからな！　さあ行け、オレの気力がまだ続くうちに!!」

手柄に貪欲な野心家の面もあるが、ビリリュートさんはA級という立場に見合うだけの責任感も同時に持っていた。

自分の命と引き換えにしても弱者を守り通そうという気概に満ちている。

っていうかさっきから何を傍観しているんだ僕。

ここで動かなきゃ恥ずかしすぎるだろう。

「『消滅』」

「うおおおおッ!?」

目の前を覆い尽くすような紅蓮《ぐれん》が一瞬にして消え去って、ビリリュートさん驚愕《きょうがく》する。

僕の『消滅』スキルによってドラゴンの放つ火炎を消し去ったのだ。

「これは一体!? お前の仕業なのか!?」

「今です、さっさと溜め込んだモノを放出してください」

「そ、そうだなッ!? 倍返しパンチ！」

『いてえッ!?』

放出のついでにしっかりドラゴンを殴りつける。

これで一旦スキルの吸収量をカラにして人心地ついたかに見えるが、既に彼の身体は限界を迎えていた。

一度スキルから溢《あふ》れかけた炎の熱で全身がレアもしくはミディアムレアぐらいまで焼き上がっている。

この体で再びドラゴンの火炎ブレスを受け止めることは不可能だろう。

A級冒険者ですらここまで痛めつけられるドラゴンを恐れるべきか。

ドラゴンにここまで食い下がったA級冒険者を讃《たた》えるべきか。

「とにかくこれからは僕がやります。ビリリュートさんは休んでいてください」

「待てッ、お前のような新人が……!?」

「スェル治療をお願い」

戦闘中に負った怪我の処置なら薬師であるスェル以上の打ってつけはない。

すぐさま何らかの薬品をビリリュートさんの頭からぶっかけていた。

それで彼の肌の赤みがみるみる引いていくのだから凄い。

そして僕は代わりに竜の前に立ち……。

竜は、僕のことを訝《いぶか》しげに見下ろしていた。

『我が炎を苦も無く消し去るとは。前のヤツと同じスキルの持ち主か？』

たしかに『消滅』と『吸収』は似ている。

対象を、理屈もなしに瞬時に消し去ってしまえる点は。

「希少なユニークスキル、それをまったく同じものを持つ者が二人揃っている。そんなことがあると思いますか？」

『正論よな。つまりはよく似た効果の別種のスキルということか……!?』

さすが数百年を生き続けた古代竜。

理解が早い。

『しかしながら我らドラゴンからしてみれば、貴様ら人間どもの差異など些細なものでしかない！

貴様がいかなるスキルをもっていようが、ドラゴンの強大な力に屈する以外にないのだ!!』

そう言って再び口から吹き出される炎。

それを前に僕も再び……。

「『消滅』」

スキルを使用した。

『消滅空間』に飲み込まれて消える大炎。

『やはりこうなる。前の愚か者と同じだ。そうして力尽きるまで、けっしてやむことのない我が炎を受け止め続けるがいい！』

「僕の方はそれでもいいけど」

僕の消滅『消滅』スキルに力の強弱は関係ない。

ただ消し去るだけなんだから、対象が何であろうと違いはないんだ。

たとえ消し去るものが綿毛であっても、鋼鉄であっても、同じスキルの力加減で消せる。

その消費量は常に最小限。

持久戦になってもそれほど問題はないということだった。

僕自身このスキルは子どもの頃から使い続けているからペース配分には慣れている。

不眠は辛《つら》いかもしれないが、それでも翌日まででもこの状況を維持し続ける自信はあった。

「しかし、その気はないがね」

僕がどんなに上手《うま》くペースを保ったところで相手は竜。

ビリリュートさんよりは長くもたせられるというだけで、僕もいずれはドラゴンの無限の体力の前に屈するだろう。

僕がこのドラゴンに勝つには、守りに回って均衡を保つのではなく、みずから攻めて押し切るしかない。

そう思って僕は発生させている『消滅空間』を大きくした。

『なにこれはッ!?　うおおおおおおッッ!?』

最初は、ドラゴンの炎に僕が飲み込まれないよう必死に踏ん張る構図だったのが、瞬時のうちに逆転され、大炎こそが飲み込まれる構図となる。

そして我が『消滅空間』は、ビリリュートさんの『貪吞』と違って飲み込んでいるわけではない。

消しているんだ。

だから許容量もあるわけがないし、さっきも言ったように撫でる程度の最小限の力でいくらでも消し去ることができる。

目の前の竜すらも。

『おおおおおおッッ!?　これはぁあああああッッ!?』

既に『消滅空間』はドラゴンの体格以上に膨張し、ドラゴン自体に迫りつつあった。

ここが地底深くだということもヤツに災いした。

ドラゴンは翼で飛べるとも聞くから、ここが野外なら一目散に飛翔《ひしょう》し、『消滅空間』から逃れることもできるだろう。

しかし地底の、壁や天井に閉ざされたこの空間内では逃げ場がない。

ゆっくりと広がっていく『消滅空間』に追いつめられるのみだった。

『この力はもしや……！　わかった！　降参だ、降参する！　いかに古代竜たる私といえども「神威」には抗《あらが》いようがない！』

「…………」

『だから降参だと言っている!!』

僕は相手にかまわず『消滅空間』を膨張させ続けた。

相手が降参してもかまわず二、三発は殴り続けろ……というのは薬師協会長さんの教えだった。

戦いを始めて、不利になった途端に降参を言い出すぐらいなら最初から戦わない方がいい。

それを理解できずに戦いを始めてしまうのは相手を……そして闘争という行為そのものを舐めているからだと。

……って薬師協会長さんは言ってた。

「『降参』という言葉は小声で言っては意味がない。大声で言っても意味がない。喉が破れて血が出るほど必死に叫んで初めて意味を持つ。……って誰かが言ってた」

ドラゴンは壁際まで追い詰められたが肥大する『消滅空間』はまだまだ広がる。

もう少しで相手のつま先を消し始めるだろう。

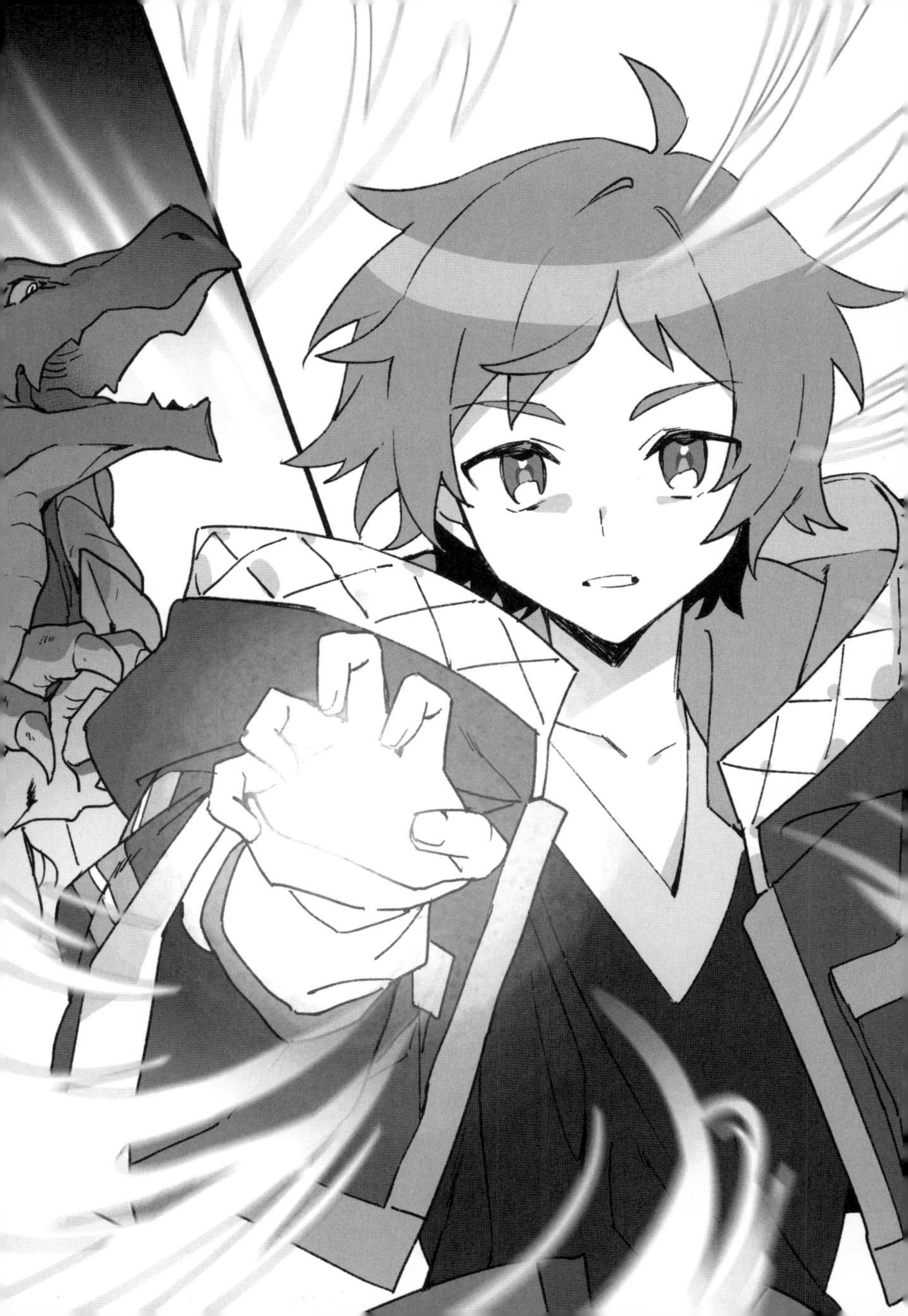

『わかった！　わかった済まぬ！　お前たちの話を聞き入れず一方的に襲ってしまい悪かった！　お前たちの望みはできる限り聞き届けよう！　だから降参を受け入れてくれッッ!!　頼むッッッッ!!』

「わかりました」

僕の意思一つで『消滅空間』はすぐさま消滅。

ぽっかり空いた空間に凄まじい勢いで空気が流れ込む。

危機を逃れたと理解したドラゴンは一気に憔悴《しょうすい》し……。

『とんだ災難であったわ。百年ぶりの侵入者がよりにもよって「神威」の持ち主とは』

「なんかすみません」

彼からしてみたら、安穏として暮らしているところに勝手に踏み入ったのが僕たちだからな。

ある意味僕らの方が極悪じゃん、と思って申し訳なくなった。

『まあ、むしろ女神の封印を破ってくるぐらいだから、「神威」持ちである方が納得ではあるが。普通の人間が来る方がよほどありえん』

「そんなに珍しいんですか？　僕の力って……？」

『「神威」が現れた時、必ず世は乱れる。そういえば前の担い手が暴れ回ってからそろそろ百年、次代が現れるにいい頃合いか』

ドラゴンは自分だけ納得したようにこちらを眺めて……。

『よく見れば、そっちの娘は女神殿の落とし子か。結局時代は変われど顔ぶれはそう変わらんな』

「あの、僕らお願いがあってここに来たんですが？」

しみじみされているところ申し訳ありませんが。

『いやすまなんだ。よう考えれば女神の封印を突破してきた者。それ相応の資格ある者であるのは当然であるのに有無も言わさず排除しようとしたのが短慮であった。追いつめられて当然だ』

ドラゴンは一転殊勝な態度となり……。

『詫びのためにもお前たちの望みはできる限り叶えよう。さて何を望む？　このダンジョンに眠るすべての財宝を与えようか？　それとも古代竜の権限をもってお前を王者に任じようか？』

「いや、そういう大袈裟なのは欲しくなくて……!?」

竜の血が欲しいだけなんですけども。

最初にそう言ったでしょう？

『なんだ、その程度でよいのか？　我が生き血だけでよいとは。「心臓をよこせ」というなら少しは困るところだったのだがな。あれは再生に手間がかかる』

「はあ!?」

手間はかかっても再生できるんですかい。

改めて古代竜の超絶さを思い知らされた。

でも生き血だって取られるのは嫌ではないのか？

『人づれが我が血を使うというのであれば、どうせ霊薬作りであろう？　仮に無敵の肉体を得るために頭から浴びようとて、それに必要な量といえば我にとっては一滴程度。なんの不都合もない』

「まあ」

ですよね。

アナタのその巨体からしてみれば……。

ドラゴンはそのあとすぐに、右手（右前足？）の鋭く伸びた爪で、反対側の手を傷つけた。

竜の巨体から見たらとても小さな傷で、毛ほどの大きさもなかったであろう。

そこから搾り出された血も精々一滴程度であったがそれも竜から見れば。僕ら人間から見たら桶《おけ》をひっくり返したような量になる。

「うわぁ!?」

一瞬で目の前が血の池地獄となった惨状。

スェルはすぐさま革袋を出して、その中に貴重な竜血を掬《すく》いとる。

恐らく解呪薬を作るのにあれで充分なのだろうが、大部分の出血が残ったまま地面に蟠《わだかま》っている。

『別によいさ。放っておけば固まって土に還《かえ》るであろう』

貴重なものであろうにこともなげに言う。

人と竜の感覚の差異ってそんなもんだろうな。

「材料も手に入りましたので早速戻って調合に入りましょう！」

『おや、もう帰るのか？　お前たちほどの者であれば他に何でも助けとなろうに。まあ気が向いたらまた来るがよい。いつでも歓迎しようぞ』

打って変わって打ち解けたムードのドラゴンだった。

『おお、出る時は封印を戻してもらいたい。お前たちならばそうかまわぬが、道理もわからん木っ端が押し寄せてくるのも面倒で敵わぬゆえ』

「はいはーい」

長居は無用とばかりに踵《きびす》を返す僕たち。

アレオたちはまだ失神したままなので、僕と、ビリリュートさんがそれぞれ背負っていくことにする。

「本当に凄いヤツだったんだな、お前は!?」

一応意識があって、戦いの一部始終を見守っていたビリリュートさんが言った。

「オレと同じユニークスキル持ちだったとは!!　いやスキル性能自体はオレの『貪吞』よりもずっと上。A級候補に挙げられるだけのことはあるな」

なんか急にしおらしくなった。

「このクエストの詳細は、オレからもギルドに報告を上げておく。そしてお前たちの昇格に賛成の立場を表明しておこう。現役A級冒険者からの進言だ。少なくともマイナス要素にはなるまい」

「お気遣い痛み入ります」

ここに来て急に親身な態度になったのが、戸惑いながらも有り難かった。

思い通りにならないことであっても目の前の現実は素直に受け入れる。

それが冒険者が生き延びるのに必要不可欠な能力なんだろう。

かつて、現実を受け入れられずにどんどんドツボにハマっていったガツィーブという冒険者を思い出して、やっぱり上位に食い込むような手錬《てだれ》は意識からして違うんだなあと思った。

◆

ダンジョン生還。

そして休む間もなく早速作業に取り掛かるスェル。

「エピクさんが頑張ってくれたんだから、今度は私が頑張る番です!!」

いや、ここまででもスェルは立派に役立ってくれたと思うけど?

特にダンジョンの隠し通路を見つけたり。

特に僕こそ、主だって役に立ったことといえば古代竜をわからせてやったことぐらいで、活躍の場面が少なく心苦しいのだが。

「数種類の薬草を調合した清浄薬に、エンシェントドラゴンの血を一滴。混ぜ合わせながらまじないを注入。呪いの呪いの飛んでいけ～♪」

そして完成。

これがメドゥーサ様の呪いすら跳ねのけられるという解呪薬。

呪いをかけた本人から作り方を教わったんだから効き目は保証付き。

早速移動し、病床に臥《ふ》せったギルド理事さんに飲ませると……。

「効くZENAァアアアアアアアッ!!」

メチャクチャ効いた。

効きすぎて恐ろしくなるぐらいだった。

でもおかげでギルド理事さんはまったくもって元気になり、呪いも消え去ったみたいだった。

「体が軽い！　節々の痛みも消え去り、むしろ呪いがかかる前よりも調子がいい！」

「ドラゴンの血には身体強化の効能もありますからねー。全身に被《かぶ》れば鋼の硬さを得て老いることもなくなるとか言いますから、一滴でも摂取したら相当な効き目です」

「ありがとう！　キミらが動いてくれなかったらワシはあのまま衰弱して死するしかなかった！本当にありがとう!!」

いや、それを言うならアナタに呪いをかけた実行犯は我々の関係者なので、マッチポンプな気分が重々にするから感謝された分だけ心苦しい。

「さあ元気になったからには今度は我々がキミたちに報いる番じゃ!!　他の理事どもにも解呪薬を飲ませ、すぐに緊急理事会議を開く！　そこでエピクくんの昇格を決めようではないか!!」

「話し合うではなく？」

「エンシェントドラゴンを討伐したという成果に今さら何の検討が必要であろうか。あるべきは認証の確認だけよ！　待っているがいい！　結論は今日中に出るであろうからな!!」

そう言って寝室から駆け出す理事さん。

急ぐのはいいですけど、寝間着から着替えたらどうですか？

そしてあれよと言う間にギルド理事さんらによる会議が始まった。

僕たちが直接面識を持ったアンパョーネンさんの他にも多くのギルド理事が呪いを受けて寝たき

りの生活を余儀なくされていた。

それが全快を受け、理事全体からの心証も最高だと聞いた。

この分なら昇格は堅いが、何が起こるかわからないのが世の中で。

僕とスェルはギルドの一室で待たされ、いまだもたらされぬ結論に心底震えていた。

「そんなに心配しなくても大丈夫ですよ。エピクさんならきっと昇格できますって」

スェルは励ましてくれるものの本当にどうなることやら。

そもそも僕自身に昇格のモチベーションはないんだが、街の皆の期待を思うとどうか昇格しますように、と祈らざるをえない。

街の受付嬢のヘリシナさんも都市議会の皆さんも薬師協会長さんも、他多くの街の仲間たちも僕が立派な冒険者となることを願っている。

皆の思いに応えたいし、あとここまで来て落ちてしまったら、今度はどんな報復をメドゥーサ様がやらかすか、これも不安で仕方がない。

『できる限り円満に済みますように！』と心の中で祈ること、早数日……ウソ、まあ一時間弱と言ったところであろうか。

僕たちのところへやって来た人影、アンパョーネン理事さんだった。

「待たせたのう。すぐに決まるとばかり思っていたのじゃが、思ったより決めることが多くて長引いてしもうた」

「で、あの、結果は……!?」

「結論から言えば、まあ心配するまでもないことよ。キミのS級昇格は満場一致で採択された。今日からキミは正式なS級冒険者じゃ」

S級!?

A級を飛び越えてS級!?

そんな話は事前にされてた気はするものの、本当に実現してしまうとは!?

S級って最高の等級だったんでは!?

その上には何もないし、世界中でもS級冒険者は数人しかいないとも聞くのに。

そんな大層な人たちの一人に僕が含まれちゃっていいの!?

「当然であろう。キミがエンシェントドラゴンを圧倒したことはビリリュートからの報告でも確定じゃ。現役A級の証言はダメ押しの決め手となったぞ」

なんか勝手についてきたあの人が、回り回って有利に作用している!?

「やりましたねエピクさん!! S級ですって! 想像を超えて凄いですよ!!」

「そのあとのエピクくんの二つ名を決める議題で難航してのう。色々候補が上がったが、最終的に『無空』と言うのが残ったのだがどうじゃな?」

S級冒険者『無空』のエピク。

「なかなか決まった呼び名であろう?」

「いいです! 凄くカッコいいです! 言い触らしたいです!!」

スエルまでもが興奮に浮かれまくっていた。

彼女一人でこのテンションなのだから、故郷の街に帰ったら一体どうなることやら。

「さあ、ここで幸福を実感するのもいいが一旦置いておいて新生S級のお披露目《ひろめ》を行おうではないか。他の理事たちもキミを一目見たがっておる。顔を出してやってくれんか」

そうしてアンパョーネン理事に手を引かれ、ギルド理事さん全員が待っている議事堂へと入った。

そこには数十人の年経た男女が列席していて、皆好意的な表情で僕らを迎えてくれた。

彼らもメドゥーサさんの呪いに苛まれていたというなら、救い手である僕らに好意的なのもわかるが。

その中で、僕は見知った顔を見つけた。

こんなところであの人を再び見つけるなんて思ってもみなかった。

その人の名はギズドロビィー。

僕の生まれ育ったエフィリトの街でギルドマスターだった人。

かつて大問題を起こして逃走の果てに死亡した前ギルドマスター、ギズドーン。

そのさらに先代に当たる人だった。

「エピクさん、どうしたんです？」

僕の様子が変わったことに、もっとも早く気づいたのはスェルだった。

気づかわしげに僕の肩を触る。

さらには周囲の、アンパョーネン理事以外の多くの同じ立場の人々が僕のことを取り囲んでくる。

「おお、新たなる英雄の登場じゃ！」

「S級昇格おめでとう！　前任命から十八年ぶりの快挙じゃぞ！」

「冒険者の世界に新風が吹き込まれるの!!」

とお祭り騒ぎだった。

しかしそんな喧騒は僕の耳には入らず、一点に引き寄せられるのはギズドロビィーの顔。

ギルドマスターといえば、つい先日に散々問題を引き起こした挙句に逃走したギズドーンが記憶に新しい。

ギズドロビィーはその前にギルドマスターをしていた。

何かの理由でマスターを辞し、街を去っていったが……。

彼がここにいるということは、ギルド理事になるための栄転だったということか。

「お久しぶりですねギズドロビィーさん」

「うく……!?」

相手は、居心地悪げに目を逸《そ》らした。

ギルド理事のご多分に漏れず大分年配で、頭に白髪が混ざり始めている。

しかしその脂ぎった顔つきは昔と変わらなかった。

忘れようはずもない。

僕が冒険者ギルドに入った時の初めてのギルドマスターだったんだから。

冒険者としての登録申請をして、そこに彼が出てきた。

適性試験ということで彼に自分のスキルを披露した。

『消滅』スキルだ。

あの当時の僕は、自分の能力にそれなりの自信を持っていた。

何しろ何でもかんでも消せる能力なんだから、これさえあれば無敵で、きっと冒険者になってもやっていけると思った。

しかし現実は非常だった。

――『こんなクソみたいな能力何の役にも立たん』

――『お前は冒険者の仕事がわかっておるのか？　モンスターの素材を持ち帰る、ただの討伐にしても証明のために体の一部が必要になるんじゃぞ？』

――『なのにすべて丸ごと消し去るなんて。何の意味もないゴミスキルではないか』

そう言われた瞬間、この能力は僕の中でゴミと化した。

強すぎるだけで冒険者の仕事に何の意味もなさないゴミスキル。

それでもう不合格かと思ったが、予想に反して僕は冒険者になれた。

ギルドマスターが僕のことを憐《あわ》れんで手心を加えてくれたという。

それを聞いた時は『なんていい人なんだ』と感動したものだが、実際に冒険者の活動を始めてから耳元で囁《ささや》かれる言葉があった。

――『お前のスキルはな、役立たずのクズじゃ』

――『お前の能力ではランクを上げるなんてとてもできん。ギルドだってすぐに追い出されてしまうぞ』

――『だからな、ワシの言うことをよくよく聞くんじゃぞ。そうすればギルドに在籍することは許してやるからな』

当時の僕は、その言葉を鵜呑《うの》みにした。

自分はどうしようもない無能で、優しいギルドマスターの慈悲があって冒険者でいられるのだと。

僕の能力ではモンスターを倒しても功績にはならないので、スキルを使わずともできる薬草採取をするように勧めてきたのも彼だ。

もっともその当時の僕は、消し去ることしか能のない自分でもできるクエストを勧めてくれる、優しくて気の回るギルドマスターだとしか思っていなかった。

時が過ぎ、彼がギルドマスターを辞すと聞いた時目の前が真っ暗になったものだ。

僕にこんなに親身になってくれる人がいなくなったら、これ以上冒険者ギルドに居続けられないと。

しかし去り際に『安心せい、後任のギルドマスターにはよく言っておく。お前がギルドに残れるようにな』と言われてますます感動したものだった。

しかし彼の宣言は守られることなく……。

後任のギルドマスターとなったギズドーンからギルドを追い出されたのは皆が知る通り。

それ以降スェルと出会い、薬師協会長さんと出会い、都市議会の人たちやメドゥーサ様、様々な人たちとの出会いを経て僕の視野が広がった。

その上で得た結論は……。

◆

「アンタは、僕を利用していましたね？」

ビクリッ、と相手の体が震えた。

今やギルド理事となり、ギルドマスター以上の権限を持っているはずのこの人がやけに小さく見える。

「アンタは僕のことを役立たずだと言った。僕のスキルも冒険者には向かないゴミスキルだと。当時の僕は完全に信じ切った、それなりに傷つきましたよ」

「何のことかな？　というかどこかで会ったかな？」

この男、ここに来て見苦しい言い逃れを……!?

「惚《とぼ》けないでください、アンタはギズドロビィーでしょう。かつてエフィリトの街でギルドマスターをしていた」

「たしかにギズドロビィー理事の経歴は覚えている」

アンパョーネン理事さんが割って入る。

しかし僕の糾弾の邪魔をするためではない。むしろアシストをしてくれるようだ。

「ギズドロビィー理事はたしかにエフィリト街ギルドに出向していた時期があったのう。そしてエピクくんもエフィリト街の出身、面識があっても不思議ではないのう」

「ジジイ、余計なことを……!?」

ギズドロビィーは小声ながらたしかに言った。

そして誤魔化《ごまか》しきれないと悟ったのか、今度は身の毛もよだつような猫なで声で……!

「え、エピクくん!! たしかにそうじゃキミはエピクくんだったな!! 懐かしいのう! 元気でいたか!?」

「ええ、一度は冒険者ギルドをクビになりましたが、何とか復帰してここまで来られましたよ」

「なんとキミをクビに!? 誰じゃそんな酷いことをしたのは!? キミのように優秀な冒険者を追い出すなどありえん! その者には徹底した指導が必要じゃな!?」

「そうですか? アナタはいつも僕のことを『無能』『役立たず』と言っていたじゃないですか?」

「グヒッ!?」

ギズドロビィーの顔中から大量の脂汗が噴き出す。

周囲のギルド理事たちも……。

「あのエピク殿を無能……?」

「なんと血迷ったことを? 本当なのか?」

「しかし本人が言っていることだぞ?」

と戸惑いが広がっている。

「なななな!? 何を言っているのかな!? たしかにワシはかつてエフィリト街のギルドマスターとしてエピクくんが新人の頃から知っておったよ! まあ才気煥発《さいきかんぱつ》の若者でなあ! いずれはS級

にもなれると思っておったよ!!」

ギズドロビィーから『話を合わせろ！　合わせろ！』とアイサインが飛んでくる。

しかしそれに応じてやる理由が僕にはない。

かつての押し切られるまま従っていた僕ではないのだ。

「ギズドロビィーさんは、僕が冒険者ギルドに初めて訪れた時のギルドマスターでした。彼は僕のスキルを見て『まったく役に立たない』と断言した。僕はその言葉を信じて自分がダメな役立たずだと、随分長く思っていました」

「おいコラァ!!」

ギズドロビィーが声を荒らげる。

それもそうだろう、かつて自分が酷評した冒険者が、今や一躍最上等級へとのし上がっている。

そんな現実は、彼の見る目のなさを証明するもの。

ギルド理事としてハッキリとした痛手に違いない。

かつて彼が言ったことはデタラメだった。

真実とはまるで違う大ウソを信じ僕は、自分の能力、自分自身を『役立たず』として卑下しながら生きてきた。

僕の無力感に苛まれた前半生はコイツによって始まった。

しかし僕は、前任ギルドマスター……かつての恩師のこの狼狽《うろた》えぶりに、さらなる裏があるのでは？　と思い始めた。

そう疑った根拠は……。

「アナタの後任だったギズドーンは最悪でした。そのことは聞いていましたか？」

「け、けしからん話じゃのう!?　ギルドマスターの立場を利用し、好き放題のやりたい放題。ギルド理事会としては、そのような不正を厳重に取り締まり……!!」

「ヤツの行った不正の一つに、報酬の中抜きがありました。酷く悪質な……！」

具体的には僕が行っていた薬草採取。

薬草採取自体は簡単なＦ級クエストなれども、薬草と一言で括《くく》っても多くの種類があり、中には薬効著しく貴重であるため、とんでもない値がつくものもあった。

紫霧草《しむそう》などがそうだ。

僕は毎日、何の気なしに森の奥まで分け入って紫霧草を採取していたが、あれが金貨数枚分の価値があると知ったのはスェルたちと出会ってからだ。

それまでは薬草の詳しい価値など知らずに提出し、Ｆ級クエストの最低賃金しか受け取っていなかった。

そして依頼主である薬師協会さんからは最大限の報酬をせしめる。

その差額は、一体どこへ消えていたのか。

「全部ギズドーンの懐に入っていたそうです。アイツの失踪後、ギルドマスター代理になったヘリシナさんの調査で分かりました。しかしどうも腑《ふ》に落ちない」

「な、何がじゃ、ギルド理事会で関係ない話は……!?」

「アイツの支配から解放されるほどに思うんです。ギズドーンはバカで、儲《もう》けの仕組みを考えられるような知恵があったとは思えない」

こう考えればどうだろうか？

あの不正はギズドーン自身が考え出したものではなく、それ以前からもう既にあって、ヤツはそれに乗っかっただけではないのか？

ギズドーン以前にもっと狡賢《ずるがしこ》いヤツがいて、ソイツがぼろ儲けのための悪巧みを考え出した。

才能豊かではあるが幼く世間知らずな少年を騙《だま》し、自分のいいように操れるようにして最低賃金で働かせる。

それで得た利益を最高値で売りさばき、その差額をそっくりそのまま懐に入れる。

「僕は何も知らないガキだった。ギズドーンに追い出されてギルドの外の世界を知り、それでやっと自分が騙されていたという事実に気づいた」

僕は大バカだったんだろう。

狡賢いヤツらから見れば、利用しやすくて利用するだけ大きく得する美味《おい》しいバカだ。

騙されているのにそれに気づかないのん気さは責められるべきだろう。

しかしそれでも。

騙す方の罪が許されることにはならない。

✚〔間章〕狡知《こうち》の末路

◆【ギズドロビィー視点】◆

現役ギルド理事の一人ギズドロビィーは、野心家であった。

その点かつてのエフィリト冒険者ギルドマスターであったギズドーンも同様だったろう。

彼らの決定的な違いは、その野心を成し遂げうるに相応《ふさわ》しい知恵を持ち合わせているかどうか。

ギズドロビィーにはそれがあり、ギズドーンにはなかった。

それゆえにギズドーンは、悪《あ》しき知者の先代が残した儲《もう》けの仕組みをまったく理解せず、瞬く間にムチャクチャにして崩壊させてしまった。

そもそもマスター時代のギズドロビィーは、自分ののし上がりの筋道を立て、順序良く進もうとしていた。

そんな彼にとって新人エピクとの出会いは、まさに神の賜物だったであろう。

高い能力を持ちながら、その価値にまったく気づいていない世間知らずな少年。

彼を上手《うま》く使えば自分自身の栄達にもなると、抜け目ないギズドロビィーが考えないわけがない。

それでも最初は真っ当な考えで、若いエピクに目を掛けてA級冒険者にまで育て上げて、その功績でもってギルド理事にのし上がろうという計画も組んだ。

しかしすぐに却下した。

上級冒険者への昇格はあくまで冒険者当人の手柄であり、ギルドマスターの功績とは見做《みな》されにくい。

同一マスター指揮下にあるギルドから数多く昇格すれば話も違うだろうが、エピク一人を大事に育て上げたところでマスターに帰する利は薄い。

そう考えて別のプランに切り替えた。

むしろエピクの才能を使って使い潰して、そうして巨万の利益を生もうと。

そう考えたギズドロビィーはまず、エピクの能力にケチをつけ徹底的にこき下ろし、彼の自尊心をへし折った。

そうして扱いやすい奴隷にしてから、危険なクエストを薄給でこなさせる。

たちまち大金が流れ込み、エピクに入るはずの取り分をすべて自身が独占し、懐へと仕《し》舞《ま》い込んだ。

その金は、彼の猟官運動資金とされる。

中央へ盛んに働きかけ、味方を増やし、ギルド職員が登りつめる頂点ギルド理事へとなるために。

大願成就し、ギズドロビィーはついに中央から呼び戻され、晴れてギルド理事を名乗れるようになる。

そうなればエピクは用済みだった。

古巣ともども捨て置かれる。権謀術数渦巻くギルド理事会においては、逆に命取りとなりえる不正の証拠とは完全に切り離されるべきであった。

彼に誤算があるとすれば、自分の後任となったギズドーン。

彼のギルドマスター就任にもギズドロビィーは多少関わっていた。

みずからがギルド理事に就くにあたり、その協力者となった一派に様々な見返りをしなければならなかった。

そのうちの一つとして協力者一族にいながらうだつの上がらなかったギズドーンの出世の世話をした。

彼が古巣に残した不正システムは、明るみになれば確実にダメージとなるが、同類にあとを任せれば露見の心配もなく、憂いもない。

むしろ彼が残したシステムを利用すれば、どんな無能でもすぐさま出世できるだろうし、貸しを作って将来自分のために働かせることもできるだろうと期待もした。

しかし彼でも見抜けないことはあった。

知者にも善悪の別はあったが、ギズドロビィーのような悪しき知者にも、愚者がどれほど想像を絶する愚かなことをするかなど見抜きようがなかった。

ギルドマスターの立場から見ればすぐにわかるであろうエピクの価値に気づかず、役立たずとして追放。

さらには報酬着服のシステムまでも気づかずに崩壊させた。

ギズドロビィーにとっては『言わなくても気づくだろう』と思いあえて触れなかったことが完全に仇《あだ》となる。

彼の旧悪は無様に露見し、かつて自分がいいように利用した無知なる子どもが今、たくましきS級冒険者となって目の前にいるのだから。

◆

そして今。

「今の話は本当かなギズドロビィー理事」

彼に迫るのは、ギルド理事会の中でも古株のアンパョーネン。

ギルドの良識派などという呼び名を持つ、ギズドロビィーからみれば怖気立《おじけだ》つような偽善者であった。

ちなみにギズドロビィーにとっては自分の悪事を邪魔する者は皆等しく偽善者である。

「もしエピクくんの言うことが本当なら、キミは許されざる不正を行ったことになる。報酬の着服も、冒険者への不当な評価も、ギルドに命を預けてくれる冒険者からの信頼を損なうことじゃ」

「な、何を言うのかな？　根も葉もない推測でヒトを批判するではないぞ？」

ギズドロビィーは惚《とぼ》けた。ここはシラを切って逃げ通すしかないと判断した。

どんなに見苦しかろうとこの場さえ乗り切れば、あとは裏から手を回して証拠隠滅できる。

「不正とも言うが、その根拠はそこの小僧の証言のみであろう？　そんなあやふやな根拠でギルド理事が動くなど聞いたことがない！　もっと慎重に動かねば王都中の笑いものになりますぞぉ!!」

「忘れたかギズドロビィー。エピクくんはたった今S級冒険者となった。そしてS級冒険者の発言力は我らギルド理事と同等だ！」

他の理事も非難めいた口調で言う。

今の自分の置かれた状況が、想像以上に悪くなっていることにギズドロビィーは気づいた。

「そのエピクくんが問題提起するからには我々も誠実に対応せねばならん。何より彼は我々全員の命の恩人なのだからな」

「くッ……!?」

ギズドロビィー自身、ギルド理事として呪いに苛《さいな》まれていた一人であった。

人一倍自分の痛みだけに敏感な彼は一日中のたうち回り、アンパョーネンのように鋼の意志で状況報告を受けるなど土台無理であった。

回された解呪薬でなんとか回復したものの病み上がりのまま参加した理事会ではいつものように聞き流すばかりだった。

ここで少しでも真面目さを発揮していたら、彼の困難は避けられたかもしれない。

しかし狡賢《ずるがしこ》さをもっていくら報いから逃れようとしても、結局いつかは追いつめられるものだった。

「もちろん充分な調査は必要でしょう。それは僕らの街の方で進められています」

エピクが言った。

「ギズドロビィーにとっては利用する奴隷でしかなかったはずの子どもが。

「ギズドーンは、山の主にまで触れようとしました。だから街全体が怒っています。ギズドーン本人にも、ヤツの勝手を許したギルド理事会にも」

「ふへ……ッ!? まさか理事会を襲った原因不明の病は……!?」

気づいた時にはもう遅い。

ギズドロビィーは心の底で自分の後任を罵った。『この無能害悪が!!』と。

悪徳ではあっても愚かではないギズドロビィーは、エフィリトの街全体が恐れる山の主の危険さも本能的に察知して、けっして安易には扱わなかった。

だからこそ無事勤め上げることができた。

しかしながら彼のあとを継いだ後任ギルドマスターは、そうした用心とはまったく無縁。

悪事は、自分一人がしっかり気を付けていればバレるものではないと、そう思い込んだ彼もまた浅はかだったろう。

「違う! ワシは……ワシは関係ない! ギズドーンのアホがすべて一人でやったことじゃ!!」

ギズドロビィーにできる最後の手段は、せめて責任のすべてを死んだギズドーンに被《かぶ》せる以外になかった。

「前任として、我が古巣で起こったトラブルの数々には遺憾に思う! ワシも原因究明に全面協力しよう!! それをもってワシは前ギルドマスターとしての責任を……!?」

「そうしてギズドーンが全部悪かったように工作するんですか？」

鋭く遮ってくるのはエピク。

先ほどからカミソリのように切り込んでくる少年に、ギズドロビィーはおののいた。

彼の記憶にあるエピクと、目の前のエピクが一致しない。

洗脳により徹底して自己を潰し、マスターに依存するように仕立て上げた最高の手駒。

それが台無しであった。

一体誰がエピクの利用価値を無惨に潰してくれたのか、余計なマネをと苛立《いらだ》つギズドロビィー。

「仮にすべての罪をギズドーンに被せたとしても、僕に向けられた不当な評価は、間違いなくアンタがしたことだ。その責任をS級冒険者として追及させてもらいます」

「バカなッ!!」

「受けた恩も仇もうやむやにするなと僕に教えてくれた人がいます」

だからそれは誰だとはらわたが煮えくり返るギズドロビィーだった。

「エピクくんは満場一致でS級に採択されるほどの逸材。その才を見抜けなかったというのはギルド理事として致命的ですなギズドロビィー殿？」

「アンパョーネン!?　待ってくれワシは……!?」

「いや、満場一致ということはアナタもエピクくんの昇格に賛成したのですかな？　これはおかしい心変わりですのう？　アナタから見てエピクくんは役立たずだったのでは？」

「それは……、あの……!?」

追いつめられるほどに上手い言い逃れもできずしどろもどろとなる。

エフィリト街では誰にも見咎められず悪事を遂行できた彼も、一旦後手に回ると踏みとどまりきれない。

所詮はその程度の悪党でしかなかった。

「この心境の変化に説明がつけられないなら、貴公からはもっと詳しい事情を聞く必要がありそうですな。……衛兵」

アンパョーネン理事が呼ぶとドアを開け、数人のいかめしい男たちが雪崩《なだ》れ込んできた。

ギルドが雇う警備兵たちであった。

「ギズドロビィー理事をギルドの査問に掛ける。身柄を拘束し、終日の監視下に置きなさい。事実確認の取れ次第しかるべき罰を受けてもらう」

「ま、待て！　何を根拠に!?　横暴だ陰謀だ!!　悪いのはすべてギズドーンだ!!　ワシは何もしていない！　ワシは無実だ！　ワシはギルド理事だぞ！　ワシを助けろ！　助けろぉおおおおッッ!!」

見苦しく泣きわめきながら引きずられていくギズドロビィー。

彼は狡賢く、自分の悪事を上手く消してきたが、結局最後まで報いから逃げ切ることは叶《かな》わなかった。

✚〔三章〕秘密の集会

僕エピクは、引きずられていくギズドロビィーを眺めていた。

泣きわめき、助けを乞いながら誰からも聞き入れられず、無様に引きずられていく。

そんな彼がドアの向こうへ消え、完全に姿が見えなくなったところで、何か不思議な感覚に囚《とら》われた。

これで終わったんだ、と。

僕が冒険者ギルドで味わった苦難の時代。

『無能』『役立たず』と嘲られ、自分自身でもそう思って疑うこともなかった。

本当はそれではダメだった。

常に疑い、自分を見つめ直すことで現実をしっかり把握しなければいけなかったのに。

その自発性まで奪い取っていたのがギズドロビィーの洗脳だったのだろう。

『お前はダメだ』『お前は役立たずだ』と散々耳元で囁《ささや》かれ、僕は可能性を奪われていた。

ヤツこそがすべての元凶。

その元凶のけじめがついたことでやっと、自分からは何も言えない弱い過去の自分と決別できた気がする。

「エピクくんよ、本当に申し訳なかった」

そう遠慮がちに言ってくるのはギルド理事のアンパョーネンさんだった。

「一冒険者の自信を奪い、手駒として使おうなどギルド職員としてあるまじきことだ。……いや、何も知らぬ子どもに都合のいい事実を植え付け、自由を奪うなど人としてあってはならん……！」

「理事さん……!?」

「その外道の振る舞いを我がギルドが許し、あまつさえ高い地位に就けてしまった。キミたちの住むエフィリト街に多大な迷惑をかけたことも、そもそもこの元凶に対処できていれば未然に防ぐことができたろうに……」

そして理事さんは深く頭を下げた。

「我らの不徳の致すところだ。本当にすまなかった」

「事実関係を正確に調べ、しかるべき処分をしてください。我が故郷エフィリトの街を代表し、冒険者ギルドの良心に期待します」

「必ずや」

他の理事さんたちも次々と頭を下げて、謝罪の意を表した。

冒険者ギルドの中枢が、けっして悪意だけで固まっていないということを確認できて一安心だ。

「ギズドーン及びギズドロビィーの悪行は、街全体に影響を及ぼし一時は壊滅の危機にまで追い込んだと聞く。ギルドを統括する立場として大変遺憾じゃ。何らかの形で償おうと思うが、何か望むことはあるか？」

「望みですか？」

ここで僕が勝手に言っちゃっていいのかな？

しかし一旦帰って話し合って……としても両者の距離からかなり面倒になるし……。

どうしようかと悩んだところでいい考えが浮かんだ。

「では、ヘリシナさんを正式なギルドマスターにしてください」

「ヘリシナ……とは？」

「今エフィリトの街でギルドマスター代行を務めている受付嬢の人です。ギズドーンがいたころからヤツの勝手に不満を持ち、不正を暴くために動いてくれました」

そしてギズドーン亡きあとはギルド立て直しに邁進《まいしん》している。

彼女に仮のものではなくしっかりとした権限を与えてギルドマスターとして認めてほしい。

そうすればきっと彼女が、ちゃんとした冒険者ギルドを築き直してくれるだろうから。

「そのヘリシナ嬢とは、地元の出身者ですかな？」

「はい、だからこそ街のためギルドのために尽くしてくれると思います」

しかし、理事たちは難しそうな表情をした。

「どう思われます？」

「原則としては地元出身者をギルド要職に就けるのは推奨されません」

あまり前向きではない態度。

「エピクくん、我々も適当に人事を行っているわけではない。地元人をギルドマスターなどの上役に就けたらどうしても地元の利益を優先し、ギルド全体との衝突が起こりかねん」

「そういうことでギルドマスターは、他からの出向者に任せることが原則になっている……」

申し訳なさそうに言う理事たち。

「しかし、そうした配慮の上に出向させたギズドーンやギズドロビィーのお陰で、彼らのギルドはメチャクチャにされてしもうたのじゃ」

そう厳しく言うのはアンパョーネン理事。

「原則だの配慮だの言うても結果が伴わなければ意味はあるまい。いや、その配慮のせいで迷惑をかけたのであれば、ワシらはむしろ償わねばならん。……ヘリシナなる女性がギルドを背負うに足る人材ならば、たとえギルドの原則から外れるとしても特例をもって認めようではないか」

「ありがとうございます」

彼女に任せることができれば、これほど安心なことはない。

必ずや僕らの街のギルドは復活を遂げることだろう。

こうして僕の昇格を巡るあれやそれやは無事終息した。

勢い余ってS級にまで昇格してしまったのはビックリだが大は小を兼ねると言うし、きっと最上位の方がよかったに違いない。

とにかく王都にやってきた目的は果たしたのであとは帰るだけなんだが……。

「いや、もう一つ目的があった」

何のためにスェルが同伴してきたのか。

理事さんたちの薬を作るためじゃないぞ。

彼女は、薬師結社に入会するために王都まで来たんだ。

部外者の僕はよく知らないが薬師の人たちは表の薬師協会、裏の薬師結社にそれぞれ所属しないといかんらしい。

念のためにも繰り返し言うが、裏といってもイリーガルな存在ではなく薬師という職業柄、秘密を守るために存在しているのが薬師結社なんだそうな。

薬も使い方によっては毒となる。

悪用すれば多くの人生が狂わされたり死人が出たりするということで、コンプライアンスには相当神経質となっているとのこと。

表側で顧客と向き合う薬師協会。

裏側で重要な薬の調合法などを管理保持する薬師結社。

この二つが互いを補い合って薬師という職業は成立している。

スェルも幼い頃から薬師の道を進み、そろそろ一人前の年齢。

ということで僕が昇格を受けに行くついでに同行しようという話になった。

それがここまでの話！

「あらゆることの後回しになって悪かったけれど、満を持して行こうか！」

「私としてはいつでもよかったんで気を回さなくてもいいですよー」

とスェルと二人連れ立って歩く。

王都の道を。

「エピクさん付き添わなくても大丈夫ですよ？　薬師の話にエピクさんは無関係ですし……！」

「言うてもスェルだって関係ないはずの冒険者のゴタゴタに付き合ってくれたじゃないか」

僕だって頑張ってくれたスェルにお返しがしたい。

腕っぷししか能のない僕だが、彼女の目的を果たす途上にもそんな僕が役立てる機会があるかもしれぬ。

どっちにしろ僕自身王都での用をすべて果たしているので、ここでスェルに同行しなければ宿屋で寝ることぐらいしかすることがない。

だったら一緒にいる方が断然いいじゃないか。

「この旅は、僕らの街に帰るまで常に離れることなく一緒だ。それでいいじゃないか？」

「は、はい!?」

スェル、顔を真っ赤にして俯《うつむ》く。

そんな仕草が妙に可愛《かわい》らしく思えてしまった。

「で、僕たちはどこに向かっているのかな？」

「王都の薬師協会本部です。この大通りを真っ直《ます》ぐ進めば着くって……あれ？　大通り終わった？」

どうやら知らない間に通り過ぎていたらしい。

Uターンしてやっと王都の薬師協会本部へと到着。

「僕らの街の薬師協会本部より大きいな……!?」

「やっぱり王都ですから」

王都だもんね。

様々な感慨を織り交ぜつつ中へ入る。

建物内には、薬を求めて訪れる人々や、それらの応対に忙しく立ち回る薬師たちでごった返している。

この空気は、僕らの慣れた故郷の薬師協会本部と変わらない。

「ちょっと待っててくださいねエピクさん」

そう言って駆け出すスェル。

ギルド理事会での出来事でも感じたが、彼女は常に行動がテキパキとしている。

気風がいいというか……。

それを言うなら出会った時からそうか。

薬草の供給が断たれたからって、冒険者じゃなければ無事に出入りできない魔の森に一人飛び込むようなお嬢さんだからな。

あの頃から少しは大人しくなったかと言えばそうでもなく、あの頃と同じように突撃していくスェル。

その先は王都薬師協会の受付であった。

「すみません、私も薬師なんですが、これを見てもらえますか？」

と言って差し出される書類。

何が書いてあるかは僕の眼からはわからないが……受付の方はそれに一目落としただけでさっと

表情を変え……。

「かしこまりました担当の者まで案内いたします。また一人の薬師が、知恵の門をくぐることを歓迎いたします」

「連れの人がいますんで同行を許可してください。一人です」

かくして、冒険者ギルドと別の緊張感で先へと進んでいく。

王都の薬師協会本部で、なんか責任者らしき人と引き合わされる。

「私が王都の薬師協会長アニムスです」

と言ったのは、やたらピッシリした服装の妙齢のお姉さん。

かけた眼鏡をクイッと上げて、几帳面《きちょうめん》そうな印象がいかにも都会風の女性だった。

「アナタがスェルさんですね？　紹介者は……エフィリトの街の薬師協会長バーデングさん」

「はひッ！　そうでっしゅ!!」

「緊張しなくても大丈夫ですよ」

スェルは、都会の重役を前にカッチコチになってしまっている。

ドラゴンの前ですら普通に話せていたのに!?

「バーデングさんとは面識があります。彼が結社の方に入られた時、対応したのが私でしたから」

「そうなんですか？」

「あの時小さな女の子を抱えていましたが、それがアナタですよね？　こんなに大きくなって、みずから一人前の薬師となるために訪れるなんて……、月日の経《た》つのは早いものです」

なんか遠い目をして言われた。

彼女の見詰める先には何が映っているのだろうか。

「さてスェルさん、アナタ自身はここへ訪問した用件をちゃんとわかっていますね？」

「も、もちろんです」

王都薬師協会の奥へ通されて、応接室のような場所。

そこで僕とスェル、そして応対してくれるアニムスさんの三人きりで話は進む。

「薬師結社に正式に加入することです。一人前の薬師になるには薬師協会と薬師結社、両方に所属しないとダメだって……!!」

「そうですね。薬師の保有する知識は、モノによっては簡単に人を殺して社会に混乱をもたらすものもあります。我々はそうした知識の暴走を許さぬために、表側の協会から独立した薬師結社を設立しました。ここまでの経緯はご存じですか？

「はい、お父さんから聞きました……！」

歴史の授業みたくなっている……!?

「薬師結社に加入すれば、より深い調合の知識に触れられ、アナタの薬師としての実力は飛躍するでしょう。ですがだからこそ、これから手に入れる知識の取り扱いに多大な責任が発生します。一歩間違えば大量の死人が出るほどの危険。それを薬師から発生させるわけにはいきません」

「わかりまっしゅ!!」

また噛《か》んだ。

「なので薬師結社への加入には、『絶対に秘密を守る』という誓いを立ててもらい、さらには誓いを守れるだけの意志、そして薬師としての適性を計るための試験を受けていただきます。それにパスして初めて正式な薬師結社への加入が認められます」

「が、頑張ります!!」

「それでは儀式は今夜、結社のマスタークラスを集めて行われます。秘密を守るための結社の行動も秘密裏に行われなければいけないので了承してください」

「わかりますたー!!」

秘密だからな、秘密。

「差し当たってその前に、聞いておきたいことが……。旦那様も儀式には参加されるので?」

「はい旦那様も……旦那様?」

はて?

一体誰のことやら?

しかしながら王都の薬師アニムスさんの視線は真っ直ぐこちらを向いている。

……。

僕?

「こちらの男性は、スェルさんの配偶者ではないのですかな?」

「なんでそうなるんですかッッ!?」

さすがに僕が堪《たま》らず絶叫した。

秘密はなるべく小声で話さなければいけないが、さすがに声を荒らげずにはいられない。

「違うのですか？」

「いや、僕はただの付き添いというか、ボディガードといいますか……!?」

都会は色々と危ないので。

スェルのようなか弱い少女一人では危険がデンジャラスだろうと僕を同行させた。

そういう配慮をしたお父さんの愛ですよ!!

「そういうことであれば、アナタの同伴は許可できません」

「なんでさッ!?」

「ここまでの話を聞いてわかりませんか？　薬師結社にまつわる活動のすべては秘密。そこに部外者の介入を許可できるわけがないではないですか」

「ああぁッ!?」

言われてみればそうだ。

なんでそんな簡単なことに気づかなかったんだい僕!?

「薬師結社は秘密の存在なのですから、当然無関係の輩《やから》が関わることは厳禁です。例外があるとすれば関係者の親族、親類縁者である場合。年頃から見てスェルさんとの関係を推測すると夫婦とするのがもっとも自然……」

「ナチュラル!?」

「スェルさんの身を案ずる気持ちはわかりますが、薬師結社の存在理念と照らし合わせてもまったく無関係の人間を儀式に参加させるわけにはいきません。本番では席を外していただきますがよろしいですね？」

「よろしくありません!!」

ここまで来て肝心な時にスェルと離れ離れになるとは許容できぬ！

スェルのお父さんである薬師協会長さんから頼まれたんだ。僕は必ず片時も離れずスェルを守る。

「ですが、何度も言うように薬師結社の活動に部外者は接触禁止です。秘密を守るために必要なことです」

「そこを何とかなりませんかッ!?」

「なりませんね、親族参加ですらこちらにとっては最大限の譲歩ですから」

たしかにそうだ！

本音なら薬師以外は完全シャットアウトしたいだろうからね、それが秘密!!

「大丈夫ですよエピクさん。儀式の間ぐらい私一人でも」

スェル。

僕を困らせまいと健気《けなげ》なことを言ってくれる。

しかしダメだ。

それでは僕の気が収まらない。

薬師協会長さんに頼まれたということもあるが、僕にとってスェルは最大の恩人、そんな彼女の大切な時に立ち会えずしてどうする？

力になってやれずにどうする!?

かつての、状況に流されるばかりで何の意思も持たなかった僕。

主張もせず抗《あらが》おうともせず、ギズドーンやギズドロビィーにいいように利用されるだけだった僕が変わったきっかけは、森で彼女と出会ってからだ。

スェルと出会ったからこそ僕の本当の人生が始まった。

つい先日、ギズドロビィーの破滅を目の当たりにし、すべてに決着がついたと安心できたのも、スェルが一緒にいてくれたからではないのか。

そういうことを色々考えていたら、腹が据わった。

「よし、じゃあこうしよう」

僕はスェルの手を握り……。

「スェル、結婚してほしい」

「ほるぇえええええええええええッッ!?」

スェル驚愕《きょうがく》の絶叫。

「今ここで夫婦になれば僕も儀式に参加可能ですよね?」

「理論的にはそうでしょうが、結婚の目的としてはいささか不純ではないですか?」

「いいえ、僕は気づいたんです。スェルが僕の人生にどれほど重要な存在かを。これを機会に気づかされました!」

僕はきっとこの先一生スェルを大事にしなければ、この人生報われないような気がする。

僕の人生の転機は、スェルが運んできてくれたようなものだから。

それに気づいたからには今ここで、彼女との関係にキッチリとした形をつけたいのだ。

「スェル、僕と結婚してください」

「はい……！」

即答だった。

傍《そば》で第三者のアニムスさんがヒュウと口笛を吹いた。

「私だって、森で初めて助けてもらってからエピクさんが大好きでした！　運命の人みたいでした！　だから、エピクさんと結婚します!!」

「スェル!!」

抱き合う僕たち。

その横でアニムスさんがパチパチ拍手していた。

この瞬間まで気づかなかったが、僕たちがこうなることは出会った時から既に決まっていたのではないだろうか。

薬師協会長さんが僕らを一緒に王都へ行かせたのも、僕らがこの気持ちに気づいて覚悟を固めるように促したかったからなのか。

「わかりました。ではそちらの方は加入希望者スェルさんの親族として特別に儀式に参列することを許可しましょう。はー、しかし独身には目の毒な光景ですねえ」

アニムスさんに呆《あき》れられてしまった。

すみません互いの好意が感極まった直後なので。

「ですが、一応安全確認のために素性を聞いておきたいのですが。エピクさんと言いましたか。職業は何をされていますか？」

「はい、S級冒険者です!!」

「はいはいS級……えッ？　Sッ!?」

ビックリして二度見してくるアニムスさんであった。

将来を誓い合ったからには挙式とか指輪の交換とか色々することはあろうが、まずはスェルの薬師としてのランクアップのため、薬師結社の加入儀式に挑もうではないか。

頑張れスェル！

僕も夫として、すぐ傍で応援するぞ!!

そして夜になった。

薬師結社の加入儀式を受けるために僕とスェルは改めて王都の薬師協会本部へ訪問する。

秘密裏に。

薬師結社は秘密の組織であるため、その存在も秘密でなくてはならない。

よって泊まっている宿にも外出の目的は明かしてはならないため適当に誤魔化《ごまか》しておいたが、そのために『夜のデート』とでも誤解されたのかもしれない。

互いの好意が通じ合ってからイチャつき度が段違いに増した僕たちなので。

また『昨夜はお楽しみでしたね』とか言われそうだった。

そういう懸念もなんのそので、僕らはいざ薬師協会本部へとやってきました。再び。

「夜だと大分雰囲気変わるなあ……」

「表向き閉まっていますしね」

薬師協会としてはとっくに営業時間外。

なのに入ろうとする僕らは、なんだか泥棒の気分になってしまった。

悪いことをしてないはずなのに後ろめたい。

「裏口から入るように指示を受けてます」

「秘密だもんね」

ますます後ろめたい。

そうしていざ訪問したところ……。

「ようこそ、新たに知の門を叩《たた》く者よ」

「うわぁ怪しい」

出迎えてくれたアニムスさんは黒いマントを羽織っていた。

怪しい。

「それが薬師結社の制服なんですか？」

「ただの雰囲気作りですよ」

「怪しいからやめましょうよ」

そのうち本当にテロ組織として認識されかねん。

たとえ秘密でも平和的な活動をしているとアピールした方がいいんでは？

「さて、本格的に儀式へ入る前に、薬師結社の活動とその意義について改めて説明しておきましょう」

「もう充分なんでは？」

「薬師の調合する薬の中には危険なものもある。その取扱いを万全とするためにもできる限り秘密にしておかなくてはならない。その秘密を管理するための組織が薬師結社です」

「知ってます」

知ってます。

「薬師結社の構成員は、必然薬師協会の所属者と重なります。薬師協会も、薬の売買のために必要な組織であって、単なる薬師結社の隠《かく》れ蓑《みの》などではありません。ただ薬師結社の上位構成員……グランドマスターは、引退した薬師協会長によって構成され、協会に準ずる以上に薬師結社への帰属心を求められます」

「ずっと言うまい言うまいとしてきたんだけど……」

……やっぱりカルトじゃやない？

「カルトじゃないです」

「そうかなあ？」

「今夜スェルさんの儀式に参加して加入の是非を問うのも、歴代王都で薬師協会長を務めた長老方です。職業としての薬師をこよなく愛する方々ですので、けっして失礼のないように」

「うす……！」

聞くからになんか気難しそうな人々なんだろうなとわかる。

対人だと途端に気の小さくなるスェルが、そんな古老らに囲まれてちゃんとやっていけるだろうか。

新婚夫婦としては心配で仕方がない。

「大丈夫！　僕がついているからね!!」

「エピクさん!!」

抱き合う二人。

互いの好意を自覚し合ってから、遠慮が『消滅』スキルで消滅してしまった。

「挙式前からイチャつき合うのやめてくれませんかねえ？」

「何言ってるんです！　今が一番楽しい時期じゃないですか!!」

「そうですか……!!」

アニムスさんのちょっとイラッとした感情が伝わってきた。

「本当に冒険者というのはその時の感情で生きていますね!?　まあ長老たちを待たせてはいけないのでちゃっちゃと進みましょう」

そうしてアニムスさんに案内されて進んだ先、そこは広くて開けた大部屋だった。

何やら特別めいた祭壇が築かれていて、その周りをやはり黒マントを羽織った数人が取り囲んでいる。

「今宵《こよい》、新たに知の門を叩く者が現れた」

「「「今宵、新たに知の門を叩く者が現れた」」」

「試すべし、大いなる知の守り手として」

「「「試すべし、大いなる知の守り手として」」」

「幼子よ、女神に愛される資格ありしや」

「「「幼子よ、女神に愛される資格ありしや」」」

「人類の至宝を受け継ぎ繋《つな》ぐ担い手なりしや」

「「「人類の至宝を受け継ぎ繋ぐ担い手なりしや」」」

怪しい。

「やっぱり衛兵さんに通報するべきなのでは？」

「心配ないですよ。儀式を始める際の決まり文句みたいなものなので」

まあ、形を大事にするのは必要かもね。

そうして怪しさ大爆発の黒マントたちが一斉にこちらへ向く。

中央に位置する一人が、とりわけ老いているけれども存在感の濃厚な男性だった。

「よくぞまいった新たなる叡知《えいち》の担い手よ。先々々々々代王都薬師協会長にして現、薬師結社の最長老エニシダツタが歓迎しよう!!」

えらい昔の人がまだご存命なんだなあ……!?

「こういうシステム柄か、表の薬師協会はポストの入れ替わりが早いんですよ。薬師協会長も大体三～四年で交代してしまうので」

いかにもまだ三十代前半っぽいアニムスさんが王都薬師協会長なのもそういう気風のせい？

組織のフレッシュさが保たれるにはいいかもしれんが……。

「生粋の薬師なら面倒な組織管理より、調合に打ち込める方がいいからのう」

「そうじゃそうじゃ、協会長なんて三年も務めれば充分じゃわい！」

「それに比べて結社のグランドマスターは、たまにこうしたイベントでお祭り感があるからいいのう」

「よい気分転換じゃ！」

この歴代協会長のジジイども……！

「さてエフィリト薬師協会長バーデングの娘スェルよ！　おぬしの希望により、薬師結社への加入儀式を執り行う！　薬師のさらなる叡知へと踏み入るために避けて通れぬ道、乗り越える覚悟はあるか!!」

「ひゃひッ！」

また緊張して噛んでいる。

大丈夫かなスェル？　緊張が極《きわ》まって肝心なところで大ポカやらかしたりしないだろうか？

「その意気やよし！　しかしながら儀式が行われてもまだおぬしの結社加入が確定したわけではないぞ！」

「おぬしが薬師として必要なだけの知識を……心意気をちゃんと持ち合わせているか、それを示さねばならん」

「薬師歴平均四十年以上のワシらの眼をもって納得させてみよ!!」

「さすればおぬしは、正式な薬師結社の一員と認められ、さらなる叡知へと踏み出す階《きざはし》を得られるであろう」

「さあ、おぬしに儀式を受ける覚悟はあるかな!?」

口々に唱え合う薬師結社の長老たち。

前もって練習していたのかな?

「覚悟はありまぁす!!」

そして元気に答えるスェル。

その意気だ頑張れ。

「ではやる気に満《み》ち溢《あふ》れた若人《わこうど》に早速試練を与えようではないか」

「我ら薬師結社からの試練、それは……!!」

一体!?

この怪しい雰囲気、まさかカルト的なエログロチックな試験が……!?

「ペーパーテストじゃッッ!!」

実に普通だった。

おどろおどろしい祭壇セットの横に、何とも簡素な机椅子セットに筆記具が並んでいる。

「テストの内容は、薬師なら大体知っていて当然の調合知識ばかり! おぬしが薬師として日頃真面目に励んでいるなら簡単にわかる問題ばかりじゃ！　さあ、果たして百点満点を弾き出せるかな!?」

「わかりました、私やります!!」

迷わず即座に椅子に座るスェル。

問題用紙と向かい合う。

「きっちりS級冒険者に昇格したエピクさんと故郷に錦を飾るためにも、必ず合格してみせます！エピクさんがS級で、私が結社に加入、そして二人の結婚と祝い事をコンプリートしてみせます!!」

「おめでとうがやたら多めじゃのう」

盆と正月がいっぺんに来てもまだ足りない感じ。

彼女も、王都くんだりまで来たからには成果を上げて帰りたいよね。

頑張れスェル！　難しい問題でもキミならきっと解けると信じているぞ!!

「エリクサーの作り方……、大丈夫だわかるわ！」

おお、調子よさそうだ！

そのまま全問正解する勢いでひた走れスェル!!

◆

そしてスェルはどうやらすべての回答欄を埋め終えたようで……。

「採点の結果が出ました」

「スェル嬢は百点満点中……！」

「……九十七点！」

おおッ!?　これは高得点!!

合格ラインが何点かは聞いていないが、これはもう確実に試験をパスしたんじゃないのか!?

「見事じゃ、ここまでの高得点を弾き出せた者は、過去の受験者の中でもそうそうおらん」

「だからこそスェル、キミは……！」

「「「「不合格ぢゃッッ!!」」」」

なんだって!?

まったく予想外の展開に僕もスェルも表情が凍った。

僕らの前途に暗雲立ち込める……!?

「どうしてなんです!?」

我慢しきれなくなって、僕が物申した。

スェル本人は、まだ突き付けられた事実のショックに呆然《ぼうぜん》としている。

「スェルは九十七点だったんでしょう!?　百点満点中の！　充分な高得点じゃないですか、これで不合格なんて一体何点以上で合格なんですか!?」

「四十点以上じゃ」

「思った以上に相当低いッ!?」

じゃあスェルの点数はそれこそ合格点ぶっちぎりじゃないですか!?

九十七ですよ、きゅうじゅうなな!!

これは納得できませんよ、関係者配偶者として断固抗議する!!

「まあ落ち着いて聞きなさい若人よ。ここ薬師結社の存在理念を今一度聞かせてしんぜようか？」

「何度も聞いて耳タコですよ!!」

「しかし、その中にこそ答えがあるんじゃぞ？」

世に流布すると危険な薬師の知識。

それを管理し、闇雲に世間に出ないよう管理するのが薬師結社の務め。

「調合知識の深い部分は、我ら薬師結社がしっかり管理して外に漏れぬようにしておる。しかしそれでも完璧ではない」

「そこで我らは機会があれば、調合技術の秘密が漏洩《ろうえい》していないかチェックしておるのじゃ」

「このような新団員の加入もまた機会の一つ……」

それは……どういうこと？

「今、スェル嬢に解いてもらったテストは、実は三割が専門知識から出題されておる。正式に薬師結社に加入していなければ知りうることのできない知識じゃ」

「まだ薬師結社に所属する前の加入希望者が、絶対に知っているはずがない。だからそれらの問題を解けるわけがないのじゃ」

「もし解けるとしたら……、その者は我ら薬師結社が必死に守っている知識を何らかの方法で盗み取った者」

「そういう者が結社へ潜入するのを警戒し、あえて盛り込んでいるひっかけ問題というわけよ」

つまり、このテストはどう頑張っても解けないはずの問題が一定数あるということか？

つまりどう頑張っても一定の点数しか取れない。

「このテストは七十点以上取れてはいかんのじゃ。もし取れたのなら、それは薬師結社が必死に守ってきた秘密を何らかの方法で盗み取ったということ」

「我らはそれを断固許さぬ」

このテストの合格点数は、四十点以上七十点未満。

もちろん一人前の薬師を名乗るに実力不足ではいけないし、加えて薬師結社の秘密を侵すようでもいけない。

しかしスェルは、薬師結社に入らなければ絶対にわかるはずのない問題に正解してしまった。

一体どうして!?

「考えられるのは、既に薬師結社に加入した誰かしらから教授されたか……」

「彼女の育った街にも一等の薬師はおるであろう。たとえば彼女の父親などがな」

「エフィリトの薬師協会長バーデングは気骨あるよい薬師だが。……娘可愛さに禁を犯したか」

「薬師結社から伝わった調合知識は、たとえ肉親であっても教えてはならん。相手が資格を得るまでは。だというのに……」

これはスェルのお父さんである薬師協会長さんにまで累が及ぶ流れ？

「あの、もし薬師協会長さんがスェルに教えちゃいけないことをしていたら……!?」

「残念ながら、彼の薬師結社の籍を抹消せざるをえぬ」

「そのあとでアサシンギルドから暗殺者を派遣してもらわねばならんのう。我らの守る薬の調合法は、それだけ重大なものなのじゃ」

予想通りのマズい流れになってきた。

彼らの秘密を守ろうとする意志は、思った以上に強烈で固い。

アサシンギルドってそんなヤベーところと付き合いがあるの？　という気持ちもあるが……。

「ちょっと待ってください!!」

さすがにスェルが大慌てで弁明した。

「お父さんは何もしていません！　ちゃんと薬師結社の約束を守って、一般に広まっているレベルの調合知識しか私に伝えませんでした!!」

「ならばおぬしは、どこでより深い調合技術を会得した？」

「ママから教わりました!!」

「ママ？　母親か、ならばそちらが我らの誓いを破ったのか？」

スェルのママ。

それはあの魔女にして女神メドゥーサ様のこと。

彼女は、市井《しせい》の人間たちを遥《はる》かに超えた知と能力の保持者で、現在伝わっている薬の知識も彼女が与えたものだという。

それを自分の娘に直接伝えたところで何の不思議もない。

「ママは別に薬師協会にも結社にも所属していなくて……、あッ、そうだ」

スェルは何を思いついたのかいきなり駆け出した。

駆けて向かう先は……、あのおどろおどろしい祭壇？

「あッ、ちょっと待て？」

「まさかあの小娘、ご神体に触れるつもりか!?」

「バカ者やめなさい！　それは我ら薬師たちの祖が残したという神杖《しんじょう》であるぞ！」

「とってもありがたいんじゃぞ!!」

老人たちが騒ぐ。

たしかのあの祭壇のてっぺんには、杖《つえ》と思《おぼ》しき細長いものが恭しく収められていた。

装飾いっぱいのゴテゴテしい杖だが、素材は青銅かはたまた鉄か。とにかく鈍《にぶ》い色合いでそこまで価値のあるものとは思えない。

しかしその杖を、駆け寄ったスェルが握った途端……。

黄金か白銀かとばかりに眩《まばゆ》く輝き出した。

「「「「うわはぁあああ――――――ッッ!?」」」」

これにはマスターの老人たちも一斉に驚愕。

「こ、これは……!?　ケリュケイオンの杖が光り輝くとは!?」

「見よ！　杖に巻き付いていた蛇の飾りが踊っておる⁉　まるで本物の生きた蛇のようじゃぁあ⁉」

「薬祖様の物と伝えられるあの杖は、本来の持ち主である薬祖様が握った時、本来の能力を発揮するという……⁉」

「それが何故《なぜ》、あの娘が握ってああなってるんじゃぁッ⁉」

杖は、本体となる棒状の部分に、蛇が巻き付いて螺旋状《らせんじょう》になっているというデザインだった。

無論蛇は本物ではなく青銅もしくは鉄で再現されたものであったが、今では本物の生きた蛇であるかのようにうねり、鎌首をもたげ、シャーと唸《うな》って周囲を威嚇している。

それは杖を持っているスェルを主人として、その主人を危険から守らんとしているようだった。

「あの杖が、生命を持つという伝説は本当であったか……⁉　しかしそうなるには、神杖の所有者たる薬祖様が握った時のみと聞く……！　ではあの娘が。我らが崇《あが》め奉《たてまつ》るべき薬の始祖様であらせられるか⁉」

「いいえ、違います」

スェルはすぐさま否定する。

「それは私のママです」

そしてまたすぐ言った。

「ママは薬師協会や結社ができる前から存在しているんで、決まりとか気にせず色々教えてくれたんだと思います。私も気にせずに学んでしまって……、すみません！」

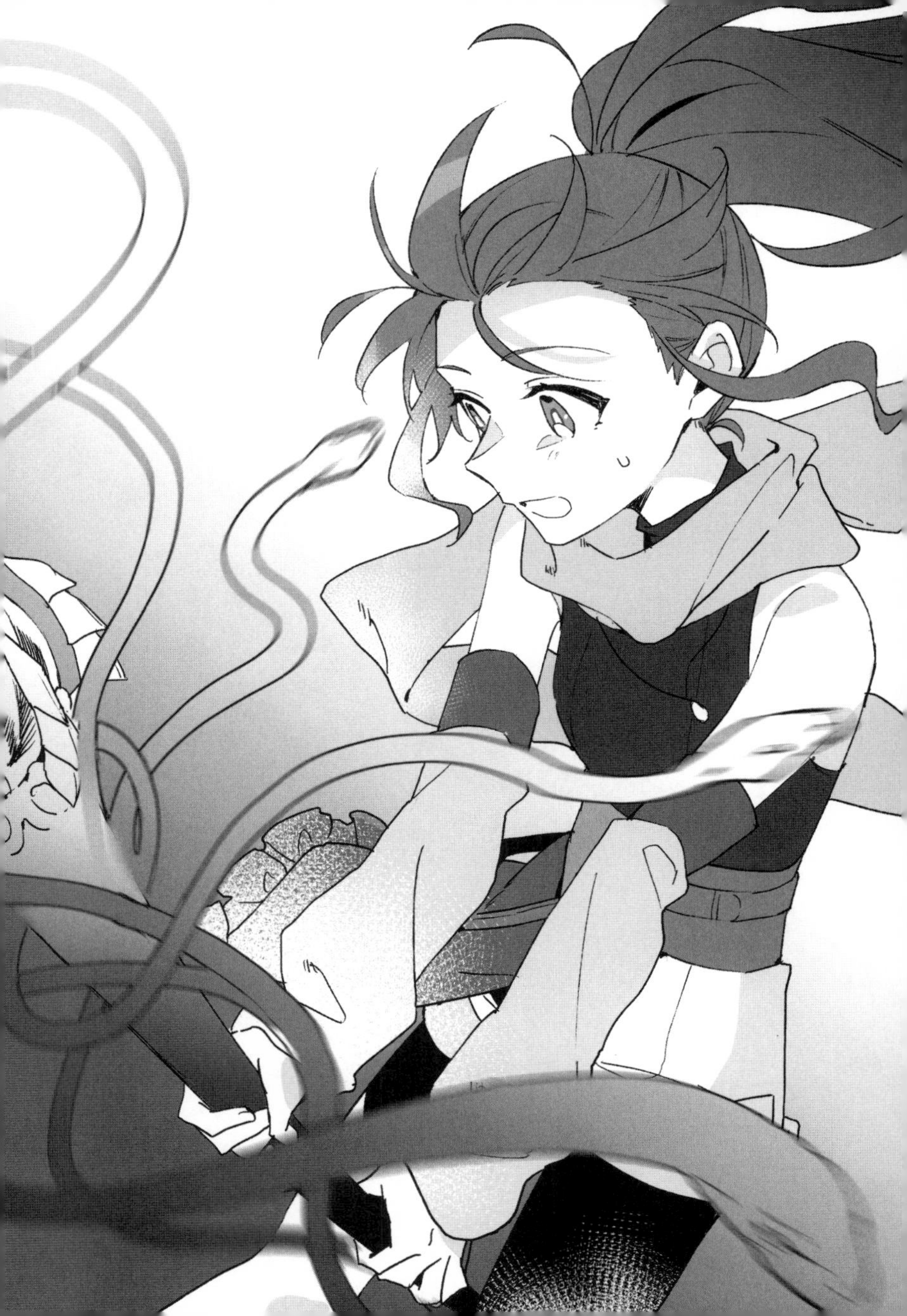

杖を握ったまま頭を下げるスェル。

そしてその杖を依り代《よしろ》とする蛇はなおも喉を鳴らし、正面にいる者たちを威嚇する。

『ウチのご主人様に何ガンくれとんねん、嚙み殺すぞコラ？』とでも言っているかのよう。

まあ、たしかに人間に薬の知識を与え、それ以上の理力を駆使するメドゥーサ様に、人のルールが当てはまるわけないもんなあ。

「なので……、あの少なくともお父さんは悪くないです！　私は不合格でもかまいませんので、私のお父さんのことは責めないでください!!」

誠心誠意をもって願い出るスェルに、結社の老人たちのリアクションは……？

一秒……二秒……五秒……十秒……!?

どんだけ沈黙を保っとんねん？　老いてボケたか？　と焦《じ》れてやっと向こうの反応が返ってきたら……。

「「「「神子《みこ》様ぁあああああああッッ!!」」」」

一斉に平伏しだした。

ただ頭を下げるんじゃない、額を地面に叩きつける勢いでの土下座だ。

膝も手の平も地面にへばりつけ、カエルのような体勢になっている。

「アナタ様は……！　アナタ様は薬師の伝説において語られる、神子様!?」

「数百年に一度、薬祖様によって遣わされるという、その血統を受け継ぎし神子！　いずれも現れるのは乙女であると伝えられているが……!?」

「まさしく伝説の通り！　麗しき乙女ではないか‼」

態度がまったく変わって、スェルのことを崇拝するかのようではないか。

あまりな豹変《ひょうへん》ぶりに、正面から向かい合うスェルも、傍《はた》で見守る僕も、口をあんぐり開けて呆然とするばかりだった。

ただ杖から生命を帯びた蛇だけが『あ？　今さら媚《こ》びても遅いぞ？』とばかりに威嚇を続けている。

「あの……、それで私は不合格なんでしょうか？」

「滅相もない！　数百年に一度現れる神子様は、新たなる薬の知識を我々にもたらしてくれると聞きます！　そのような方を追い出すなど恐れ多いことはできませぬ！　もしそんなことをしたら我々は稀代《きたい》の愚か者として薬師の歴史に名を残すことでしょう‼」

「じゃあ、合格なんですね、よかった……！」

安堵《あんど》のため息を漏らすスェル。

結局気にするところはそこだった。

いやまったくメドゥーサ様が余計な知識を余計なタイミングで吹き込んでくれたおかげで話がややこしくなったではないか。

いや待て？

スェルが既にメドゥーサ様から充分な薬の調合知識を教えられていたんなら、わざわざ薬師結社なんぞに加入する必要性はなかったんじゃないか？

これはもう本格的に、僕とスェルを二人きりで旅させるため。

そして結婚という決断に踏み切らせるためだけに仕向けられたことだったんではないかな？

◆

さて、これでもうすべてが終わった。

僕は昇格審査を終えてS級冒険者になったし、スェルも無事薬師結社に加入できた。

さらには結婚もした。

僕の当初の予定A級は一足飛び越えちゃったし、スェルに至ってはなんか崇め奉られていたし。

そもそも結婚する予定はなかったんだが……。

などといささかオーバーラン気味のところはあるが、とにかく王都で済ませるべき用のすべてを済ませた僕ら。

ならばもう王都には一秒だって留《とど》まる必要はない。

とっとと発《た》って我が街エフィリトへ戻ろうじゃないか!!

薬師協会長さんやメドゥーサ様に結婚の報告をしないとだしな。

しかし短い間ながら王都でもお世話になった人ができたので、そういう人たちに挨拶を欠かしてはならないな。

そう言うことでまず会ったのが、新人冒険者のアレオくん。

恋人と一緒にクエストに出かけようとしているのを上手《うま》く捕まえることができた。

「ええッ!?　エピクたち帰っちゃうの!?」

用件を告げると心底意外そうな反応をされた。

意外と思われたことが意外。

「だってエピク!　お前S級に上がったんだろう!?　だったら王都でこれから大活躍していくものだと!?」

「それは僕の予定には入っていないねえ」

「なんでだよ!　S級の活躍する場として王都以上に相応《ふさわ》しいとこはないだろ!?」

アレオくんは、僕がS級冒険者として邁進することに拘《こだわ》っているようだが、僕の冒険者人生はあくまで地元に貢献することを主題としている。

等級がその助けになればと思い昇格にチャレンジしたので、けっして昇格はメインではないのだ。

「くっそー、エピクらと一緒に大冒険が待ってると思ったのになー」

「仕方ないわよ、ヒトにはヒトの人生プランがあるんでしょう?　私たちも焦らずに私たちなりのペースでいきましょうよ」

彼の恋人に当たる魔導士エリーさんが言う。

突っ走り気味で不安なところのあるアレオくんだが、彼女が手綱を引いているなら安心だろう。

彼女も彼女で、同性であるスェルと別れを惜しみあっていたが……。

「さて、それじゃあ王都でお世話になった人との挨拶も済んだし、出発するか」

「えッ、もう？　他にも挨拶すべき人はいるんじゃ？」

エリーさんが心配げに言うが、そんなこともないはず。

僕たちの挨拶ミッションはフルコンプだ。

「そんなわけないじゃろう？」

そう言って僕の肩をガッシリ摑《つか》んできた老人がいた。

さすがに唐突なのでビビったが、その老人をよく確認して一安心。

見知った顔だったので。

「アンパョーネン理事……」

「我ら理事会全体、キミに多大な恩義があるというのに何も言わず去ろうというのは、ちと薄情ではないか？　ん？」

まさか一般冒険者の行き交うこんなところにお出ましになろうとは。

いや違いますよ？

ちゃんと挨拶はしようと思いましたけど、ほら偉い人って忙しそうじゃないですか。

「危ないところであったわ。S級冒険者の昇格手続きがすべて終わらぬまま本人にどこかへ行かれてはギルドのメンツが丸潰れ……。まあ、実際はよくあることなんじゃがのう」

「え？　手続きってもう全部終わったんじゃないです？」

ギルドに認可されて、新しいバッジを貰《もら》えば終わりでしょう？

「S級を他の等級と一緒にしてはならん。何せ世界に数人しかおらぬ最上等級ゆえにな。一旦任命されればお祭り騒ぎは避けられぬのじゃ」

「そういうものですか!?」

「なので新たにS級冒険者が輩出されれば他等級では行われないような催しも開かれる。お披露目《ひろめ》とかな。S級冒険者は国王に拝謁する権利を賜る、義務ともいえるが」

ふーん。

王様に。

「国王陛下にッ!?」

「はい！　えッ!?」

しかし周囲の方が過剰に反応した。

アレオくんとかエリーさんとか、目を真ん丸に見開いて驚愕している。

「冒険者って、王様に謁見できるんですか!?」

「S級ならばな。世界最高レベルの冒険者はダンジョンを踏破し、ドラゴンをも打ち倒し、影響の大きさは計り知れん。その存在は王家とて無視することはいかんのじゃ」

アンパョーネン理事は説明する。

「それゆえS級冒険者は国王への謁見が慣例となっておる。顔合わせして繋がりを深めようとな」

それで王様に挨拶しに行かねばならんと？

っていうか王様って、あの王様ですよね？

国で一番偉い人!?

王様が治める国だから王国という！

「で、どうするエピクくん？　国王に会ってくるかね？」

「そんな気軽に!?　っていうか聞くんですかそれを？　ＹＥＳかＮＯか答えていいんですか!?」

仮に『断る』って言った場合通っちゃうものなんですかね!?

「断ってもいいよ。冒険者は自由が本質じゃからのう。たとえ国家の主人とて、冒険者の自由を奪うことはできん」

「あッ、そうですか」

「Ｓ級冒険者に登り詰める者ほど変わり者が多いでの。謁見などブッチぎって飛び回るような連中ばかりじゃや。エピクくんがそれに倣おうと全然問題にはならん」

意外と、僕の方に裁量が任されていた。

「とはいえ、Ｓ級冒険者に無視された王家の苛立《いらだ》ちは大抵ギルドに矛先が向かうがの。そうしたしわ寄せを受け止めるのもギルド理事の務めよ」

「それマズくないです？」

「まあ、現職ギルド理事の何人かが首を差し出せば済むことよ」

それって辞職って意味ですか？

まさか比喩表現なしでの正真正銘の打ち首ですか!?

僕としては会うのか会わないのかどちらが正解なのかはわからなかったが、結局会うことに決めた。

理事さんに遠回しに脅迫されたこともあるが、王様って言わずもがなで一番偉い人だし、そんな人を無視して後々問題になったら嫌だ。

僕の中にいつまでも残り続ける小心者の心が、無難な方へと舵《かじ》を切らせることとなった。

◆

で、会うとなったらその日のうちに王城へ連れてこられた。

「これが王様の住むところ……!?」

「メチャクチャ豪華ですぅ～!?」

隣にはスェルも並んでいる。

既に結婚の申し込みをして、承諾もされてるんだから僕らは一心同体、どこに行くにも一緒。

さらには冒険者ギルドのアンパョーネン理事も同行。

この人に一緒にいてもらわないと困る。

初めて訪れる王城という別世界に、案内人が誰もいないというのは心細すぎる。

僕がこの王城から生きて脱出するまでアンパョーネン理事には手を引き続けてもらわねば。

「そんな心配せずとも、取って食われたりなどせぬさ。キミたちが日夜潜り続けているダンジョンの方がよっぽど危険であるぞ?」

「僕はダンジョンにはあんまり潜ってないので……」

「そうであった。キミの故郷にある魔の森はダンジョンよりも危険だがな」

ハッハッハ、と何故か冗談めかして笑う理事。

そのまま王城の豪勢な廊下を進んでいくと、これまた豪勢な人物へと行き当たった。

見るからに感じさせる存在が豪勢なのだ。

僕が今まで出会ってきた人の中でも、薬師協会長さんのような質実剛健さとも、メドゥーサ様のような深遠さとも種類の違う人格の凄《すご》みがあった。

「あ、この人が王様か！」

と一目見てわかった。

ここでヘマをするわけにはいかず、すぐさま膝を屈して平伏する。

「お初にお目にかかります国王陛下、このたび新たにS級の称号を得たエピクと申します」

「いや……ッ!?」

自分なりにあらかじめ練習しておいた挨拶がちゃんとできたと思ったんだが……。

しかし国王陛下から返ってきたリアクションは微妙だ。

それどころか隣に控えるアンパョーネン理事までいたたまれない表情でいる。

「あのなエピクくん、こちらの御方は宰相のブランセイウス卿《きょう》じゃ」

「は？」

「王様ではないんじゃ。まあ勘違いしてしまうのも無理はないかもな」

いやぁ間違えた!?

一つのミスも許されないと言った傍《そば》から!?

「まあ勘違いするのもわからんではないがな。宰相殿は賢明にして優秀、今この国が平穏なのも宰相あってのことだと評判じゃ」

「やめてくださいギルド理事。誰が聞いているかわかりません」

冷静にたしなめる宰相様の態度は、なるほど理知的なものを感じた。

「こちらも予定にない場所で待ち伏せして悪かった。この国に新たに現れた俊英を一目見ておきたくてな。冒険者などという勇ましい肩書きの割には優しげな顔つきをしている」

「ははは……」

僕は苦笑した。

他の冒険者が聞けば侮辱されたと受け取り激昂《げきこう》したかもしれない。彼らにとって『優しい』とは『弱い』ということだ。

しかし僕自身性格も弱腰だから事実を突かれたというだけのことで、やっぱり苦笑するしかないということだ。

「優しい英雄は民にとっては有り難いものだ。強く勇ましいだけの英雄は、ただ周囲に破壊を振《ふ》り撒《ま》くだけの場合もある。国政を与《あずか》る宰相としては、新たなる英雄がどのような気性かは重要だ」

「は、はあ……!?」

「不躾《ぶしつけ》であったことに変わりないゆえ詫《わ》びよう。私などよりも国王陛下との謁見がメインであることだしな。さあ、ここからは私が案内しようではないか」

そう言って王城の奥へと案内される。

王様の待つ謁見の間へと。

宰相様は、高い身分の割に気さくな人だなというのが伝わってきた。

こういう人が上層部にいるなら、この国も安泰かな？　と一民草《たみぐさ》の視線から他人事《ひとごと》として思う。

しかし、その考えを撤回しなければならない出来事がすぐさま起こるのだった。

それは謁見の間でのこと……。

「これが新しいS級冒険者か？　何とも小さくて頼りなさそうではないか、みすぼらしい」

と言ったのは、椅子に座った何とも態度の偉そうな小男であった。

この場にいる誰よりも豪華な服装をして、頭にキンキラの冠を被《かぶ》り、尊大な態度ではあった。

「とはいえ、これがS級というのであれば余が使ってやるのも吝《やぶさ》かではない。おい、余が現国王フリュードゲルンゴズワルド二世である。跪《ひざまず》くがいい」

えー、これが？

身に着けているものの豪華さに反して、本人に明らかな覇気がないためまったく偉そうに見えない。

直前に出会った宰相様とまったく印象が正反対だ。

正直どうしようか迷ったが、一応王様には礼儀を通さないといけないだろうので言われた通り跪く。

「フン、我が国のS級冒険者であるからには何よりも余に忠節を尽くすのだぞ！　それがお前の役目と心得るがいい！　何の価値もない平民風情、王たる余が価値を与えてやらねば誰もがクズにすぎぬのだからな！」

しかし口が悪い。

宰相様の態度が晴れやかだったものだからすっかり油断したところでこれだよ。

なので余計にガッカリ感が強い。

「余は王だ！　お前ら民は、王である余に仕えることが役目なのだからな！　それをゆめゆめ忘れるな！　余の役に立たん民など何の価値もない、即刻処刑してやるから、そのつもりでおれ！」

「国王陛下」

たまらず……とばかりに口を挟んだのはさっき出会ったばかりの宰相様。

この謁見の間の脇に控え、その動向を見守っているかのようだ。

「そのようにお気を荒らげてはいけません。陛下の評判に傷がつきますぞ」

「評判だと!?」

「お城に上がる貴族はもちろん、市井の民とて陛下の一挙手一投足を見ております。陛下の振る舞いが好ましくなければ、人の心は瞬く間に陛下から離れていきましょう」

「余から離反すると申すか!?　そんなヤツはすぐに捕らえて首を刎《は》ねるがいい!!」

「そのようなことをすればますます人心は陛下から離れていきます。その末に誰からも支えられなくなった陛下は玉座から転がり落ちていくのみ。もっと他者を気遣いませ」

「ぐぬぬぬぬぬ……!?」

反論できないのか、国王は顔を真っ赤にして唸る。

その仕草はまるで子どものようだった。そして宰相様は、聞き分けのない子どもに辛抱強く言い聞かせる教師のよう。

「ふん！　民心など、偉大なる余の政略が成ればたちどころに集まってくるわ！　そのためのS級冒険者よ!!」

「陛下それは……!?」

「おい！　貴様らはダンジョンの奥底で竜に会ったそうだな!!　しかも伝説に名高い古代竜エンシエントドラゴンに！」

どうやら僕らに言っているようだ。

ギルド理事さんたちを救うためにダンジョンに潜った時のことか。

何故そのことが王様に漏れているかはわからないが、まあ事実なので頷《うなず》いておく。

「よし！　では国王が命ずる！　その古代竜を討伐するゆえ、我が騎士団に加わりダンジョンに入れ!!」

「はあ!?」

何故そういうことに!?

いきなり古代竜を討伐しろなんて言われて『はいそうですか』となるか!?

「わからんのか!?　鈍いなこのバカめ！　そんなことでは余の手足として動くことなどままならんぞ！　精進せよ!!」

「はあ!?」

「いいか!?　古代竜といえば伝説に登場する存在、その力は神にも匹敵するといわれる！　その古代竜を余の勅命の下《もと》に討伐すれば、それは即《すなわ》ち余の功績！　貴族も民草も、余を崇め奉るであろう!!」

「……」

絶句。

そんなことのためにエンシェントドラゴンを殺そうと。

そもそも王様はエンシェントドラゴンの恐ろしさをわかっているのか、地上を飛び回る普通の竜ですら、討伐するにはA級以上の冒険者が必要だ。

伝説に謳《うた》われるエンシェントドラゴンの能力は、通常ドラゴンより遥か上。

それを倒そうとなったら、少なくともこの国が抱えるすべての騎士を投入して、そのほとんどを失う覚悟がいるだろう。

それでも必ず倒せる保証はない。

そしてそれ以前に、特に理由もなく倒されるドラゴンが可哀想《かわいそう》だ。

「余のダンジョンに竜が住み着いているとは意外であるが、ソイツを殺せば余の勇名も他国まで轟《とどろ》くであろうよ！　殺したドラゴンは標本にして城に飾るとしよう！　そして我が国に訪れる他国の使者どもを恐れさせてやるのだワハハハハハハ!!」

「やめてください!!」

思わず声が荒くなった。

国王は、一瞬にして尊大な態度を引っ込めてビクリと震える。

「そんなことをして何の意味があります!?　古代竜は、人間に対し何の迷惑もかけていません！　そんな竜を殺すなど人間の方が悪者ではないですか!!」

「な、それは……!?」

意見されるとは夢にも思わなかったのか、国王は反論も出ず押し黙る。

「それに……」

と僕の言葉を継いだのはスェルだった。

いつも可愛い彼女とはまた違う、聡明《そうめい》な神子の面影を浮かべて言う。

「アンダーグラウンドドラゴンは、この街にあるダンジョンの主です。彼が死んでしまったら、ダンジョンも消え去ることでしょう」

「なんだとッ!?」

これには国王も顔色を変えた。

ダンジョンは、様々な素材を産出する宝の源泉だ。

「この王都は、ダンジョンを求めて百年前に移されたものなんですよね。それなのにダンジョンが消え去れば、この都は完全に価値を失いますよ」

「そうなれば無能な国王の名が歴史に刻まれることでしょうな」

便乗してアンパョーネン理事まで言う。

「なにッ!?　それはダメだ！　余は歴代一優秀な王として名を遺《のこ》さねばならんのだ!!」

「では余計なことなど企てずに大人しくしていなされ。ブランセイウス卿は稀代の名宰相であらせられる。卿に支えられていれば陛下はつつがなく治世を過ごされることでしょう」

そう言われた国王は、何故か表情を歪《ゆが》めた。

屈辱と怒りと、そして我がままな子どもが噴出する癇癪《かんしゃく》を詰め込んだような表情だった。

「宰相なんぞに頼って名君になれるか!!　『つつがなく』では足りん！　余は過去未来のいかなる王よりも勝る大名君になりたいのじゃ!!　……おお、そうじゃ！」

また何か思いついたのか。絶対ロクでもないことを思いついたんだと確信しているが、国王の視線が再び僕らへ向く。

「聞いたぞ！　たしか貴様らの住む地には誰も入れぬ魔の山があり、そこには恐ろしい怪物が住んでいると！」

「ぬなッ!?」

「その怪物を討伐しよう！　そうして我が名声は高まるのだ！　ウワハハハハハハ!!」

さらにヤバいことを言い出した!?

このバカ王、よりにもよってメドゥーサ様にケンカ売るつもりか!?　むしろエンシェントドラゴンより数倍ヤバい相手だぞ!?

「そこのS級冒険者！　この国王が命じる！　即刻魔の山の怪物を殺し、その首を持ち帰れ！　褒美はいくらでも取らすぞ！」

「嫌です」

「うむうむ！　余の期待を裏切るでな……、何ぃ!?」

『わかりました』とでも言うと思ったのか。

断られるなど微塵《みじん》も思っていなかったのか見事なノリツッコミが炸裂《さくれつ》したが、それもまた見苦しいばかりだ。

「貴様ッ！　この痴《し》れ者《もの》がぁ！　国王たる余の勅命に逆らうか!?」

「王だろうと誰だろうと、間違った命令なんか聞きませんよ。僕らの土地に住む山の主には決して敵対してはいけないんです」

あらゆる豊穣《ほうじょう》を与えてくれる女神であると同時に、あらゆる災厄をもたらす魔女でもあるからな。

メドゥーサ様の支配域に住む人間は皆大きな恵みを頂いて恩があるし、敵対したら確実に殺されるのはギズドーンの一件で証明済みだ。

「人には決して踏み込んではいけない領域があります。魔の山に住む主がまさにそれです」

今は住んでいないけど。

「王たる余が命じているのだぞ！　そちらの方が優先されるに決まっているだろうが!!」

「そんなわきゃーない」

「この無礼者がぁあああああッッ!!」

ついに国王、ブチギレる。

頭に載っていた豪勢な冠を外すと、激情のままに床に叩きつけて粉々にした。

「S級冒険者というから命令してやろうというのに、あれもダメこれもダメと我がままばかり言いおって何の役にも立たんではないか!! こんなヤツに大層な肩書きなどいらん! 等級など剥奪《はくだつ》してしまえ! いや処刑じゃ! 王に逆らった大罪で公開処刑にしてしまえ!!」

「お言葉ながら陛下」

僕の隣から、底冷えするような凄味のある声がした。

ギルド理事アンパョーネンさんからだ。こんな恐ろしい声を出せるのか。

「冒険者等級の昇格は、我らギルド理事の判断によって行われるもの。それに介入する権利も、まして剥奪する権利も国王にはありませぬ」

「余は国王だぞ! 余にできぬことはない!」

「であれば我ら冒険者ギルドは王家と袂《たもと》を分かち、独自に活動していくまで。独立不羈《ふき》こそがそもそも冒険者の気風ですからの」

「ひげッ!?」

理事さんからの強烈な反抗に国王は気圧《けお》された。

「エピクくんも、このような無理強いに付き合う必要はないぞ。S級冒険者の名声は、部外者が考えているより遥かに大きい。他国に移っても大歓迎を受けることであろう」

「げへぇッ!?」

それを聞いて狼狽《うろた》える国王。

「バカなことを言うな!? せっかくのS級冒険者が他国へ逃げたら、余の評判がガタ落ちではないか!!」

「冒険者は本来根のない浮草、ゆえにこそ暗君の下から離れ、名君の下に集まるのでございます」

「ウソをつくな！　余は名君じゃ！　ならばS級冒険者どもも百人は余の下へ集うべきじゃろうが!!」

S級冒険者はそんなにたくさんいねーよ。

このあからさまな暗君との対面は、もはやどういう方向へ流れていくか見当もつかないままに暴走していく。

「ええい！　なんでもいいから殺してこい！　ドラゴンでも、山の主でも！　そして余の名声を高めるのじゃ!!」

「それは依頼ですかな？　冒険者を走らせるのであれば、ギルドを通したクエスト発注となりますが？」

「そんなこと知るか！　お前らでよきようにはからえ!!」

「であればお断りいたします」

きっぱり決然と断固拒否。

「我ら冒険者ギルドは、冒険者の安全と倫理を考えてクエスト受注の可否を決する職務があります。陛下からの依頼は、あまりに危険が大きく冒険者の生命を脅かす上、仮にクエストが遂行されても特に利益はありません」

労多くして功少なし。

ハイリスクノーリターン。

「そんなクエストを冒険者たちに負わせるわけにはいきません」

「何を言う！　巨大な竜や怪物を殺せば余の名声が上がるではないか！　これ以上の利益はない！　冒険者など所詮定職にもつかん宿無しの集まりであろう！　余のために死ねるなら本望ではないか!!」

冒険者全員に対する、あまりにもな侮辱である。

これには黙っているわけにはいかない。最悪『消滅』スキルを使ってでも発言を撤回させようとしたが……。

「陛下、今の発言は撤回なさってください」

先に切り出した人がいた。

宰相のブランセイウス様だ。

「冒険者も立派な陛下の臣民。我が国の民に死んでもかまわぬ者など一人としておりません。まして冒険者は危険に飛び込んで貴重な素材を持ち帰ってくる、社会にいなくてはならないもの。彼らを敵に回せば国は立ち行きませんぞ」

「ぐな、なななな……!?」

国王はしどろもどろになりながら……。

「何をバカな！　民はすべて王である余のしもべ！　しもべが敵になるなどあるわけがない!!」

「法ではそう決まっています。すべての民は王に従うのだと。しかし人には意思があるのです。その意思が反すれば、法を破ることをも厭《いと》わぬのが人なのです」

淡々と言い含める宰相様。

「だからこそ人がおのずから法に従うようにすることが為政者の務めなのです。法で決めれば誰もが無条件に従う。そう思うのは権力者の驕《おご》りです。そのような驕りに惑わされた王侯が、謀反なり革命なりで滅びた例も陛下は家庭教師から習ったはずではありませんか？」

「煩い！　勉強の話など聞きとうないわ!!」

見た目通りに勉強が嫌いそうな国王。

やはり王者の貫禄《かんろく》というのはあの宰相様の方から漂ってくる。

「とにかくS級冒険者が出てきたんなら余のために働かんか!!　ドラゴンを倒せばダンジョンが消えてしまうんなら仕方ない、特別に生かしておいてやるわ！　代わりに山の主とやらを殺してこい!!」

「だーかーらー」

何回同じやりとりをすることになるのか。

「そっちもそっちでヤバいんですよ。山の主と敵対したら片っ端から呪いをかけられるんですよ？」

そうでなくとも大事なスェルのお母さんを倒すなんて真っ平ごめんだ。

「はっはっは！　何を言う大バカ者が!!」

国王は取り合わない。

「この神聖なる国王として生まれた余が、呪いなど受け付けるわけがなかろう！　下々の者と一緒にするな！　バケモノの呪いなどたちどころにはね返し、王の偉大さを知らしめてやるわ!!　わっはっは!!」

結局話にならず、話題に決着を見ないまま国王から下がった。

僕とスェル、そしてアンパョーネン理事は並んで王城の廊下を歩いていた。出口へと向かって。

「本当にすまんかったのうエピクくん。恩人であるキミたちに、また不快な思いをさせてしもうた」

「気にしないでください」

理事さんに悪気はないのはわかっているので。

「現国王はあのように聞き分けがなくていかん。謁見も早めに切り上げるつもりがあのように無理難題をふっかけてくるとはのう」

「あの……大丈夫なんでしょうか？　本当にママへの討伐が……!?」

スェルは、実の母親のことなので心配しないわけにもいかない。

「気に病むことはない。見ての通りいい加減なお方ゆえな。こちらがのらりくらりとかわしておればそのうち忘れてしまうよ」

「一国の主がそんなんでいいんですか？」

「いいともいいとも。実質今この国を支えておるのは、この御方じゃ。お飾りの王がどれほど愚鈍でもかまわんというのが、この国の幸なのか不幸なのか……！」

一緒になって廊下を歩くもう一人、宰相のブランセイウス様がいる。

「今日のことは本当に申し訳がない。私が宰相の権限をもって、ムチャクチャな命令が執行されないように取り計ろう」

「ブランセイウス卿に任せておけば何の心配もない。今日もな、本当にキミたちに引き合わせたかったのは国王ではなく彼だ。もしこの国に何かしらの災いが起こった時、エピクくんとブランセイウス卿が顔見知りであることが有利に働くと思ってのう」

そう言われて宰相様が苦笑を浮かべる。

偉い人って大抵おじいさんなのだがこの人は若々しく、舞踏会で女性の人気を独占しそうな美貌を備えていた。

「……我が王は、自分が凡庸であることに耐えられないのです。だからこそ何かしらの成果を上げて、歴代の王に劣らぬ名声を刻もうとする」

「民草としては迷惑千万じゃがのう。この時代、慢性的なモンスターの脅威はあれども他国間の戦争はない。平地に乱を起こそうとする為政者ほど迷惑なものはない」

アンパョーネン理事の言葉は心底からにじみ出てくるようだった。

「特に政務については宰相殿が一手に引き受けてしまうゆえに、余計自尊心が逆なでされるのであろう。そんなに褒められたいならご自身も真面目に政務に打ち込めば……、と思うが、あのような御方に世を引《ひ》っ掻《か》き回《まわ》されてものう……」

そう言ってため息をつくアンパョーネン理事が、いつもよりずっと老け込んでいるかのようだった。

「陛下がいかように振る舞われようと私が全力でお支えしよう。民にもとばっちりが当たらぬようにな。……エピク殿」

「はいッ!?」

宰相様に呼ばれて、背筋が伸びる。

あの国王になんか言われるより数倍プレッシャーだ。

「陛下との受け答えは見事だった。優しげな印象ではあったが、必要な時にはしかと我を通せるのだな。さすがはギルドが認めたS級冒険者だ」

「有り難き幸せ!」

「キミの力が必要な時は、ギルドを通して依頼させてもらう。その時は是非とも前向きに検討してほしい。キミのような逸材がいることを、この国の安心材料にしたいのだ」

宰相様は真摯な視線で向き合ってきた。

かつてギルドでは役立たずと罵られてきた僕が、こんな立派な人から頼りにされるなんて……。

「僕は、自分の生まれ育ったエフィリトの街を愛しています。あの街が一部に入るのであれば、この国の危機にも駆けつけます」

「頼もしい」

宰相様に顔と名前を覚えてもらった。

そのことを今日の成果に、僕たちは王城をあとにした。

◆

ここからは、話の本筋と関係ない後日談だ。

今語っておかねば永遠に語る機会もないだろうので記しておく。

メドゥーサ様を殺せなどと騒ぎ立てていた国王。

たとえ相手が誰であろうと敵対する者に容赦のない女神は、当然報復の牙を剥《む》いた。

呪いなんぞ意味がないなどと笑っていた国王が、ある日突然壮絶な不審死を遂げた。

それは大勢の王侯貴族が集まる式典の日。国王はその中心でその場にいる全員から讃《たた》えられるはずだった。

そこでいきなり国王は失禁した。

漏れ出た小水に、高価な衣装が濡《ぬ》れ染みる。しかし衣装は真っ赤に染まった。

国王が下半身から漏らし出したのは小水ではなく鮮血だった。

わけのわからないまま式典の参列者も、国王本人も混乱し、現場は騒然とした。

苦痛も伴ったのだろう、国王は叫びのたうち回りながらそれでも血を漏らし続け、衣装の下半分を真っ赤に染めながら、床までも赤い液体を広げた。

慌てた医師らが駆け付けはしたが、それよりも早くにすべての血液を下から漏らし、干からびるようになって国王は死んだ。

死因は失血死とも、体中の水分を失っての渇死とも言われた。

このあまりにも奇怪な不審死は、歴代のどの王よりも不可思議で印象に残り、歴史書には彼のことを指して『血尿王』と記されることになった。

彼は望み通り、歴史に二つとない名を刻んだのである。

✚〔四章〕勇者と聖女と辺境

僕はエピク。
ただのしがない冒険者。
……であった。
世の中ちょっとわからないもので、今はそうではない。
等級がね。
S級になりました。
A、B、C、D……と下っていくならSなんてどんだけ下なんだよ、と思うが。
実はS級はAの上。
最上等級なのです!?
ついこの間まで最下級のFだった僕が何故《なぜ》!?
急激な変化すぎて僕自身が戸惑う。
それでもまあ、ちゃんと試験を受けて合格した結果ではあるんですが……。
その試験を終えて、それゆえに向かった王都から帰ってまいりました。
我が故郷、エフィリトの街へ。
街へ入るなり凄《すさ》まじい歓迎を受けた。

「S級冒険者の凱旋《がいせん》だぁあああああッッ!?」

「我が街の誇りッ！」

「キャーッ！　こっち向いてーッ!!」

一体何事か!?

城門をくぐった途端に黒山の人だかりが!?

なんかのお祭りかと思うほどに結集しておる!?

めっちゃたくさん!?

「皆、新しいS級冒険者を一目見ようとしているんですよ」

その人だかりの中から抜け出し、代表するように言うのはヘリシナさん？

我が街の冒険者ギルドに勤める受付嬢さん。

「ギルド理事会からの先触れは届いています。S級昇格、おめでとうございます」

「ありがとうございます……？」

それでこんな大歓迎？

ちと大袈裟《おおげさ》すぎやしませんかね？

「何言ってるんです！　S級冒険者の輩出は都市にとって非常な名誉!!　歴史に残るだけでなく、噂《うわさ》のS級を一目見ようと周辺都市からも人がやってきて儲《もう》けにもなるんです！　街中湧き起こるのも当然の話ですよ！」

僕、観光資源となっていた。

待って。もしやこの人だかり、街の外からも!?

「私のこともギルドマスターに推薦していただいて……。お陰でエピクくんのＳ級昇格と共に、私への正式な辞令も届きました。晴れて私は正式に、エフィリト街の冒険者ギルドマスターです」

「おお！　それはおめでとうございます!!」

「エピクくんのおかげでしょう」

ヘリシナさんは、前ギルドマスター時代からギルドを支えてきた功労者。

かつて腐りきっていた冒険者ギルドにおける唯一の良識として、崖っぷちでギルドを支え続けてきた。

そんなヘリシナさんだからこそ新しいギルドの担い手に相応《ふさわ》しい。

と思ってギルド理事さんたちにお願いしておいたんだが、承ったからには直ちに実行してくれたらしいな。

偉い人たちに良識があって実行力がある、組織が健全な証《あかし》だった。

この街の冒険者ギルドも、これからそうなってくれればいいんだが。

「前ギルドマスター、ギズドーンのおかげで崩壊寸前だったギルドですが、今は着々と立て直しが進んでいます。一番頑張ってくれているのはリザベータさんですね。彼女が教官役となって残留した冒険者たちをビシバシと鍛えています」

「あの人まだいたんだ……」

Ａ級冒険者のリザベータさん。

元々は前ギルドマスターが箔《はく》付けのために呼んだ上級冒険者。しかしながらヤツの思惑にはまったく乗らず、到着したその日から僕たちの味方に立ってくれた奇特な人だ。

本来よそ者であるはずの彼女がもっともギルド再建に役立ってくれているというのも、なんだか心苦しい。

「ギズドーン体制下でぬるま湯に浸りきっていた冒険者たちも地獄シゴキのおかげでなんとかD級程度まで平均戦力を上げています。それに加えてA級の客分一人にS級一人……。王都から遠く離れた地方ギルドとしてはなかなかの過剰戦力ですねぇ」

そこまで言ってヘリシナさん、フッと乾いたため息をついて……？

「かつて前マスターのギズドーンは、ウチのギルドを『最強にする』などとほざいては自分勝手に所属冒険者を追放したり、クエストを一方的に破棄したりとてんやわんやでしたが……。そんなクソ野郎の求めてやまなかった状況が、彼が失墜してまるきり方針転換した末に実現している。何とも皮肉ですね」

彼女も忍耐の時間が相当長かったので、心の奥底に溜《た》め込んできたものがあるんだろうな。

「過ぎ去った過去のことはどうでもいいでしょう。とにかくギズドーンの呪縛から解き放たれて我らがギルドは本格的に新生するんです！　エピクさんもこれからはギルドの支柱としての活躍を期待しますね!!」

「まかせてください!!」

僕だって伊達《だて》にS級冒険者になったわけではないからな！

こうして僕が昇格したのも、すべてはこの街にいる人々の期待に応えて……いままで貰《もら》った恩をお返しするため。

晴れてS級となったからには、今こそ街に最大限の貢献を！

そのためにも……。

「薬草採取を頑張ります!!」

「エピクさん!?　それはF級相当のクエストですよ!?」

だって僕は薬草採取のクエストしかしたことないし……。

初心を忘れないことが大事だって誰かも言っていたよね!!

◆

さて、そんな感じで街への帰還を果たした僕なのだが……。

まだ最高最大のイベントを残していた。

スェルと共に薬師協会へと帰還を報告。

主な報告相手は、スェルの父親でもある薬師協会長さんだった。

「ほう、スェルと結婚を、ね……」

「事後報告になって申し訳ありませんですますが……!!」

ヤベェ、めちゃくちゃくちゃくちゃくちゃ緊張する……!?

僕と一緒に王都へと上京したスェル。

そこでとある事情から、僕たちは即日結婚し、将来を誓い合う仲となった。

そのことを薬師協会長さんにお知らせしないわけにはいかない。

それに伴う僕の緊張を推し量ることはできるだろうか!?

ただでさえ結婚相手の父親というのはげにも恐ろしき相手。

加えて僕にとって薬師協会長さんは、世間の荒波の乗り越え方をじかに叩《たた》き込んでくれた師とも親ともいえる御方……!

そんな恩人の愛娘《まなむすめ》を、本人の許可なく貰ってしまったんだから、僕のうしろめたさたるや想像にかたくないのではないか!?

心なしか、協会長さんの視線がうすら冷たい!?

「もうッ! お父さん意地悪しないでよ! こうなることがわかってて私たちを送り出したんでしょう!?」

僕の隣に座るスェル、ここにきて発言す。

「薬師協会長のお父さんが結社のシステムに不案内なわけないもの! 家族以外が儀式に参加できないことも知ってて、それにエピクさんがどう対応するかまで計算ずくなのよ! だからお父さんに怒る資格なんてないわ!!」

そこまで色めき立つと、薬師協会長さんも苦笑交じりに……。

「そうだね、エピクくんならウチのスェルをちゃんともらってくれると信じて張った罠《わな》だ。事前の通告もなくエピクくんには悪いことをした」

「いえいえ、そんな！」

「エピクくんも正式に冒険者ギルドへ戻り、ウチへの接点も少なくなる。スェルなどは会う機会も俄然《がぜん》少なくなるだろう。娘が寂しい思いをするのを親としては放っておけなくてね」

そう言うとスェルが脇から『お父さん!?』と弾かれたような悲鳴が？

「ともかくエピクくんはウチの専属ではなくなったが、これからはれっきとした家族だ。よろしくお願いしたい」

「はい！」

人と人の新しい繋《つな》がりができる。

それもまた喜ばしいことだと思った。

僕が冒険者ギルドに復帰して残念だと思えることは、この優しくて温かい薬師協会の人たちと離れてしまうこと。

しかし僕が切り拓《ひら》いた新しい道のおかげでこれからも一緒に行くことができる。

それがまず嬉《うれ》しかった。

「こちらからも報告することがあるんじゃないの、アナタ？」

「ヒィ!?　メドゥーサ様!?」

さらに現れたのは、メドゥーサ様。

山の主として人々に畏怖畏敬される超常の存在！

それが今スェルのお母さん兼、薬師協会長夫人として街に住んでおられるという珍事。

王都滞在中もギルド理事さんたちが呪われたり、王様が呪い殺されたり……。

ヤベー意味でのこの御方の存在感がひしひし伝わってくるんだよ！

「う、うむ……、そうだな……!?　スェル、実はなんだが……!?」

「はい？」

唐突に歯切れの悪い薬師協会長さん。

いつもの彼らしからぬ態度に……どうした？

「おめでとうスェルちゃん、お姉ちゃんになるのよ」

「は!?」

もしや……。

自分のお腹《なか》を撫《な》でさするメドゥーサ様に、気まずそうにはにかむ薬師協会長さん。

まさか!?

やったのか!?

二人ともやったんですか!?

ご懐妊おめでとう！

僕のS級昇格より大事件じゃないですか!?

祝、ご懐妊。

薬師協会長のご夫婦は、娘の不在中にせっせと励んでいたご様子。

慶事に慶事が重なってエフィリトの街はますます賑《にぎ》わう。
そんな中、薬師協会長さんが僕へと意味深な助言をしてくれた、またしても。
——『エピクくん、キミは今まさに冒険者として絶頂の時期にいる』
——『そういう時にこそ這《は》い寄《よ》ってくる危険もあるものだ。キミはこれから、今まで体験してきたものとはまったく別種の厄介事に晒《さら》されることになるかもしれない』
——『そういうものにもきっちり対処できてこそのS級冒険者でもあるんだろうがね』
とのことで。
一体どういうことなんだろう？
……と思い巡る暇もなく、その厄介事は早速向こうから訪れてきた。

◆

S級となった僕。

それで何か変わったかと言うと特に変わることもなく、今日もクエストに勤《いそ》しみます。

「というわけでヘリシナさん、薬草採取のクエストください」

「何言ってるんですか!?　S級冒険者にそんな初級クエストあてがえるわけないじゃないですか!!」

驚愕《きょうがく》するヘリシナさん。

しかしこの辺で受けられるクエストといったらそんなものだし、初心を忘れないためにも常にクエストは受け続けていたい。

S級だからといってふんぞり返って何もしないような冒険者にはなりたくないんだ。

「最上位になってどうなるものかと思ったけれど、やっぱりエピクくんは真面目そのものねえ」

「あッ、リザベータさん」

A級冒険者のリザベータさんも、まだまだこのギルドから去る気配がない。

元々前マスターの要請でふらりとやってきたA級冒険者だが、元々この街の所属でもないし、呼び主の前マスターもいなくなった今ここにいる理由皆無のはずなんだが。

「いや……まぁ、私が残っているのはエピクくんが面白そうだからって前から言ってるでしょう？それに今は中央に戻りたくないのよね。なんかゴタゴタしてて」

「ゴタゴタ？」

「王が死んだじゃない。そっちの話は王都から帰ってきたばかりのエピクくんの方が詳しいんじゃない？」

ああ、まぁ……。

そういえばそんな話を聞いたな？

S級昇格の判断を貰うために上った王都で、僕はこの国の王様に会った。

結論から言って、とても人の上に立つ人格とは言い難かった、問題のある王様だったが、その直後に『死んだ』と聞いて驚かされたものだ。

「聞くに異様な死に方だったんでしょう？　ヒトに邪魔だと思われるにも一定の優秀さがいるから

暗殺じゃないんだろうけど、それでも国主の急死は大混乱をもたらすのにふさわしい出来事だからね」

「あの王様のダメっぷり有名なんですか？」

「そりゃそうよ。今この国は宰相の有能さでもってるってもっぱらの評判よ？」

宰相。

僕が王様への謁見の際ワンセットで出会ったブランセイウス様のことか。

たしかにあの人は一目会っただけで人格の優秀さが伝わってきた。

普通のパターンだと宰相は無能か悪者になってしまうんだが、この国ではパターンに当てはまらないらしいな。

それはさておき……。

「急な崩御で、ギルド理事会も相当混乱してると思うのよね。そんな最中に王都周りに戻ってみなさい。混乱収束のためにコキ使われるのが目に見えてるわよ。エピクくんもいいタイミングで戻ってこれたわ。もう少し帰るのが遅れてたら、ヘタすりゃ数ヶ月単位で足止めを食らっていたかもね」

「えぇ……!?」

王様の訃報を聞いたのは、僕たちがエフィリト街へ帰るために王都を発って数日後のことだった。

実のところあの王様は呪いによって殺された。

恐れ多くもあの王様はメドゥーサ様を害すると宣言し、実際に兵を動員しようとした。

さすがに明確な殺意をもって、それを実行に移そうとまでしたら報復を受けるのは仕方のないことだ。

僕たちが王都を離れてから呪いが始まったのも、僕やスェルに累を及ぼさないようにしたメドゥーサ様の心遣いなのかも。

「でもよく考えたら王様が亡くなるって一大事ですよね。この国どうなっていくんでしょう？」

「国家存続自体は大して問題じゃないわよ。なんやかんやいって無能王がいなくなったところで大した損失にはならないからね。王子があとを継げばすべてはつつがなく元通りよ」

「王子いたんですか？」

子どもがいたんだ、あの王様。

「そりゃいるわよ。……でもまあ、その王子様って言うのがまた随分と曰《いわ》くつきでねえ」

「ええ……!?」

父親の王様ですらあんなだったのに？

ここの王家は呪われてるんですか？

「まあ特殊さのベクトルは父親とは正反対なのよ。……優秀すぎて？」

「ほう」

優秀とな。

思ってもみなかった単語に戸惑いが起こる。

「この国の第一王子……目下王位継承候補筆頭のタングセンクス殿下は眉目秀麗頭脳明晰。幼少の頃から様々な功績を打ち立てているわ」

「王子の噂なら私も耳にしたことがあります」

おおう、ヘリシナさんまで乗ってきた？

人気なのその王子様？

「国民からの人気も高く、即位すれば賢王となること確実とか。しかしタングセンクス様の勇名が轟《とどろ》くのは、ただ優秀な王子様であるからだけではない。さらなる名声の礎がある。それが……」

「「……勇者」」

リザベータさんとヘリシナさんの声がハモッた。

なんなん？

「タングセンクス王子は選ばれし勇者なのよ。魔を祓《はら》い悪を討ち、地上に平和をもたらすために戦う正義の戦士！」

「それは……冒険者とどう違うんです？」

「全然違うわよ！　勇者は、神から選ばれし最強の英雄！　人類と世界のために戦い、悪を倒すのよ！　冒険者なんてその日稼ぎの職業戦闘人でしょう！」

A級冒険者がなんてことを言うんだ。

A級S級になったら社交もしないといけないって、アナタ自身の口から出た言葉を思い出して。

「勇者は、一部の層には大変な人気を誇りますからね。熱狂するのも致し方ありません」

「ヘリシナさんまで!?」

「勇者様は人類のために戦い、常に世界中を駆け回って邪悪と対決している。そのため城に戻られることはあまりないとのことです」

だから僕が登城した時は会わなかったってこと？

「しかしだからこそ上げた功績は数知れず！　僻地《へきち》に潜む悪魔を倒したり、陰謀を巡らせる邪教徒を討伐したり！」

「一番有名なのは天空高い山の頂に住む邪竜との戦いですよね！　激闘の果てに勝利して、邪竜が隠し持っていた宝剣を戦利品に持ち帰ったとか!!」

リザベータさんとヘリシナさんがきゃあきゃあとはしゃいでいる。

そこはかとないミーハーの匂いがした。

「そんなタングセンクス王子様が次の王様で間違いないでしょう。あの御方が国を治めれば安泰は間違いありません」

「そうね、混乱も一時的なことよ。すぐに収まるわ」

王子にして勇者……。

どちらにしても選ばれし存在というわけだが、その選ばれし者の称号が一人に二つも重なっちゃったというわけか。

贅沢《ぜいたく》な話よなぁ。

普通どちらか一方でよかろうに。

まあ、世の中には僕のような凡人の想像もつかないような恵まれた人間がいるんだなってことは理解した。

僕に言えることは、そんな輝かしい存在はずっと遠くにいるもので、一般人の僕などとは終生関わり合うことなどない。

それぞれの居場所を守って堅実に生きていこうと思うばかりだった。

しかし。

そんな僕ののん気な考えは、ほんの数日後に完膚なきまでに打ち砕かれる。

◆

その日、エフィリトの街は騒然となった。

突如として接近してくる軍勢。

モンスターではなく人の軍だ。

いかめしく武装しているのが物見台からでも窺《うかが》えたので、街は騒然となった。

『すわ敵襲か!?』と。

当然ながら街の人々は軍隊の襲撃などまったく想定していない。

王国は長らく平和で、外国との軋轢《あつれき》もなければ内乱もない。

人に害をなすモノといえば、それこそ異形の理屈から生まれてくるモンスターだけ。

そんなモンスターへの備えは万全にしてあったが、人同士の……それも一定規模以上の集団戦など想定したこともなく、急報の駆け巡った街中は上へ下への大混乱だった。

「守備兵からの救援要請が出ています」

ギルドマスターとしてヘリシナさんが、全冒険者を集めて言う。

僕もその一団の中に加わっていた。

「本来街の警備は兵士たちの仕事であり、盗賊山賊などの制圧や治安維持などは彼らの職分に当たります。しかし今街に迫りつつある一団は山賊などとはわけが違う。守備兵たちにとっても経験したことのない戦いになる恐れがあり、万全を期して冒険者の手も借りたいと……」

「人間同士の争いには、基本冒険者はノータッチなのよねえ……」

難しそうな顔をするリザベータさん。

「冒険者は、そもそも無頼だからヘタに人間社会に関わるとこっちが悪者にされかねない。そもそもその軍隊ってのはどこから来たの？　もう少し慎重に調べてからの方が……!?」

「悠長にしている場合じゃありませんよ」

僕が語気を鋭くして言う。

「正体不明の武装集団が、明らかにこの街を目指して進んでいる。最悪の事態に備えるのは当然です。この街は、僕らが育って暮らす街です。守ることに兵士も冒険者も関係ない。……ですよね皆さん？」

「「「おおッ!!」」」

僕の呼びかけに、居合わせた他の冒険者も肯定する。

かつてはぬるま湯を極めていたギルドも、前ギルドマスター失脚をきっかけにして本当に腐りきった者は脱落し、その上で残留した人たちはリザベータさんのスパルタ指導で、意識も実力も向上している。

今ならば、他の街にある冒険者ギルドと競っても負けない。

そして街に危機が迫っているというのに何もしないのは、冒険者としてでなくこの街に住んでこの街を愛する者として許してはならないことだった。

「……既に動き出している状況に対して慎重もクソもないか。たしかにここでまごつくことこそ冒険者にあるまじきよね」

最終的にリザベータさんも同意し、守備兵さんと冒険者たちが共同で街を守ることが決定した。

それでもさっきリザベータさんの言ったように、相手の正体もわからないまま戦闘に突入するわけにはいかない。

まずは使者を送り、向こうの所属身分、それに目的を問いただすことになった。

その使者に選ばれたのが僕。

「どうしてッ!?」

「S級冒険者でしょう？　アンタの肩書きには都市議員やギルドマスター級の重みがあるのよ。アンタも既に街の代表の一人だって、そろそろ気づきなさい！」

そんなバカな。

僕、もう既に街の代表だった。

相手側への失礼にならない……言い換えれば『舐《な》められない』だけの権力を持ちつつ、最悪荒事になっても生還できそうな僕が行け……とのこと。

安全を期して非戦闘員のヘリシナさんや都市議員の方々も同行できない。

薬師協会長さんも来れない。

完全に僕一人。

全権を担わせられたと考えたら、信頼されたことを喜ぶべきか？　荷が重いと泣くべきか？

とにかく我が街を守るため、僕は単身街の外へと出る。

すると問題の軍隊はもうすぐそこまで迫っていた。

「もうこんなところまで……!?」

これ以上の接近を許したら、最悪の展開になった時街への被害が免れない。

僕は意を決して声を張り上げた。

「……止まれ！　それ以上の接近は待ってほしい！　僕はS級冒険者エピク！　この先にあるエフイリトの街に住む者！」

ザッ、ザッ、ザッ、ザッ、ザッ。

軍隊の行進は止まらない。

くっそぉ……と思いながら諦めず勧告を続ける。

「街への危害は僕が絶対に許さない！　敵対の意志がなければここに止まり、会談の場を設けよ！

これ以上の無断接近は敵対と見做《みな》すぞ!!」

ザッ、ザッ、ザッ、ザッ、ザッ、ザッ、ザッ……！

それでも軍隊は行進をやめない。

これはもういよいよやり合うしかないか？　と『消滅』スキルの準備をしようとした刹那……。

「全体！　行進やめ！」

やっと止まってくれた……!?

止まるつもりがあるからもっと早くしてくれよコンチクショウ。

「はっはっはっは！　出迎えご苦労!!　オレの忠実なる家臣よ!!」

そして軍隊の奥から一人の若者が出てきた。

やたら小奇麗な身なりをした青年だ。

全身に鎧《よろい》をつけて武装はしているものの、その鎧は眩《まぶ》しく銀色に輝いてピッカピカに磨かれている。陽光が反射してきて眩しいぐらいだ。

彼に同行している数百人ぐらいの兵士たちは、一般的な量産鎧をまとっているので彼だけが特別製。……とにかく異彩を放っている。

さらに鎧の上からマントまで羽織りやがって、どう見ても彼がこの一団における特別な存在……指揮官であることは明らかだ。

そんなキラキラピカピカ……さらには爽やかスマイルまで叩きつけてくる清涼感で胸焼けしそうな青年は言ってきた。

「このオレの顔を見て、すぐに誰だかわかっただろう？　名乗る必要はないと思うがそれでも名乗りは礼儀だ！　全力で名乗らせてもらおう!!」

「あの……!?」

「オレは勇者！　世界を救い人を守る！　空前絶後唯一無二の超英雄！　勇者にしてこの国の第一王子タングセンクスとはオレのことだ!!」

話聞かんなこの人!?

いきなり現れといて一方的に喋《しゃべ》り倒すとかどういう了見かッ!?

いやそれ以前に……今なんて言ったこの人？

タングセンクス？

その名前つい最近どこかで聞いたような気がするし……、名前にかかっていた称号も……勇者？王子？

「もしや噂の……この国の王子様にして勇者？」

「はっはっは！　称賛はけっこうだよ、オレにとってはとうに聞き飽きたことばだからな！　オレが最強であることも、オレが神聖であることも、オレが有能であることも、オレがイケメンであることも、すべて当たり前のことだから!!」

煩《うるさ》い。

一の問いかけに百の返答が返ってくる上に、その返答が意味をなしていない。

ほぼ独りよがりの自慢の言葉。

かつて一度だけ謁見した王様との血縁が強烈に感じられた。

王子だから王様の子どもでいいんだよな？

「キミはS級冒険者といったかな？　まあ凡人としては最上級の位でなかなか大したものじゃないか！　勇者にして第一王子であるオレが褒めてやろう。この国に住む者すべては我が家来！　主君たるオレの役に立てるよう日々懸命に過ごすがいい！」

「えーと、あの……？　それでご来訪の目的は？」

「なんだオレに直に仕えたいって？　悪いがオレは市井《しせい》の下民は近くに置かないことにしているのだ。まあS級のお前がどうしてもと土下座して頼むというなら考えてやってもいいが？」

「仕えませんから、それより来訪の目的を……！」

「はっはっは、照れているのか？　それとも下賤《げせん》な自分に恥じて遠慮しているのかな！　その謙虚さは気に入ったぞ！　直臣ポイント一を配布してやろう!!　貴族ならば十、平民ならば百ポイントで我が側仕えに取り立ててやるのだ！　嬉しかろう!!」

うぜえ。

父親の国王とは別種ではあるが、強烈さだけは共有するウザさだ。

このまま会話も成立しないのかと辟易《へきえき》していると……。

「いけませんよ勇者様」

やった、他に会話のできる人が出てきた!?

と思ったら、そこに現れたのはまたいかにも雰囲気のある清らかな女性だった。

いや見るからに清らかなんだもん。

着ている服は一点の曇りもない純白で、ゆったりとしたローブ。

その白衣に包まれた素肌も艶々しく、浮かべた微笑は聖母のようだった。

「下賤の方たちは勇者様のお言葉など容易に理解できません。もっと噛《か》み砕《くだ》いてお話になりませんと」

「おお！　そうだったな聖女ヒサリーヌ殿！」

そしてコイツも同様失礼だった。

一体何なんだコイツら揃《そろ》いも揃って!?

「わたくしはヒサリーヌ。大聖教会から派遣されし聖女です」

女性は、またにこやかな微笑《ほほえ》みを浮かべて言った。

「勇者タングセンクス様の所業は、人類全体のためとなる聖業。だからこそ聖なる神を崇《あが》め、世界の清浄を司《つかさど》る我ら大聖教会も勇者様に協力し、この聖女ヒサリーヌが代表して補佐を務めているのです」

「はあ……!?」

「勇者様と共に世界にはびこる邪悪一切を討滅し、神の清らかなる教えをあまねく行き渡らせる。それが聖女としてのわたくしの務め。どうかアナタも最上級の冒険者として、我らが聖務の補佐をよしなにお願いいたします」

「はい？」

いかん、どいつもこいつもまともな会話が成立しないぞ？

これではまともな会談なんてできるわけがない。

やっぱり僕には街の代表なんて大役は早すぎたんだ！

とりあえず自国の王子様なら敵ではなかろうというので、改めて街へとご案内する。

そして街の正当な代表者たる都市議会へと引き継ぐ。

問題を丸投げしたともいう。

僕なんぞよりも年上で人生経験豊かな都市議員さんたちは、突如として押しかけてきた勇者にして王子一行から根気強く話を聞き出して、ようやく何とかその目的を明らかにすることができた。

「山の主様を討滅するですと!?」

まず議長のおじいさんが驚愕に目を見張った。

他の議員さんたちも似たり寄ったりの渋面で、告げられた事実を全く受け入れられないのがわかる。

一気に険悪ムードとなるが、そんな喋りにくさなどものともせずに聖女ヒサリーヌさんとやらが言った。

そりゃもう涼やかに。

「我らが勇者様は人類の害となる邪悪を滅ぼすことを責務としております。そのサポートが我ら大聖教会の役目。この街より幾分離れし峻険《しゅんけん》に住む邪悪なる魔物メドゥーサ。人が住むべき豊かな土地に蟠踞《ばんきょ》し、生活領域を奪う怪物を、今こそ勇者様が祓い除いてくださるでしょう」

「大きなお世話だッ!!」

一瞬議長さん、声を荒らげたが……。

「……ああッ、いやッ……!?」

すぐにマズいことに気づいて声のトーンを抑える。

実際のところこの用件まで辿《たど》りつくのに何十倍と関係ない話を聞かされて、普段温厚な議長さんの忍耐も擦り切れかけてきた。

「勇者にして第一王子殿下、それに大聖教会の聖女殿。……我らエフィリトの住民は、山の主様から許されてこの地に住まい、同じ御方からの恩恵を受けて生きておる。あの御方を害するなど思いもよらぬこと、この地にいらぬ騒乱を持ち込むのはやめていただきたい……!」

「メドゥーサは邪悪な怪物です。その存在を打ち砕き、未来永劫《みらいえいごう》の無へと還《かえ》すことこそ神の意に適《かな》う正義。どうして反対なさいます?」

聖女は微笑みながら、勇者は快活に高笑いしながら主張を押し通す。

「そうだぞ下民の皆! 長年魔物の支配下に置かれ、さぞかし辛い思いをしてきただろう! しかしこの勇者にして第一王子タングセンクスが来たからには、お前たちを苦しみから解放し、幸せに導くと約束しよう!!」

こっちの主張など聞きゃしねえ。

いついかなる時も自分の正当性を恩着せがましい調子で喚《わめ》き散らす勇者に、議員の皆さんも弱り切った表情をしている。

「皆様、勇者とは一体何だとお思いです?」

急に観念的な質問をしだした。

「勇者とは聖なる戦士。邪悪なる存在から世界を守る救世主です。そして邪悪なる存在とは、神の恩寵《おんちょう》から外れて世界を破滅へと導かんとする怪物たちのこと。ヤツらは無数に蠢《うごめ》き、世界のそこかしこに隠れ住んでいます。そのうちの一匹が、メドゥーサのことです」

「山の主様をそこまで愚弄するか……!?」

「勇者タングセンクス様は、これまでも各地に赴き、邪悪なるモノたちを討伐してきました。その活躍は全世界に轟き渡るほど。特に北の峻険の頂に住まう大邪竜との戦いは有名で、皆さんもお聞き及びかと思いますが？」

いいえ、知りません。

「見るがいい！」

なんか勇者が唐突にいきりたった!?

腰から下げた剣を引き抜き、高く掲げる!?

黄金色に輝く刀身は、磨き研がれてピカピカであるはずなのに、どこか血塗られているような禍々《まがまが》しさを発する。

「この聖剣こそ、大邪竜を倒したあと手に入れた！　銘をフィングラム！　我が邪竜討伐の功績の証にして、それ以降の百戦を共に潜《くぐ》り抜《ぬ》けた相棒だ!!」

「議会での抜刀はおやめいただけませんか……!?」

さすがに公の場で武器なんか持ち出したら一発でつまみ出されるレベルだが、相手の身分からそうそう気軽にはブッ叩けない。

勇者とかいう謎称号を差し引いたとしても……、この国の王子という、より実質的な肩書きは残るんだから。

「……アナタ方は、あの御方の恐ろしさをわかっていない」

話の通じない客人に、議長さんは辛抱強く呼びかけ続ける。

とりあえず切り口を変えるようだ。

「山の主様は万能にして最恐。あの御方の怒りを買って生き残れる者はおりません。だから忠告いたします。無理なことはおやめなさい」

「わたくしたちがメドゥーサごときにおくれを取ると？　正義が悪に敗れるというのですか？」

しかし、聖女は少しも表情を崩さない。

「国王陛下は、世にも奇妙なお最期を遂げられたそうですな。公の場で語るのがはばかられるほどの凄惨で、謎に満ちた死を……」

僕が謁見したこの国の王様は、王様という割には粗忽《そこつ》なたちで、言うことも大袈裟な人だった。

そんな王様がポロリと『メドゥーサを討伐する』などと口にした。

本気だったかどうかはわからない。

しかし彼の異形なる突然死のきっかけは、その言葉以外にないと僕らは思っている。

「タングセンクス殿下の御前でお父上の死を語るのは心苦しいことながら……！　あるいは殿下、アナタ様があの御方を標的に定めたのはお父上の仇討《あだう》ちということも……!?」

「父上も可哀想《かわいそう》な人だよなあ、オレのような有能すぎる子どもに恵まれてしまって……」

議長さんの気まずげな視線も、王子様にはまったく関係ない。

「あの人自身はすこぶる無能なのにさ。子どもが有能なら自分も有能なんて勘違いしちゃった。それがあの人の最大の不幸だね。オレとしては憐《あわ》れまずにはいられない」

「それは、なんと……!?」

「まあ、あの人が死んでもオレが王位を継げば万事解決。むしろあの人より何十倍も上手《うま》く治められるんだから死んでくれた方がよかったまである！　安心しろよ下民の皆！　これからはこのタングセンクスが、勇者であり国王……つまり勇者王としてお前たちを治めてやるからさッ!!」

清々《すがすが》しいまでに実父への哀悼の意はない。

「そしてオレが治める王国に邪悪の輩は不要！　というか、いてはならない！　だからメドゥーサはオレが倒す勇者として！　以上だぜ!!」

「そして議長殿の発言は、このままではメドゥーサ討滅を公言するわたくしや勇者様にも邪悪なる呪いが及ぼうというお気遣いと存じます。しかしご心配には及びません」

今度は聖女が大仰に言う。

「魔物風情の邪悪な呪いに蝕《むしば》まれるようなわたくしたちではない……ということです。わたくしも勇者様も、大いなる神の聖なる加護に包まれています。それによって暗黒の影はわたくしたちに触れることすらできません」

「それは……、本当に……!?」

「さもなくば、わたくしも勇者様もとっくに呪い殺されているのではありませんか？　少なくともわたくしたちは、こうして出兵した時点でメドゥーサへの敵意は明確です。その間こちらへ到達するまで何十回でも呪い殺す機会はあったでしょう」

それなのに無事でいるということは……。

「魔物の呪いなど、神の大いなる加護の前では何の意味もないということです。皆さまも恐れる必要はありません。共に力を合わせ、神の御名の下《もと》に邪悪の化身を打ち倒すのです！」

「その通りだ！　お前たちにはこの勇者がついているぞ！　さあ、S級冒険者のキミ!!」

えッ!?　もしや僕ですか!?

いきなり名指しされて普通にビビる。

「キミには我が勇者パーティに参加する栄誉を与えよう！　一緒に魔の山とやらへ向かい、醜いバケモノを倒して功名を立てようではないか！」

「嫌です！」

「ッ？」

僕の即答を聞いて、王子兼勇者は戸惑いを見せたようだ。

「し、しかし冒険者というのは手柄をとって、金や名声をガッポガッポと稼ぐのが好きではないのか!?　邪悪殺しは、その絶好のチャンスだぞ!?」

「他の人はどうか知りませんが、僕が冒険者として働くのは故郷のため、僕のことを慕ってくれる人に恩返しするためです。富とか権力とかは……別にどうでもいい」

そもそもS級にまでなったら、もうその時点で富も名声も充分あるってことだしな。

王子様なら人が何を求めてシャカリキに働くか、考えを巡らせるべきじゃないですかね。

「メドゥーサ様は、この地に恵みをもたらしてくれる女神様であり、同時に敵対する相手は容赦なく滅ぼす魔女でもある。でもそれは人間だって同じでしょう？　仲よくしてくれる人とは友だちになって、危害を加えてくるヤツには反撃する」

僕たちは、そんな真っ当な人間と同じ感覚を持った超越存在と何百年と共存してきた。

それを今さら引《ひ》っ掻《か》き回《まわ》されたくないいんだよ。

「アナタたちにとって何が正しいのかはアナタたちの自由です。でもその『正しい』に僕たちを巻き込まないでください。僕だけじゃない。ここにいる皆も同じ気持ちです」

「そうだそうだ！」「山の主様は大いなる我らが母！」「勇者だろうと聖女だろうと我々は協力せんぞ!!」

僕の宣言に呼応して、都市議会の人々も口々に拒否の言葉をなげうつ。

まさか反対されるとも思わなかったようで、王子兼勇者様は目に見えて狼狽《うろた》えだした。

それに引き換え聖女様の方は……。

「お黙りなさいッ!!」

一喝で、騒然とした議会を沈黙させてしまった。

都市議会のメンバーは、彼女の二倍や三倍の年齢をした年配者もいるというのに、なかなかの胆力？

「アナタ方が邪悪に誑《たぶら》かされているのはわかりました。間違った信念といえど従いたくいなる気持ちも察しましょう。……ですがお忘れにならないで。アナタたちの住むこの土地も、大いなる王国の一部だと。アナタたちもまた国民だと」

いきなり何の話？

「先日、民であれば誰もが敬うべき国王陛下が唐突に身罷《みまか》りました。憎むべき邪悪の呪いによって。その呪いを発したのは誰なのか、ついさっきアナタたちが指摘しましたよね？」

「ぐぅ……ッ!?」

息詰まる議長さん。

「国主が殺されて黙っているようでは国家は崩壊してしまいます。我らは亡くなった先王の無念を晴らし、邪悪の横暴には決して屈しないと毅然《きぜん》とした態度を示さねばなりません。アナタ方もこの国に住む一員であるなら、亡君を悼む気持ちを報復という形で示されませ」

さっきの王子様がまったく悼む気持ちを感じさせませんでしたが？

聖女様との詭弁《きべん》合戦はまだまだ続く。

僕たちの住んでる国は、比較的安定してるんですよね。

法も整備されて経済も潤っていて。国王を頂点とし、数多くの貴族様たちがみずからの裁量で領地を運営し、僕たちの住むエフィリトのような自治を任された都市も存在する。

そういう風に仕組みの整った国家だからこそ、非常時に対しては特別な対応がいる。

王様を殺されて『ふ〜ん、そう』では済まされないのだ。

「国王陛下を呪い殺したのは、魔の山の主メドゥーサで間違いありません。国王の死の直前、かの邪悪を罵る言葉を多くの人たちが聞いています。そちらのS級冒険者もその一人ですわよね？」

『違う』と言っても通らなそうな雰囲気。

たしかに王様がメドゥーサ様について言及したのは僕が謁見した時のことであったし、その場面には宰相のブランセイウス様、アンパョーネン理事、それにお城に仕える兵士さんやおつきの人などたくさん居合わせていた。

そういった人たちから聞き取りをして、もはや動かしがたい事実になっているに違いない。

「我が国は、敬愛すべき国王陛下を無惨に呪い殺したメドゥーサを罰すべきです。国家でもっとも尊いお人が殺された、それは人間の種族そのものに対する敵対。人類は総出でこの理不尽に立ち向かっていかなければなりません。アナタたちも含めて」

「うぅ……!?」

「そうでなければアナタ方はこの国の民ではありませんわね？」

なんと悪辣。

王様を殺された件を持ち出して脅してくるとは。

そう言われたら国の味方をするか、メドゥーサ様の味方をするか、究極の二択を迫られるようなものじゃないか。

「こ、これは……!?」「一体どうすれば……!?」

議員さんたちも、突きつけられた選択に苦しまずにはいられない。

一応僕たちの街は議会による自治が認められていても、国家の一部に他ならない。

国を敵に回せば流通は断ち切られるし、冒険者ギルドからも脱退になるし、運営が立ち行かなくなってしまう。

かといってメドゥーサ様を裏切るわけには……。

「侮るでないぞ小娘」

「はい？」

「我らは勝手にあの御方を崇め奉《たてまつ》っているわけではない。優しくも厳しいあの御方のお気を損じさせぬため、過去の王族もこの土地に細心の注意を払った。それゆえの準備も怠りない」

「どういう意味です？」

「我が街と王族の間ではすでに密約が交わされているということよ。今より数百年の昔、当時の国王から『我が子孫がいかなる理屈を強いろうとも、エフィリト街は山の主との敵対に合力せず、反対に回ることができる』と」

「そのような出まかせを!?」

「国史に賢君と謳《うた》われたサディトーレ二世がくだした密命ぞ。ウソだと思うなら王宮の資料を漁《あさ》ってみるがいい。あちらにも控えがあるはずじゃ」

議長さんカッコいい……！

必殺の脅し文句を上手くかわされ、聖女はどう動く？

「冗談ですよ」

ニッコリ笑った。

「アナタ方が地方の因習にどれだけ執着しているのか、試してみたくてカマをかけただけです。思った以上の過剰な反応で面白うございましたわ」

「ウソくせぇ」

「勇者様、ここは我々が引き下がりましょう。遠い田舎《いなか》の文明未開な方々に、我々の高尚な理念はわかっていただけないようです」

メチャクチャ引っかかる言い方ではあったが、とりあえず引き下がるようだ。

とりあえずよかった。

人類とメドゥーサ様との全面戦争なんかに巻き込まれたら堪《たま》ったものじゃないものな。

「それで代わりと言っては何ですが……」

「代わり!?」

『代わり』って何!?

なんでここでそのようなワードが出てくる!?

「勇者様は、無数にある邪悪の化身と常に戦っておいでです。この地にはびこるメドゥーサだけが邪悪ではない。こちらはアナタたちが非協力なので後回し、別の邪悪を討伐した方が効率的だと思うのですが、いかがでしょう?」

「いかがでしょう?　って言われても……!?」

「特にそちらのS級冒険者さん。アナタの能力は世のため人のために活《い》かすべきもの。はびこる邪悪を打ち払うために今度こそ快い協力をいただきたいのですが?」

世の中には、まずは絶対受け入れ不可能な無理難題を突き付けることで、それよりも難易度を下げた要求を通りやすくする交渉法があると聞いた。

それを今まさに思い出した……！

◆

すべての話し合いが終わったあと、僕は一旦薬師協会本部へと行き、婚約者のスェルと話し合う。

今日あったことは報告すべきだからな。

色んな意味で彼女にも無関係ではない内容だ。

「それで、協力することになったんですか？」

「都市議会もそういう方針で固まってしまったから。メドゥーサ様のことで一旦あっちが譲歩したって形になっちゃったから余計に断りづらいんだよ」

しかし今考えると、本当に連中にはメドゥーサ様と戦う意思はあったのだろうか？

次に出してきた案件こそが本命で、その前座となったメドゥーサ様の件は、こっちに言うことを聞かせる前準備だったのでは。

「どっちにしろギルドに依頼として出されちゃったから、僕は受けざるを得ない。ご丁寧に王家によるお墨付きのついた指名依頼だからね。僕に拒否権はないよ」

いや、本気でガチれば拒否できるんだろうけれども。

そうできるだけの勇気が僕にないだけ。

NOと言えない男、僕。

あのあとの話し合いで、聖女や勇者がどんな相手を標的にしているかが説明された。

ここエフィリトの街からさらに西へ、徒歩で五日かけて向かう先に集落があり、そのどこかに潜む悪魔を討滅したいのだという。

勇者と聖女の名において。

僕に依頼されたのはその補佐。勇者が気兼ねなく全力奮って悪魔と戦えるよう環境を整えろ、とのこと。

ちなみにクエスト報酬はたんまりな額を提示されたためますます断りようがない。

「もう、ママが王様を殺さなければ、こんな面倒なことにならなかったのに。もしくはその勇者って人たちを呪いで蹴散らせればそれはそれで解決するのに呪いが効かないなんて、便利じゃないのね！」

「そりゃあママだって何でもできるわけじゃないのよ。世の中本当に何でも思う通りになったら、それはそれでつまらないでしょう？」

と言うのは、このお家の女主人ことメドゥーサ様。

問題の山の主にして、数千年を生きる超越者としての気紛れか人間である薬師協会長さんの妻として人の社会で暮らしている。

僕たちが王都へ行ってる間、存分に新婚気分を満喫されたようで今はレモンを皮ごとムシャムシャ齧《かじ》っておられる。

酸っぱいものが美味《おい》しい時期なようだ。

「今この街では、アナタを殺したいってヤツがウヨウヨしてるのに……全然余裕ですね」

勇者さんたちは、このまま捨て置くわけにもいかないので街側できっちり宿を用意した。

特別なお客様用の迎賓館で素敵な夜を過ごされているはずだ。

「彼らには呪いが効かないって話、本当なんですか？」

王都では、メドゥーサ様の呪いが猛威を振るうさまを身の毛もよだつほどに見てきた。

一見全能と思えたメドゥーサ様の力も、及ばないところがあると知れば驚かざるを得ない。

「大聖教会のヤツらでしょう？　ソイツらとは相性が悪いというかねえ。信徒同士の争いに神々は相互不可侵て約束なのよ。まあ、私を直接害そうとするなら話は別なんだけどね。まだ『ぶっ殺してやる』と息巻いている程度じゃあ天罰は下せないわ」

「色々複雑なんですねえ」

ともかく、その点彼らの主張は正しいという裏付けができてしまった。

人間レベルでの揉《も》め事《ごと》はあくまで人間が解決しなさいということか。

でもその割にはメドゥーサ様、王様のことは容赦なく殺したよな？

あの人はただ『討伐する』と息巻いただけで、今回の勇者&聖女のように軍隊を編成することすらしなかったのに。

「そのことなんだけど……」

「何です？」

「当世のこの国の王……死んだってのは聞いているわ。呪いで死んだんだって？」

ええ、そうですよ。

そうとしか思えない異様な死に方で……アナタがそうしたんでしょう？

なんでそんな確認口調？

「私、ソイツ呪い殺した覚えないのよねー」

え？

「さすがの私だって、ただの暴言で呪ったりなんかしないわよ？　その程度で殺したらさすがに恨みを買いすぎるわ」

まさに今回起きた出来事が、そういう恨みを買いすぎた結果だからなあ。

「いつぞやのギルドマスター？　とか言うヤツは私の預けたシルシまで使って刺客を送り込んだんだからさすがにお咎《とが》めなしとはいかないし。ソイツに権力を与えたギルド理事？　とかいう連中も呪いはしたけど、ただ単に熱の出るタイプだったでしょう？　主犯でもないし命まで取るつもりはなかったわよ。テキトーに苦しめて反省を促せればそれでよかったわ」

「メドゥーサ様が手を下した相手は、それだけ……？」

「そうよ、こう見えてけっこう分別あるでしょう？」

それでは、あの歴史にまれに見るような死に方をした国王様の死因は……。

一体何？

なんやかやで駆り出されることとなった僕。

勇者たちに同行してどこぞへ向かうという。

その先で何に巻き込まれるかは知らないが、ヤツらの思惑に取り込まれないよう注意が必要だな。

「というわけであとはよろしくお願いします」

出発前に冒険者ギルドに寄って留守を頼む。

「わかっています。エピクさんの不在中は私たちがしっかりと守りますから安心してくださいね」

「大船に乗ったつもりでいなよー」

ギルドマスターのヘリシナさんと、A級冒険者のリザベータさんが請け合ってくれる。

『いつになったら帰ってくれるんだろう？』と常日頃から思っているリザベータさんだが、こういう時頼りになるのが悔しい。

「充分に気を付けてくださいねエピクさん。警戒すべきは目の前の敵ではなく、むしろ味方の方ですよ」

「勇者と聖女……ね……」

たしかにあんな怪しげな連中と肩を並べて戦うというのは僕にとっても初めての経験。

正面だけでなく背中にも気を付けながら戦っていかなきゃならないというのは想像するだけでメンタルガリガリ削られそう。

「ところでエピクさん……今回はお一人ですか？」

「いつも一緒のスェルちゃんは一緒じゃないの？」

二人から一斉に疑問を呈されたが、そんなにスェルがいないのが違和感？

「彼女には今回残ってもらうことになってます」

まず彼女が同行する理由がないからな。

スェルはあくまで薬師であって冒険者じゃない。だからクエストに同行する義務も資格もないわけで、クエストで動く僕に合わせる理由もないわけだ。

同時にさっき言ったように、今回のクエスト依頼者は信用ならない。

四六時中どこから狙ってくるかわからない危険な状況に、スェルまで巻き込むわけにはいかないってことだ。

「婚約者を危険にさらしたくないってわけだ。やさしー」

「茶化《ちゃか》さないでください」

本人はそれでも行くとゴネたが、メドゥーサ様がほぼ無理矢理《むりやり》抑え込んで諦めさせた。

これを機に、彼女がもつ魔女の薬術を本格的に叩き込むらしい。

スェルのパワーアップイベントだ。

「それまでに厄介事は全部片づけておきますよ。あの勇者とかいう連中に僕らの生活を乱させたりしません」

「エピクくんも立派になりましたね。そんな風に自分の意思をしっかり言えるなんて……！」

なんかヘリシナさんに感動された。

親戚のお姉さんか何かみたいだ。

「出発する前に、ギルドからの支援物資を支給します。困難に立ち向かう冒険者のためにせめてものバックアップです」

「回復薬に携帯食料。あれば必ず役に立つ消耗品の類《たぐい》ね。かさばるのが玉《たま》に瑕《きず》だけど、持って行って間違いはないわよ」

もちろん厚意は素直に受け取っておきます。

それにかさばるのも心配ない。

僕も努力を怠らず、自分のスキルを研究しつくしているところだ。

そこで新たに発見した『消滅』スキルの使い方。

空間そのものを『消滅』させると次元の断層ができて、異空間への入り口が現れる。

その中に預かった物資を放り込んで……。

異空間の入り口は、時間が経《た》てば自然に塞がる。

あとは物資が必要になった時、次元断層を再び開いて取り出せばいいんだ。

「そ、それはまた便利ですね……!?」

「エピクくんがますます何でもありになっていく……!?」

ヘリシナさんたちにドン引きされるのだった。

あれこれの準備が終わって僕はクエストに発つ。

これまでの薬草採取と違って、甚だ不本意なクエストだ。

想定外のトラブルもなく無事終わってくれたらいいんだが……。

◆

僕は進む。

慣れ親しんだ街を出て、いまだ知らぬ場所へ。

同行の人数はかなり多いけれどまったくそんな気分にはなれない。

むしろ孤独な気分だ。

周囲にいる誰にも気を許せないのならば。

「はっはっは、どうしたS級冒険者くん!?　浮かない表情だなあッ!?」

馴《な》れ馴れしい表情で笑いかけるのは勇者。

全身キラキラしくて却《かえ》って胡散臭《うさんくさ》い。

「この勇者の一行に加わって暗い表情は違反だぞ！　勇者とその部下たちは！　常に輝かしく煌《きら》めいていなければ！　そうしてこそ世界を照らし平和に導くことができるんだからなあッ!!」

煩い。

そもそも僕は、アンタの部下になった覚えはないんだが。クエスト受注した現状はあくまで依頼主とのビジネスライクな関係よ。

それで依頼内容とは結局どんなものでしたっけ？

改めて説明を聞いておきたい。

「化外の地に蟠踞する悪魔の討伐ですわ」

共に進行する聖女が言う。

もっとも彼女は馬車に乗っていて移動も優雅だ、僕は徒歩。

「勇者様が討伐すべき邪悪は世界中のそこかしこに溢《あふ》れかえっています。アナタたちが妄信するメドゥーサもその一匹。アナタたちの我がままに免じて保留にしてある分、他の一匹を共に討伐いただきたいのです」

「他の一匹……!?」

「悪魔デメテール」

デメテール。

その名前の響きから不思議と禍々しさは感じ取られなかった。

「ここからさらに西の最果ての地は、国の支配域にも入りません。そこに住む少数部族は悪魔を崇拝し、正しき神を信仰することのできない悲しい方々です」

その悪魔と言うのが、デメテールと……?

「私たちには、悪魔に魅入られた人たちを覚醒させ、正しい信仰に導く義務があります。そのためにも勇者様に悪魔デメテールを討伐いただき、おぞましき魔の支配を打ち払っていただきたい。S級冒険者さん。アナタにしてもらうのは、その手伝いです」

手伝いって言われても……?

「彼の地には悪魔デメテールに魅入られて道を踏み外した人間たちが多くいます。その者たちは正しさを理解できず抵抗をしてくるでしょう。清らかなる勇者様を人の返り血で汚させるわけにはいきません。その時はアナタが代わって露払いを務めるのです」

「冒険者は人間同士のトラブルに関知しないって言わなかった？」

それ思いっきり僕が憎まれ役を被《かぶ》せられるってことでは!?

油断したらすべてのしわ寄せを一身に食らいそうで非常に危うかった。

「たとえクエストでも人倫にもとるようなことは拒否しますからね？」

「あら、S級冒険者ともあろう御方が一旦引き受けたクエストを無下になさるというのかしら？」

何気ない一言で外堀を埋めに来やがる。

この一団でもっとも厄介なのが、勇者よりもこの聖女だと思えるほどだ。

しかし、この聖女は一体どういう理屈で勇者にくっついているんだろう？

勇者と聖女がワンセットになっている意味は？

「勇者とは、そもそも大聖教会が選抜するものなのです」

僕の心の中の疑問を見透かすように聖女が言った。

「大聖教会は、この国の信仰を司る機関。人々と神との間を繋《つな》ぐ代理人の役割を果たしています。神は、人々が安心安全に暮らしていけるように加護を施しくだされます」

それこそが勇者だという。

「人々に害をもたらし、悪の道へと誘《いざな》う邪悪を打ち滅ぼす使命を勇者は背負っているのです。そのために勇者は、現存する戦士たちの中からもっとも強く、正しい心の持ち主が選ばれます。それがこの時代の場合タングセンクス王子様だったということです」

「はっはっは！　選ばれたからには全力で使命を果たさねばな!!」

自慢げに笑う王子兼勇者。

「そして大聖教会側としても選び出した勇者様への支援は惜しみません。その代表として大聖教会で修行をしたこの聖女ヒサリーヌが、勇者様の補佐として同行しているのです」

「ヒサリーヌ殿は素晴らしい補佐役だぞ!!　アドバイスは的確だし、彼女のサポートでこういった邪悪討伐の遠征も快適そのものだ！　その上美人だしな！　はははははははははッ！」

「勇者様にお褒めいただけたなら、心を砕いた甲斐《かい》がありましたわ」

そしてその勇者や聖女を囲んでいる兵士たちも、大聖教会から派遣された『聖兵』なのだという。

大聖教会に所属し、神の教えの下に邪悪と戦うために訓練された兵士。

しかし邪悪とは一体何を指すのか？

そこのところがハッキリしてないと非常に何やら気持ちが悪い。

説明を受けてもまだまだモヤモヤが晴れないところへ、それでも事態は否応《いやおう》なく進行する。

「聖女様……！」

僕たちの進む隊列中央へ、聖兵の一人が駆け込んでくる。

報告のようだ。

「前方に敵影発見！　規模多数！　我々の行く手を阻む模様です！」

「早速来ましたわね。まあ思った通りのタイミングですが……」

聖女はそう言って薄笑いを浮かべ……。

「さあＳ級冒険者さんの出番ですわよ。アナタの力で神の御意志を遮る不心得者を成敗なさってください まし。そのあとの道を勇者様が難なく通り抜けられるようにね」

なんかまた不穏な感じになってきた。

勇者一行が進む先に、壁となるかのように大きな集団が立ち塞がっている。

何者？

「悪魔デメテールに惑わされた蛮族の軍でしょう。まったく目障りなのだから」

聖女が忌々しげに言う。

敵軍（？）が待ちかまえるのは平原で、集団戦にとても適した地形だ。

人数も相手側が倍近く多いし、一人一人の精強さも遠目に見るだけであっちの方が凄《すご》そう。

だってあっち側、全員が馬に乗ってるんだよ？

こっちの馬は聖女の馬車を引かせている一頭のみ。

歩兵と騎兵の勝負なんて戦う前から決まっているようなものじゃないか。

「ではＳ級冒険者さん、お任せしましたわよ」

「丸投げッ!?」

「当然です。勇者様の聖なる剣は悪魔を打ち滅ぼすためにあります。前座の異端どもの返り血などで汚してはなりません」

などと偉そうに言うが要するにまともにぶつかり合ったら勝ち目がないってことなんだろう。

周囲の聖兵たちからも、言葉にこそ出さないが怯《おび》えの感情が、身振りなり顔つきからひしひし伝わってくる。

『すわ開戦！』となったら一挙に総崩れになってしまいそうだ。

そうこうやっているうちに相手側から、つんざく怒号が。

「愚かなる侵略者どもよ！　性懲りもなく我らが母神の地を踏み荒らしに来たか！」

相手集団の中から一人、勇猛に進み出る。

女性だった。

ただ者ではないと一目でわかる強者オーラを放っていた。

相手側の多くの戦士と同様に騎乗していたが、乗っている馬からして特別っぽくて隙がない。

鍛え抜かれた肉体、鋭い眼光。

彼女が出てきただけで戦場の中心になってしまうかのような、そんな凄まじい存在感があった。

「何度不当な侵略を繰り返そうと結果は変わらんぞ！　このオレ……豪士イザルデがいる限り、母神の恵みを一欠片《ひとかけら》たりとも奪わせはしない！　再び愚かな攻撃を仕掛けてくるがいい！　即座に弾《はじ》き返し、今度こそ愚かな考えも浮かばぬほど徹底的に蹴散らしてくれよう!!」

怒号がビリビリと空気を震わせ、向かい合う側の数百人それぞれの背骨までガタガタに震わせる。

女ながらも英雄が備えるという覇気とはこういうものなのかと納得してしまうほどだった。

「異教徒め！　図に乗って……！」

聖女さんが苛立《いらだ》ちを抑えきれないのか、みずからの爪をガリガリ噛む。

「しかし今日こそヤツの慢心もここまでです！　悪の栄えたためしなし！　さあ行きなさいS級冒険者さん！　今こそ聖教の使徒となって正義の万能を示すのです!!」

「報酬分働くだけですよ？」

しかしクエストを受けた身の悲しさで、クライアントには逆らえず渋々前へと進み出る。

敵側のリーダーさんと対面、一騎打ちみたいな構図になる。

「何だ貴様は、いつもの威勢のいい勇者とかいう輩はどうした？　負けが込みすぎてついに恐れをなしたか？」

「えーと、いや今日は僕が戦うことになる？　というか別に戦いたいわけじゃないんですけど!?」

自分の立ち位置……属性をどう説明していいかわからず口ごもる。

本当になんて言えばいいんだ？

「とりあえずすぐさま殺し合いとはいかずに話し合いません？　話し合いでケリが付くならそれが一番いいと思うんですけども……？」

「ほう？　随分と弱気な口ぶりだな？　あの高圧で居丈高な勇者の仲間とは思えぬが……!?」

さっきからの彼女の口調から違和感だったんだが、何かしらの経験を土台にしたような言葉の数々。

「もしかして、あっちの勇者たちに何度も会ったことがあります？」

「何をわかりきったことを。当然ではないか」

当然なんだ……!?

「あの無礼者どもは、ある時突然我らの地に土足で踏み入り、我らの信仰を踏みにじりおった」

「信仰？」

「我らに恵みをもたらす大地母神デメテールを悪魔と罵ったのだ」

勇者や聖女たちは口々に言った。

真なる神とは彼ら大聖教会の神だけ、それ以外の神とは神の名をかたるニセモノ……悪魔である。

お前たちは早々に改心し、デメテールと言う悪魔を捨て、真なる神を信仰せよ。

そしてお前たちの土地から実る作物と、お前たちが保有する宝を献上せよと。

「言いがかりじゃん」

「ほう、お前もそう思うか!! まったくその通り！ ヤツらの主張など野盗の恐喝と変わりない！それを『正しい』とか『真なる』とかいう言葉で覆い、耳触りをよくしている分、余計にタチが悪い！」

そんな詭弁に乗る彼女らでもなければ、交渉はすぐさま決裂したという。

「脅しが通じなければすぐに実力行使。本当に野盗のような連中だ。しかしヤツらの目論見《もくろみ》が甘かったのは、我々エレシス戦士団がいたこと。我らの地で制圧強奪せんとした凶賊どもは、我らの力ですぐさま撃退された。そしてことあるごとに攻め寄せては撃退されるの繰り返しだ」

それは……。

「そして今回、また性懲りもなくヤツらは攻め寄せてきた！ 我らの誇りと大地母神デメテール様への信仰にかけて、我らの故郷に傷一つ付けさせはしない！ 今までと同じように返り討ちにしてくれる!!」

「あーあーあーあー……」

聞いててなんだか気が遠くなってきた。

クエスト内容からは『悪魔を倒せ』などと具体性も何もない薄ぼんやりした依頼だったのに。

その実は地域紛争の片棒担ぎじゃないか!?

タチが悪い!!

「何と言いますか……! 申し訳ないというか、ご迷惑をおかけしてというか……!?」

「なんだ? 貴様あの勇者どもの仲間のくせにえらく神妙ではないか?」

仲間ではありませんよ!!

そんなこと勘違いでも言われたくねえ!

「僕はただ雇われて来ただけです! でもこんな戦争の片棒担ぎだとわかってたら断りましたよ!」

「フン、今までの連中よりは良識があるとでも言うか? まあいい、それで結局どうするのだ?」

え?

どうする、とは?

「オレはまだ貴様の名も聞いてないぞ? 堂々と仕合うのに名乗りは必須であろう。オレは既に名乗った。戦士イザルデに立ちはだかる貴様は一体何者だ?」

「はッ!? 申し遅れまして! エピクと申します!」

「そうかエピクか。……では互いの名も語ったところで、戦うとしようか」

そう言って女戦士は馬上から、手に持つ武器を突きつけてきた。

彼女が持つのは大鎌。

本来は実りきった作物を刈り取る農具だが、それゆえに寿命を尽くした命に終焉《しゅうえん》を与える象徴としても用いられる。

あんなのを騎馬の突進力を上乗せして振り降ろされたら、防御も回避もできずに首がスポーンってなるだろうな。

恐ろしすぎる。

「この大鎌の銘はアダマンサイズ。太古より伝わる神器。大地母神より授かった一族の宝よ」

「そんな物騒なものを持ち出して、一体……？」

「貴様とてこの場に駆り出されてきたからには戦士の端くれだろう？　戦場に立ったからには事情などせせこましいことは言わず、黙って拳を振るうのが戦士の習い。ならばもうごたくは切り上げ、殺し合いで語り合おうではないか」

「僕は戦士じゃなくて、冒険者なんですけども？」

「ぼうけんしゃ、とは何だ？　どちらにしろ男の仕事ならば命を懸けて戦う以外のことはしないはずだ」

ええ？

この人思ったより血の気が多い。

「オレが進み出て、お前も進み出た。それならばまずはオレとお前の一騎打ちが緒戦の幕開けとなるのは当然の流れだ」

いや、それ以前に僕はクエストの詳細がわかってきて早くもやる気を失いかけているんですがねえ。

とはとても言えない雰囲気。

戦いを経ずして何事も進められないといった状況だ。

「さあ、この秘宝アダマンサイズに斬り裂かれ鮮血を散らすがいい。人の生き血も、大地にバラ撒《ま》けばよい肥料となる。母神デメテールの祝福も手伝ってたわわな作物を実らせてくれることだろう」

そう言って大鎌を振りかざす戦士さん。

これはやらないとやられる流れ。

聖女たちも最初からこのために僕を呼んだんだろう。この豪傑戦士を僕に始末させるために……。

ヤツらにまんまと利用されるのは業腹だが、抵抗しなければ殺される身の上ならば抵抗する以外にやるべきことはない。

「仕方ないな……」

僕にも、帰りを待ってくれる人たちがいるんだから。

「力を示さねば話も聞いてくれないというんなら、まずは力を示しましょう」

「いい答えだ！　所詮勇者どもの仲間なら揃って腑抜《ふぬ》けかと思ったが、違うようで嬉しいぞ！　人と生まれたならば戦うことこそ生きる意味！　身を斬り合い、血を絞り出し合うことで互いの意味を高め合おうではないか!!」

これが、生まれながらの戦士ムーブ。

女戦士イザルデ。彼女の戦闘能力は言うまでもなく屈強で、具体的にはA級冒険者、あるいはS級にも匹敵するだろう。

猛スピードで駿馬《しゅんめ》を駆り、その突進力でもって巨大な鎌を振り下ろす。

その凄まじい攻勢に大抵の人は抗《あらが》いもできないだろう。

まして馬上からの攻撃だけあって僕から見れば遥《はる》か頭上からくる。

それではますます対処も難しい。多くの人間にとって上方こそどうしようもない死角なんだから。

「S級冒険者よ!! その肩書きに相応《ふさわ》し能力をお持ちなら、必ずやその悪魔の使徒を倒しなさい！

アナタの働きを神は見守っておられます！」

「そうだぞS級冒険者！ 頑張れ！」

ずっと後ろから聖女や勇者がやんやの喝さいを送ってくる。

煩い！

僕は好きで死闘を繰り広げているわけじゃないんだよ。

そして勇者&聖女を取り巻く聖兵どもや、それに対峙《たいじ》するイザルデ側の騎兵たちも、行儀よく動かずに僕たちの戦いを見守っている。

それが一騎打ちの作法なのだろう。

この戦いで相手の首を取った方が、のちの集団戦の主導権をとって有利に運ぶことができる。

恐らく、あのイザルデさんとやらは相手側の中で最強の戦士なのだろう。戦闘能力だけでなく皆を引っ張るカリスマ性があるのも、ここまでの短いやりとりで充分窺える。

だからこそ油断して戦える相手ではないことがわかる。

「おのれちょこまかと！　オレの攻撃がまったく当たらんだと!?」

そして一騎打ちは一方的な攻撃と回避の膠着《こうちゃく》状態。

僕が片っ端から相手の攻撃をかわしまくるのだ。そして僕から攻撃しないのであれば、状況はまったく動かず一定のまま。

冒険者ギルドに復帰してから僕もリザベータさんからの訓練を受けた。

彼女曰く、強力すぎるスキルに対比して、冒険者としての基本的な体術や戦闘技術はほぼ我流。

そのため手を加える部分が非常に多かったそうだ。

最強スキルに頼るばかりでは真の上級冒険者とは言えない。

徹底的にシゴかれて、A級冒険者リザベータさんが誇る基礎体術を叩き込まれた。

それゆえに今の僕が回避に徹すれば、それこそ袋叩《ふくろだた》きにでもされない限り永遠に無傷でいられる。

「ふざけるな貴様！　何故さっきからよけるばかりで反撃してこない!?　戦士の決闘を蔑《ないがし》ろにする気か!?」

「僕はどんな相手にも敬意を払うことにしています」

少なくとも向こうから敬意を払ってくれる相手に対しては。

「ムムッ、よく見たら貴様、武器さえ持たず丸腰ではないか!?　何故戦いに武器を用いない？」

「今気づきました？」

「オレとしたことが丸腰の相手を一方的に攻め立てていたとは！　失礼した。待っていてやるからお前の武器を出すがいい」

そう言ってイザルデさん、手綱を引いて騎乗している馬を四、五歩ほど後退させる。

正々堂々……、という彼女の決闘ポリシーの表れかもしれないが。

「大丈夫です。武器は元から持ってないんで、このまま続けてください」

「何だとッ!?　空手でノコノコ戦場にやってきたというのか？　どういう意識なのだ？　戦士としての自覚がないのか!?」

「だから僕は戦士じゃなくて冒険者なんですが」

「先ほどから戯言《たわごと》を……!?　男は生まれついて皆戦士だ！　男であって戦士でない者などいない！　たしかに数多くいる男の中には臆病惰弱で戦士に値しない者もいる！　しかし貴様は、このイザルデに真正面から向かい合っても臆することのない勇気の持ち主だ！　それが戦士でないなど戯言極まる！」

誉《ほ》め言葉と受け取っていいのかどうか……!?

ここは国の外、場所が変われば文化も変わるし、彼女らの生きる土地では男性は皆戦士でないと生き残ることはできないし、冒険者というシステムもないんだろう。

会話だ。

会話なくして相互の理解は得られない。

「冒険者とは、僕の生まれた土地にある職業の一つです。『危険に立ち向かう者』という意味です」

「危険に、立ち向かう……!?」

「世の中、戦う以外にもたくさんの危険に溢れています。自然の危険だったり、モンスターだったり、人間より上の存在たちの怒りだったり……」

そういうものに立ち向かっていくことが冒険者の専業だ。

人同士の争いは別のところでやってほしい。って言いつつしっかり今争いに巻き込まれているんですけれど。

「ほう、異邦にはそのような者どもがいるのか。自然やモンスター、それに神……いずれも人より遥かに厄介なモノたちだ。そういうモノに立ち向かっていく冒険者とやらは戦士に比類する強者たちと見た……！」

「だから独自の戦い方も発展してるんですよ。丸腰だからって気遣いする必要はありません」

そう言うと、馬上のイザルデさんの表情が変わった。

大型肉食獣を思わせる獰猛《どうもう》な表情に。

「いいだろう、これより貴様を一流の戦士に対する作法で討ち取る……！　冒険者とやらの実力、余すことなく暴き立ててやろうではないか！」

イザルデさん、馬上のまま明らかに戦いのかまえを変えた。

手綱からけっして放そうとしなかった左手で、大鎌の柄を握った。

右手左手での両手持ち。

騎馬の操作を捨てて、武具の操作に全力を注ぐというかまえ……？

しかし、僕と彼女との間合いは大分離れている。あそこから馬も駆らずに移動せず、大鎌の刃が届く距離ではないぞ？

「何をボサッとしているのです！　注意なさい！」

背後からトゲ交じりの注意喚起が飛んでくる。

「秘宝アダマンサイズの神力を最大放出するつもりです！　ボサッとしていたら跡形も残さず消え去りますよ！　まったくもうドン臭い！」

その声は聖女様か。

助言してくれてるのか罵ってるのかわからない口調だ。

しかし目の前のイザルデさんがただならぬことをしようとしているのはわかる。

こっちだって危険に対する感覚は研ぎ澄まされているんだ。

なんだかよくわからなくても危険の察知は五段階振り分けの精度で判別可能。

ちなみに今のイザルデさんから感じられる危険度は最大値の五だ。

「受けてみろ冒険者！　必殺の『タナトス・アフロス』ッ！」

イザルデさんと僕との距離は、いまだにかなり離れている。

歩数にして五十歩分はあるだろうか。

そんな遠距離からは弓矢でも使わないかぎりどんな攻撃だって届かないと思うじゃないか。

しかし届いた。

あの不可思議な大鎌から放たれる、眩《まばゆ》い閃光《せんこう》によって!?

「はぁあ――ッ⁉」

出た⁉

ビーム出たッ⁉

何やら大層なものらしい気配がプンプン漂っていた大鎌だが、あんなギミック搭載とは。

放たれた閃光は、僕の頭上を駆け抜けていき、遥か大空に漂う雲を一つ吹き飛ばした。

「そこまでの距離に届く……⁉」

閃光は遠く上空を駆け抜けていったから、僕自身に命中することはなかったけれど……。

……直撃したら一体どういうことになってたんだ⁉

「もちろん今のはわざと外した。アダマンサイズの威力を知らぬままに吹き飛ばしては戦士の誇りにもとるのでな。今、貴様の後ろにいる連中は、この閃光を見せつけただけで恐れをなし、一目散に逃げていったぞ？」

そう語るイザルデさんの表情に侮蔑の色が浮かぶ。

彼女の視線は、僕のさらに後ろでブルブル震えている聖女や勇者……そして聖兵たちへと注がれる。

「臆病者に戦士を名乗る資格はない、臆病者を一方的に虐殺するのは戦士の誉れにはならない。今から尻尾を撒いて逃げるのなら、臆病者となる代わりに命は助かるぞ？」

警告のつもりなのだろう。

戦いを放棄する者に命までは取らないと。

「臆病者でなければ冒険者は務まらないよ。恐怖こそが危険を見極めるセンサーだ」

「臆病であることを誇るとは、冒険者とは不思議な生き物だな」

「僕の冒険者の勘が言ってるよ。ここは恐怖すべきところじゃない。命の危険など存在しないからだ」

その言葉を挑発と受け取ったのか、イザルデさんは額に青筋を浮かべ……。

「よく言った……！　ならばその身で受けてみろ、我が秘宝アダマンサイズによる『タナトス・アフロス』ッ!!」

大鎌の刀身から輝き出す光。

振り下ろす動作と共に、解き放たれた閃光が僕に向かって駆け上る。

狙いは完璧、僕に向かっている。

今度は外す気がないらしい。

天空に浮かぶ雲すら吹き飛ばす閃光だ。

軽めに見積もっても個人レベルの防御でしのぎ切れる代物じゃあるまい。

かといって光の速さで飛んでくるものを反応してよけるのは不可能。

ここでもう僕の命運は決しただろう。

死という終幕で。普通なら。

しかし僕には、普通ならざるものがある。

「『消滅』！」

前方に生み出した『消滅空間』。

壁のように張り巡らされたソレは、閃光の進行方向を遮る位置にあるために当然のようにぶつかり合う。

そして『消滅空間』に激突した閃光は、為《な》す術《すべ》もなく飲み込まれ、消えていくのだった。

あとに残るものは何もない。

ただ閃光の影響を何ら受けていない僕自身が立つのみ。

「バカなッ!? そんなバカな……ッ!?」

あるがままを見て、イザルデさんは驚愕に目を剝《む》く。

絶対の自信のあった最強攻撃の無意味は、彼女に想像を絶する衝撃を与えたのだろう。

どんなものだろうと理屈も何もなく消し去ってしまう『消滅』スキル。

その絶対の方が一枚上手だったな。

「一族に伝わるアダマンサイズの極限放出が……!? バカな、バカな……!?」

みずからの最強攻撃が完全に無効化されて、その衝撃が余りに大きかったのだろう。

イザルデさん。

呆然《ぼうぜん》と立ちすくみ、何の注意も払っていない状態。

戦士としてはあまりにも無防備だ。

その隙を見逃せるほど僕も不注意にはなれなかった。

「よッ!」

一気に駆け寄って両者の距離を詰める。

向こうは馬上にあるため、僕も馬体を蹴って飛び登らなければならなかった。

それが完了するまでイザルデさんは微動だにできなかった。

「ぐおッ!?」

手首を摑《つか》み、上手く関節をキメながら投げ落とす。馬上からの高さもあって普通に投げるよりも痛いはずだ。

まあ地面が平原だからクッションにもなるが。

「これで終わりだ、抵抗するなら腕をへし折る」

「ぐがあああああッッ!?」

組み伏せながら利き腕の関節を逆方向に押し込み、痛みを与える。

これらの飛びつき投げ技サブミッションの流れるような動作もリザベータさんが仕込んでくれたもの。

訓練の成果は抜群だ。

今はまだ痛みで動きを封じる程度だが、もっと本気で力を込めればすぐさまボキリといくだろう。

しかし、どれほどきつくキメても、手から大鎌を放すことはない。

大型武器の悲しさで、ここまで密着してしまったら却って使えなくなってしまうが、それでも手放さないあたり、この武器が彼女にとってただの武器でないことが感じ取れた。

「……勝負ありだな。僕の勝ちだ」

「何を言う！　勝負はまだ終わってない！　この命が尽きない限りオレは負けていない!!」

そんなこと言う。

そしたら本当に腕を折るしかなくなるんだが、本当にいいのか!?

僕は嫌です、ハイ。

「負けて生きながらえるなど戦士の恥！　情けがあるなら殺せ！　貴様のような強者に殺されるなら戦士の誉れだ！」

「イザルデ様！」

控えていた他の戦士たちが色めき立つ。

やはりこういう人柄だけあってイザルデさんは慕われているらしい。そのピンチに部下だか仲間だかは、今にも決闘の約束事を無視して飛び出してきそうだった。

「やめろ貴様ら！　手を出すな！」

それに対して大ピンチの張本人であるイザルデさんが止める。

「戦士の一騎打ちを汚す気かッ!?　この男……エピクは正々堂々の戦いでオレを破った!!　オレ自身満足のいく戦いだった！　それを貴様らが汚すというのかッ!?」

「しかし、イザルデ様……!?」

「貴様らが手を出せば、オレが命惜しさに部下に助けを求めた卑怯者《ひきょうもの》になる！　オレを卑怯者として死なせたいか!?」

皆イザルデさんを助けたい一心であろうのに、そんなに厳しく言わなくてもいいじゃん。

僕は、手を放し、彼女を関節技から解放した。

「貴様、何を……ッ!?」

「ルールを決めるのは勝った側のはずだ」

この一騎打ちの勝者は僕、だからすべては僕に従ってもらう。

「僕たち冒険者は活用できない命は奪わない。モンスターも、草木も、組織の一粒に至るまで有効利用してこそ奪う命の意義がある」

ここでアナタを殺しても僕はおろか誰の得にもならない。

そんな殺しをすることは、僕の冒険者の誇りにもとる行為だ。

「勝った側の僕の誇りが傷つけられるなどあってはならないでしょう？　だからアナタが我慢してください、誇りに傷がつく痛みにね。負けたんだから、それぐらい当然でしょ」

「ぐ……！　うぅ……ッ!?」

僕の言葉に正論を感じたのか、口ごもり何も言い返せないイザルデさん。

「いいえ！　殺しなさい!!」

そこへ余計な物言いがついた。

「その者を殺しなさい！　そやつは神に逆らいし重罪人！　その罪は死して清められねばなりませんッ!!」

聖女ヒサリーヌ。

ここに来て大声を出してきやがって。

「殺してそやつの持つ秘宝を持ってきなさい！　その大鎌です！　それは我らが大聖教会にあってこそ価値があるもの！　野蛮な異教徒に持つ資格はありません！」

何言ってんだ、あの人？

唐突に。

「あの女狐……！　やはりこのアダマンサイズが狙いか……！」

思うところがあったのか、聖女を忌々しげに睨《にら》みつつも驚きの様子はないイザルデさん。

「どうする冒険者よ？　貴様の言うクエストを達成するためには、あの女の命令を聞かねばならぬのだろう？　オレを殺して大鎌を奪うか？」

「何をグズグズしているのです!?　アナタもS級冒険者ならクエストを遂行し、依頼人の命令を果たしなさい！　それが冒険者の責務ではないのですか!?」

どいつもこいつも好き勝手なことを……!?

「聖女は何故、その大鎌を？」

「知らんのか？　まあオレも似たようなものだ。ただヤツらの言動から、この秘宝への異様な執着を感じ取ったというだけでな」

イザルデさんは、関節をキメられてなお放さない大鎌を今も握りしめて……。

「先祖から受け継いできた大切な秘宝……。この命が奪われてもこれだけは奪われるわけにはいかん。どうしてもと言うなら最後の抵抗をさせてもらうぞ……！」

「さあ！　早く大鎌を持ってきなさい！　さすればS級冒険者もやるものだと、この聖女が褒めてあげますよ!!」

ヤツらの大鎌への執着は、たしかに尋常じゃない。

もしや、ここへ攻め込んできた目的も……。

僕は一計を案じた。

「わかった、そういうことなら仕方ない……」

僕は手をかざし『消滅』スキルを発動させる。

『ボシュンッ』と空気のくぼむ音がなって、僕の目の前にあったものすべてが塵《ちり》も残さず消滅した。

イザルデさんも、彼女が持っていた大鎌も。

「イザルデ様ッ!?」「イザルデ様ぁ!?」

「きゃあああああああああッッ!?」

イザルデさんを案じる彼の部下も驚きの声が大きかったが、それ以上に聖女の上げた悲鳴が大きかった。

「何というッ！　なんということをッ!!　アナタはバカなのですか、この大バカッ!?　大鎌を持ってこいと命令したではないですかッ!!」

「僕が受けたクエスト内容は、アンタたちの敵を露払いすること、だっただろう？　アンタの命令を何でも聞くことじゃない」

だからクエストに従って敵を消し去ったのみだ。

オプションサブクエなど受け付けない。

「よくも……、よくもイザルデ様を……！」

「仇討ちだ！　あの小僧を生かして帰すな!!」

敵側の戦士たちが、長《おさ》を殺された恨みで激発し、一斉に襲い掛かってくる。

狙いは僕だ。

僕は『消滅』スキルを発動して……、彼らの武器を消した。

剣や槍《やり》、当たれば即座に致命傷になるだろう鋭利なものを。

「なッ!?　オレたちの武器がッ!?」

「バカめ、武器がなくなれば戦えないと思ったか!?　素手で殴りつければいいだけだ!!」

案の定戦士たちは肉弾戦に切り替え、僕のことを袋叩きにする。

殴る蹴る、四方八方から衝撃を受けて僕は即座に畳みかけられる。

「およ？　アレはいいのか？　S級冒険者を助けなくていいのか？」

「知りませんあんな役立たず！　後退です！　退《ひ》いて体勢を立て直しますよ!!」

ヤツらに仲間意識というものはない。

勇者一行は僕のことなど即座に見捨てて逃げ去ってしまった。

僕はしばらく戦士たちに殴られ続けて満身創痍《まんしんそうい》。

体中ズキズキ痛むし、顔もボッコボコに張れ上がっている。口の中一杯に血の味が広がっている。

「仲間は全部逃げたか弱虫どもめ……！　コイツどうする？」

「もちろん殺せ！　イザルデ様の弔いのために飛び切り残忍なやり方で殺してやる！」

戦士たちはこの上なく殺気立っている。

それほどまでイザルデさんを殺されたのがショックだったのだろう。彼らとイザルデさんの関係は何だったのか。

主君と家臣？　リーダーと部下？　何にしろ、僕と勇者たちとは比べ物にならない絆《きずな》の深さを感じた。

……と感心している場合じゃない。

このままだと本当に殺されかねない。

急いで作戦を最終段階に移さねば……。

「しょ……『消滅』……ッ！」

我がスキルが発動し、空間そのものが『消滅』させられる。

それに伴い次元断層ができ、その裂け目から亜空間に閉じ込められていたものが転がり出てくる。

ドシャッと。

「ぐほぇッ!?」

「イザルデ様ッ!?」

彼女は死んでいなかった。

『消滅』スキルで消し去ったように見せたのはフェイクで、かつて荷物収納の時に見せた亜空間へ一時的に放り込んでおいたのだ。

彼女の持つ大鎌も当然無事。

しかし危ないところだった……！　僕が死んだら一度閉じた次元断層は再び開ける手段なく、彼女も死んでしまうところだっただろう。

イザルデさんを慕う戦士たちの怒りが思った以上に強かったのが誤算だな。

危うく殺されるところだった。

「エピク！　エピクよ……！」

亜空間からお帰りなさいしたイザルデさんは、ボッコボコの僕へ駆け寄る。

「貴様、オレを助けてくれたのか？　そのように傷だらけになって。勝者のはずの貴様が、敗れたオレのために……!?」

「人死には嫌ですからね」

袋叩きにされる芝居も、別の意味で必要なことだった。

お陰で、ごく自然な流れで勇者たちと別れ、彼らと合流することができたからね。

彼らの視点から詳しい事情を伺ってみよう。

僕、Ｓ級冒険者エピク。

このたび無事捕虜となりました。

「敗者であるこのオレに、これほどの恩情をかけるとは……！　なんと凄まじい男だ……！」

その一方で、僕を捕えたイザルデさんが感涙しておる。

「全身ボロボロになるまで傷を負って……!?　オレの部下の仕業か？　勝った側のお前が何故そこまで身を切るようなマネを……!?」

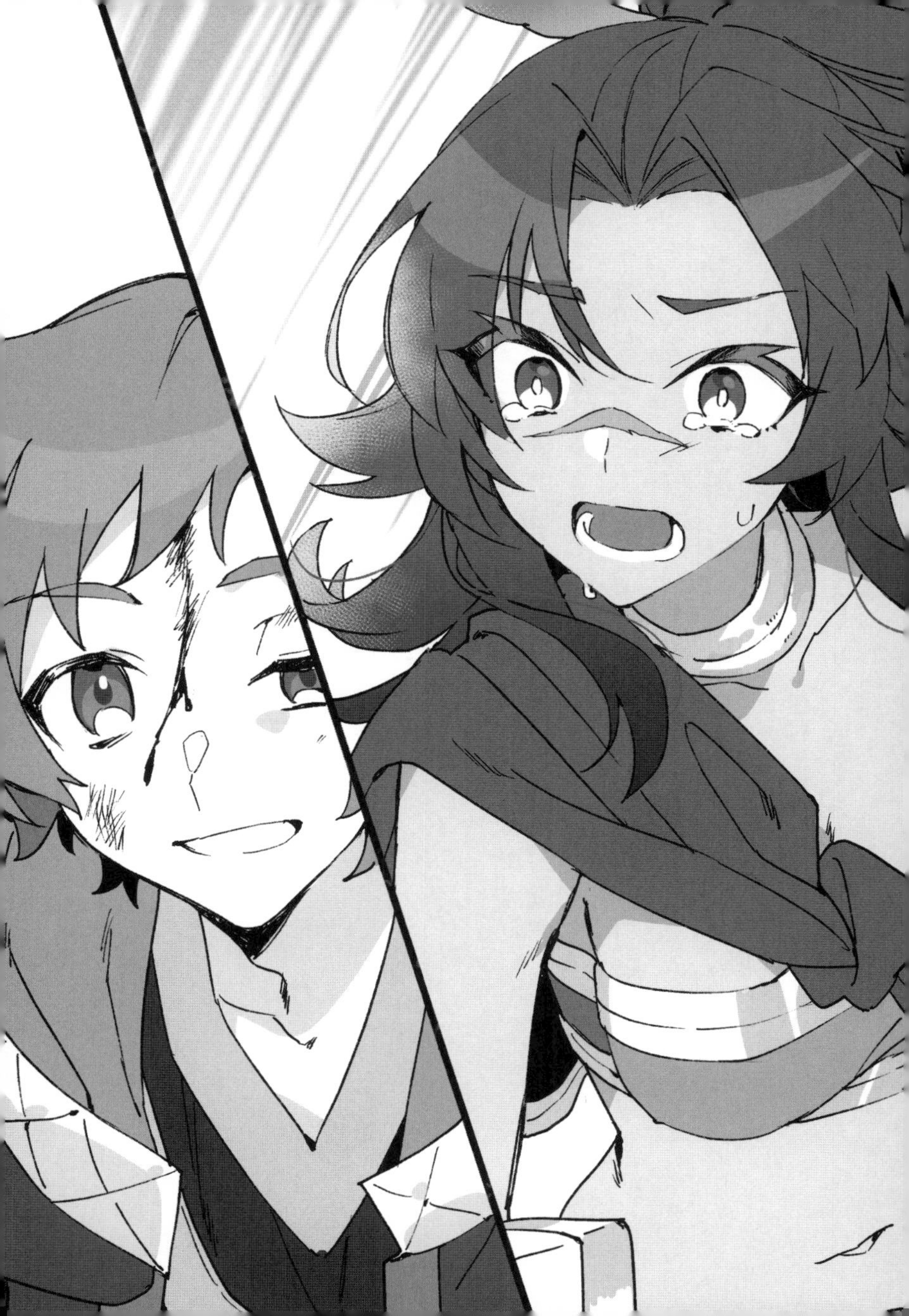

もちろん僕とて痛いのは嫌だけど、今回はそこまでやる必要があった。

理由はいくつかある。

一つはやっぱりイザルデさんを死なせたくなかったということ。

彼女の人柄のよさは会って間もなく充分に伝わってきたのでな。無益な殺生自体したくないのに好ましい人格者をどうして手にかけたいと思うのか。

しかしそれでも冒険者としての節は曲げたくない。

クエスト達成してこその冒険者。たとえ依頼人がクズであったとしても、それがクエスト放棄の理由にはならない。

だからヤツらから受けた依頼内容を順守すればイザルデさんを殺すしかなかったんだが、その矛盾を解決するために一芝居が必要だったんである。

「しかし、だからと言ってここまで部下からの恨みを一身に受けて、袋叩きにされるなど……!?」

現在僕は、彼らの集落に担ぎ込まれて、その一角で治療を受けています。

捕虜らしく牢屋《ろうや》になどぶち込まれなくて大変よかったが、むしろ用意された部屋が賓客でも泊めるのかというぐらい豪華で、逆に恐縮する。

「当然だ。貴殿には命を救われた恩がある上に、部下が極限までの非礼を行った。ここまでズタボロに殴り倒すとは……!?」

「それだけイザルデさんが慕われてるってことでしょう」

なんとしても仇を討ちたくなる上役というのは、いる時もあればいなかったりもするものだ。

そして僕自身、そんな彼らの気持ちを利用した一面もある。

対する敵が好ましく、味方すべき連中がクズでどうにも思い通りにさせたくない場合。

やはりしち面倒くさい策略が必要になる。

「ヤツらは、アナタの持っている秘宝を求めているようでした。むしろそれを手に入れるためにアナタたちを脅かしているのではないかと」

「……」

イザルデさんの無言は、雄弁な肯定ととれる。

「だからいっそ、それがなくなったことにしてしまえばヤツらもアナタたちに干渉する理由がなくなるんじゃないかなと。一緒にアナタも消し去ったように見せかければ、僕も一応クエストを遂行した形はとれますし」

「そのためにあんな芝居を？　しかしそのお陰で貴殿は我が配下から……!?」

はい、ボコボコにされました。

しかしそのお陰でごく自然にヤツらから離れられて、アナタたちに接近することができた。

そんなこと普通にやったら裏切りになってしまうが、ボコられて捕らえられたというていにしてしまえば少なくともすぐさまヤバいことにはならない。

むしろ勇者&聖女の連中は、僕を見捨てて逃げやがったわけで。いくらアイツらがクズだとしても後ろめたさがあって報告は慎重になるだろう。

その間僕は、イザルデさんたちから充分に事情を聞くことができる。

「アナタたちと彼らとのイザコザを、僕は彼ら側の事情からしか聞いていません。でもそれがすべてじゃないことは容易に想像できる」

『一方聞いて沙汰するな』という言葉もありますし。

「アナタたちと、あの勇者一行との事情を、アナタたちの視点から聞いてみたかったんですよ。だからこそ、ヤツらに悟られないよう自然にこっち側に来なければならなかった」

「そこまでの考えを、あの瞬間に……!?　さらにその遂行のためなら肉体の痛みも厭《いと》わぬ心の強さ……！　心から感服いたしましたぞ！」

いや、痛いのは普通に嫌なんですがね。

手当てはしてもらったものの、全身はまだズキズキ痛む。

スェルの薬だったら一瞬で治るんだろうが。

「アナタたちの集落は……豊かなんですね」

僕が収監（?）された一室には大きな窓まであり。そこから集落の風景が一望できる。

いやもうこれは集落というか、街というべき規模と文化水準ではないか。

木造ながらも大きな家屋が立ち並び、街並みは整備されて清潔。

さらにその向こうには広大な農地が広がっている。

路からは人々の賑わいが聞こえてきて、栄えている感じがひしひし伝わってくる。

僕の故郷のエフィリトの街はおろか、王都に迫るほどの栄えようではないか？

ここは一体……？

「我々が住むエレシスの街……。女神デメテール様に守護された豊穣《ほうじょう》の地だ」

イザルデさんが言う。

その口調にはほのかに自慢げなところがあり、彼女が故郷を誇っているのが窺えた。

「我々はデメテール様の庇護《ひご》の下で世代を重ね、ここまで繁栄してきた。日々の健やかなることをデメテール様に感謝し、祈りを捧《ささ》げ、人として恥ずかしくない生き方を心掛ける。そうやって今日まで過ごしてきた」

この世界には、僕たちが生まれた国以外にも多くの別の文明圏があって、民族がいる。

ここもそうした一派生なのだろう。

ただ、人々が生き生きと暮らしている点は変わらない。

豊かだし、明るい。

「勇者や聖女たちは、アナタたちのことを『悪魔の手先』と呼んでいる」

「その通りだ。……本当にふざけたことだ！　それはつまり我らがデメテール様を悪魔呼ばわりしているということではないか!!」

イザルデさんが一気に声を荒らげ、怒りの感情をあらわにした。

元々感情の起伏が激しい人だからな。それはさっき出会った瞬間にすぐさまわかるぐらい。

「デメテール様は、生命の繁栄と豊穣を司る偉大な女神！　デメテール様の加護あればこそ我々はここまで繁栄できた。それをあやつらは、突然断りもなく押しかけてきたと思ったら『お前たちが崇めているのは悪魔だ』『間違った信仰を捨て、真なる神に忠誠を捧げよ』などと……！　挨拶もなしにいきなりだぞ!!」

「どうどう」

それでどうしたの?

「もちろん、有無を言わさず追い返した。殺さずにおいた分優しいぐらいだがな。しかし程なくして再びヤツらが現れた時は、兵を伴ってきた。悪魔に魅入られた愚民は、力ずくで改宗させよと。……無論、我ら屈強のエレシス戦士団が撃退してやったがな」

しかし大聖教会の聖兵たちは諦めることをせず二度三度と兵力を送り込んできた。

ついには聖なる英雄……勇者までも投入して。

「しかし勇者などは一番よい敵だったぞ。貴殿とは別の意味でな」

「よい敵」

「弱すぎて楽ということだ。一喝するだけで腰を抜かして逃げていきおった。臆病者の首など刈っても自慢にもならぬから、向こうから逃げ去ってくれるのは労力が少なくていい」

ええ?

あの彼、一応僕らの業界ではリーサルウェポン的な扱いなんですけども?

ドラゴンを倒したとかいう噂は何だったんだ?

まぐれや偶然で倒せるような相手でもないだろうドラゴン?

「そういうことが何度か繰り返されて、貴殿が現れたというわけだ。貴殿があの驕《おご》り者たちの言う通りに動く男なら、オレはもうこの世にいなかった。そして戦士団も突破され、美しいこの地はヤツらの蹂躙《じゅうりん》に遭っていたかもしれん」

「そんな非道は僕が許しません」

「その言葉にウソがないことを貴殿は既に行動で証明した。運命は好ましき男を遣わしてくれた」

聖女たちの言葉と、イザルデさんの言葉。

真っ向から対立するこの二者の主張の、どちらがより真実に近いのか？

まあ誠実さだったらいちいち比べるべくもないんだが。

「イザルデさん。実は僕の故郷にも、古い世代から付き合い続ける偉大なる御方がいます。聖女や勇者は、その御方のことも邪悪と言って討伐しようとしています」

「なんと？」

「勇者たちは、あちこちで同じようなことをしているみたいです。自分たちの受け入れられない大いなる存在を邪悪、悪魔と呼んで滅ぼそうとする」

メドゥーサ様と共に生きる僕たちのことも。

デメテールを女神として信仰するイザルデさんたちも。

勇者や聖女たちにとっては教育し直すべき愚か者たちなんだろう。

「ヤツらは、僕たちへの攻撃を一旦止める代わりに、自分たちへの協力を求めてきました。そしてアナタたちと戦う羽目になった。あんなヤツらのために僕たちが潰し合うなどあってはダメです」

「そうだな！　まったくそうだ！　我々は手を取り合える。貴殿の魂の気高さは戦場で既に証明された！」

そして言葉の通り僕の手を取り、固く握りしめるイザルデさん。

……全力すぎて強く握りしめすぎている。

痛い痛い痛い痛い痛い痛い痛い痛い痛いッ！

でも感動的なシーンなので口にも出さなければ表情にも出さない！

「貴殿のおかげで、あの侵略者どもは今回も尻尾を撒いて逃げ去った。これでまたひとまずこの地に安泰が訪れる」

「でももう永続的に大丈夫じゃないんですか？　ヤツらはその大鎌がもうなくなったと思っていますよ？」

秘宝アダマンサイズだっけ？

その大鎌は今でもイザルデさんの背に背負われていて片時も肌身から離さない。

本当に大事なものなんだなということがわかったし、聖女たちもその秘宝に執着しているのが感じ取れた。

だから僕は聖女らの目の前で大鎌を『消して』みせた。

実際は一時的に亜空間に放り込んで消滅したように見せかけただけだったんだけど……。

「目当てのものがなくなればヤツらは、もうこの土地を襲う理由をなくすんでは？」

「貴殿の見立ては正しい。しかし、ヤツらの狙いはこれがすべてではないのだ」

大鎌の柄を握りしめてイザルデさんは言う。

何となくそうかとは思っていたが、そう色々甘くはないよな。

「エピクよ……貴殿に会ってほしい御方がいる」

「え？」

「貴殿になら会わせて問題ないと思っている。あの方の憂いをお聞きになり、かかる問題の打開を考えてはくれないか？　その前にまず、この秘宝の話をしておこう」

誰かに僕のことを引き合わせたいらしいイザルデさんだが、モノには順序がある系の話？

「アダマンサイズという銘のこの大鎌。その起源は我らが大地母神様が与えくださったものだという。かつて邪神を斬り裂き葬り去ったと伝えられる刃には神力がこもり、選ばれた戦士が力の限り振るえば……、その威力は既に貴殿も目にしたはずだ」

「凄いごん太ビーム飛びましたよね」

「貴殿にはあまり意味がなかったがな……」

あッ、なんかイザルデさんがわびしい笑いを浮かべた!?

まったく効かなくて申し訳ありません!?

「その威力を差し引いても、神の祝福を受けた秘宝としての価値がアダマンサイズにはある。ヤツら大聖教会は、自分以外に聖なる息吹《いぶき》のこもった何者かが存在することを許せないのかもしれない」

「だから奪おうと？」

「あるいは……」

自分たちが唯一の聖であるために、他の聖なる存在を壊して消し去る。

しかしそれだったら僕が『消滅』させた（フリだったけど）時、喜んだはずだ。

過程はどうあれ目的を遂げられたんだから。

しかしアダマンサイズが消え去った瞬間の聖女の表情は、怒り狂った悪鬼のようだった。

思い通りになった者があんな表情をするわけがない。

「地母神デメテールが我らに与えたもうたもの。この豊饒《ほうじょう》なる大地、それを守るための武威アダマンサイズ。……そしてもう一つ」

「もう一つ？」

「ヤツらはそれをも狙っている。エピク殿を見込んで、あの方に会っていただきたい……！」

イザルデさんに案内されるまま、僕が連れていかれた先は神殿だった。

いや、いかにも神殿と思えるほどに綺麗《きれい》で荘厳な建物。

壁も柱も白亜で輝き、紛《まが》い物《もの》ではない神聖さが漂っている。

そして、その神殿の奥に鎮座して僕を迎えた存在は……。

馬。

「なんで？」

なんで神殿の奥に馬が陣取ってるの？

座りながらめっちゃこっち見とる。

馬？

何故、馬？

「無礼者！　そんな不躾《ぶしつけ》にアリオン様を見るでない!!」

なんかイザルデさんから怒られた。

アリオンとは……この馬？

「アリオン様こそ、大地母神デメテール様がその手で生み出され、地上に遣わした名馬。地母神の代理として我らを見守ってくださる御方だ！」

「神の名代《みょうだい》!?」

神に従い、神の代理として地上に現れる獣。

それはつまり……。

「聖獣!?」

『そうです。私は大地母神の子どもにして従者。海と大地の属性を併せ持った千里を駆けし名馬アリオン』

喋った!?

しかもけっこう上品な口調!?

『別に驚くことではないでしょう？　アナタには既に聖獣の知り合いがいるのですから』

「は、はいぃ!?」

たしかに僕は以前、森の中でペガサスに出会った。

ペガサスもまた聖獣にカテゴライズされる生き物で、アイツを巡るすったもんだには僕も苦労させられたものだ。

その時の記憶が、今蘇《よみがえ》る。

「聖獣は、ペガサス一体だけじゃなかったんですね？」

『もちろんです、この世界に数多《あまた》の神が存在するように、その神に従う聖獣も同じ数だけ……あるいはそれ以上に存在する。私はデメテール様の指示を帯びてこの地に下り、人々の生活を見守るモノ』

人々の生活を見守るモノ？

では神自身は？

『すべての神がメドゥーサ様のように現界におわすわけではないのです。我が母にして主人デメテール様は、強すぎる神力が不測の影響をもたらさぬよう、あえて人から遠ざかり、神界へと身をお隠しになりました。私はそうしたデメテール様の代行者を務めています』

神の代わりに神の目となって人々を見守り、時に神の手足となって人々に影響を与える。

それが聖獣の役割。

『神々の中には、人のためを想《おも》いあえて身を引いたモノ、あるいは意思に反して現世から去るしかなかったモノなど様々にいます。しかしながら大抵の神々が互いの領域を守り、争いのないように振る舞ってきました』

その口調。

『本来であれば』という但し書きがいかにもつきそうだな。

『そう神々の中にもよこしまな心の持ち主がおり、自分にないものを他の神から奪い去ろうとしています。その尖兵《せんぺい》たちが近頃この辺りで蠢いているようですね』

聖女と勇者。

アイツらの存在がすぐに浮かんだ。自分たちだけが正しいと当たり前のように信じて疑わない憎らしげな顔が。

『この私、聖獣アリオンと邪神殺しの神器アダマンサイズ。デメテール様が授けし宝はこの二つ。手先どもはこれらを何としても持ち帰り、自分の神に捧げようと必死なようですね』

「聖なる名馬よ。そのうちの一方アダマンサイズは、こちらエピクの名案によって消失したように偽装され、ヤツらは信じきった様子です」

『では残る私のことを何としてでも捕らえんとするでしょう。それだけに飽き足らず、この豊かな土地を蹂躙して実りのすべてを奪い去り、その上でデメテール様への信仰すべてを排除して自分たちの教えに塗り替えようという所存でしょう』

「それは、我々からすべてを奪いとるということではありませんか！　あまりにも強欲すぎる！どれだけ人間性が腐れば、それほどの非道を働くことができるのか!?」

イザルデさんが本気で憤慨されている。

「もしエピクに出会うことがなければ、外の人間は皆そのような恥知らずかと失望するところでした！　それでも勇者や聖女を名乗るあの輩ども到底許せません！　今度こそ二度と我らが土地に踏み入れぬように一人残らず殺してやりましょうぞ」

『何度も言うように、それはなりません』

馬が、聖なる存在らしい理性の深さで言う。

『アナタ自身も言ったように、ここに来て我らに危害を加えんとする者は、外の世界のごく一部。すべての人々が我々に敵対的な邪悪の者ではありません。しかしヘタに戦端を開けば憎悪は際限なく広がり、外の者すべてを敵に回すやもしれぬのです。本来ならば友になれた者すべてを』

「外から来たこのエピクとは、心通じることができました」

『それは彼自身が賢明で、広い器の持ち主であったからです。私はこの神殿の奥にこもっていても大抵のことを見通しています。アナタたちが新たに通じた誼《よしみ》は、大半が彼自身の努力あっての成果です』

「ぐぬぬ……ッ!?」

正論を言われて押し黙るイザルデさん。

『そして大抵のことを見通せる私だからこそ、危機はいまだに去っていないと知ることができます』

「まだ何かが?」

聖馬アリオンの物憂げな言葉に反応する僕。

『アナタを見捨てた者たちはまだ本格的に去らず、ここから多少離れた地点に留まっています。まだ何かしかけてくる心づもりのようです』

まだ諦めていないってことか!?

聖女たちめ、未練たらしさだけは一級品だな!?

『彼らが何を企《たくら》み実行してくるか、そこまで詳しいことは私にもわかりません。ですがエピクさん。女神メドゥーサ様が認めたアナタならば上手くことを収めてくれるのではないかと期待しています』

期待がプレッシャーすぎんだが？

しかし、ここで逃げてはS級冒険失格だし、多くの人たちからの信頼を裏切ることになる。

「僕にできることがあるのなら、全力でお役に立とうと思います」

「さすがエピク！　貴殿こそ戦士の中の戦士だ!!」

だから冒険者なんですって。

自信はあまりないがな。

所詮『消滅』スキルしかもたない僕にできることは、いつでもどこでも『消し去る』のみ。

それは状況によっては天下無敵の最強能力だが、応用の幅が狭いという欠点もある。

特にアリオンが教えてくれたような現在の微妙な状況で、この能力がどこまで役に立つかわからない。

当初敵として出会ったイザルデさん……エレシスの街の人々と理解し合い、それと相まってますます勇者と聖女は障害としての認識が強くなった。

もはや向こうの都合など一欠片も考える気はないが、それでもアイツら全員『消滅』させてやろうぜってことにはならない。

『聖馬アリオンの名において、今しばらくの間エレシスの街への滞在を許しましょう。戦士イザルデ。彼を丁重にもてなしなさい。新婿を迎え入れるかのような気配りで』

「はい！　いくさから戻ってきた夫を、妻がいたわるかのように尽くします!!」

言い方。

こうしてしばらくエレシスの街に留まることになった僕だった。

本当は聖女たちを騙《だま》くらかした段階ですべてに決着がつくと思っていたので、そのまますぐに帰るつもりだったんだよな。

『捕虜になりましたが何とか隙をついて脱出しました』『命からがら逃げてきました』と言っとけば後々勇者や聖女らに生存がバレたとしても、そこまで角が立つまいと。

S級冒険者としての経歴に傷はつくだろうが、そこまでかまってられん。

しかし問題は長引き、まだまだエフィリトの街へは帰れない模様。

こんな面倒な事態に巻き込みやがって。

勇者も聖女も、絶対に許さないからな!!

◆

そうこうやっているうちに先手を取られた。

勇者と聖女たちは、エレシスの街に毒を流し込んだのだ。

許されざる者との戦いが本格的に始まる。

それは数日もしないうちに起こった。

こっちから何か反撃をしようと思うより前に先手を打たれた。意外に迅速な行動だ。

しかもやり口は巧妙。

最初の異変に気付いた時、ヤツらの仕業かどうか判断がつきかねたほどだ。

「子どもたちの具合がおかしい」

忙しげにしているイザルデさんが気になったので尋ねてみたら、そんなことを言う。

「急に吐いたり熱を出したり……。しかも同じような症状が複数同時に起こっている。大人たちも対応にてんやわんやだ」

「僕も協力します」

これでも冒険者としてもっとも得意なクエストは薬草採取なのでこういう時こそお役に立てるぞ。

薬師協会にお世話になっていた時期で薬草にも詳しくなったし、場所が変わっても適切な薬草を探し出すのは得意だぜ。

そう思って街を出てその辺の森を彷徨《さまよ》って、薬草を束で抱えて帰ってきた頃には現状がさらに悪化していた。

さらに体調を崩す子どもが増え、大人たちまで病状を訴える始末。

ついにはもっとも頑健なはずの戦士団すらも寝込み始め、街の活動が滞り始めていた。

実際、街の住民の半数近くが体調不良で動けなくなれば、街は確実に機能不全だ。

「一体なんだ!?　これはどういうことなんだ!?」

イザルデさんは幸いと言うべきか、まだ健康体で住民を率い、病人の対応に奔走していた。

しかしそんな彼女の頑張りも虚《むな》しく、体調不良者は倍々で増え続け、彼女もいつ倒れるかわからない状態だった。

「流行病《りゅうこうびょう》？　食中毒？　イザルデさん、何か心当たりはないんですか？」

「わからん、完全に初めて見る状況だ。エレシスの街では数百年、このような災いに見舞われたことはないはずだ……！」

何しろ地母神デメテールの加護を与えられた土地なれば。

伝染病などの脅威も神気が払いのけ、人々に健やかさを与えるのではないのか？

それが何故、このような災乱に見舞われる。

よりにもよってこんなタイミングで。

「イザルデ様……、大変です……！」

報告に来た戦士団の人も何やら調子が悪そう。

顔色が病的に悪い。

「使者です。使者がやって来ました……！」

「使者？　どこからだ!?」

「聖女からの使いだと。今この街に見舞われる神罰から救われるための方法を教えてやると……！」

聖女。

まだ街近辺に留まってこちらを様子見している聖女が、何かやっていたというのか？

一応捕虜として囚《とら》われているていの僕も、『消滅』スキルで消え去ったことになっているイザルデさんも表立って出ていけず、物陰に隠れて様子を窺った。

代わりに対応した戦士団の一人に、使者は勝ち誇ったように言うのだ。

使者は、聖女たちが連れてきた聖兵の一人だった。

「今、お前たちを襲う災いは神の怒りによる天罰だ。悪魔を神と間違って崇め、正しい信仰を蔑ろにしていることに因果応報が下された。お前たちが許されたいと願うなら直ちに聖女様の御許《みもと》に赴き、これまでの罪を懺悔《ざんげ》するがいい」

と。

「間違った信仰を捨て去り正しい道に目覚めるのなら、聖女様は蛮族のお前たちにも慈悲をお与えくださるだろう。過去を悔いて正義に目覚めるか、悪として滅びるか、好きな方を選ぶがよい」

今、エレシス街を襲う謎の病害は、聖女の仕業だっていうのか？

しかも天罰？

物陰から僕らが聞いているのにも気づかず、使者の聖兵はさらに勝ち誇ったように告げてくる。

「しかしこれまで散々神の摂理に逆らってきたお前たちだ。言葉ばかりの改心など信用ならん。そこで言葉よりもたしかな恭順として貢ぎ物をするがよかろう。この街には一頭、それは大層な名馬があるという。聖女様の馬車を引かせるに相応しいであろう。新たな神に仕える喜びと共に献上せよ」

……それは間違いなく聖馬アリオンのことではないか。

ヤツらが秘宝アダマンサイズだけでなくアリオンまで……。

大地母神デメテールが授けた神秘を根こそぎ奪い取ろうというのは間違いなかったか。

「とはいえお前たちにも考える時間が必要だろう。じっくりと結論を出すがいい。それまでに何百人が天罰に耐えきれず死んでいくかわからんがな。クックククク……！」

いやらしい高笑いと共に去っていく使者。

時間を置いたのは、むしろ病魔に追いつめられるエレシス街の人々を嬲《なぶ》ろうという意図に思えた。

「おのれ……！　女狐どもが……!!　こんな卑劣な脅迫行為を……!!」

僕同様、物陰に隠れて成り行きを聞いていたイザルデさんは怒り心頭、むしろよく自制したものだと感心するぐらいだ。

途中でキレて飛び出して使者を八つ裂きにするかと思った。

まあもちろん僕が羽交い絞めして止めてたんだけれども。

「兵を集めろ！　まだ発症していない者もしくは発症していても程度が軽い者をありったけ呼び集めるのだ!!」

「どうするつもりだイザルデさん!?」

いや、今さら聞かなくてもわかるか。

聖女たちへ向かって打って出るつもりなんだ。

エレシスの街を襲う病害が天罰だというが、その天罰はすべての街の住民をまだ覆い尽くしてはいない。

まだ動ける者がいるうちに一気呵成《いっきかせい》で攻め込もうという決意なのだろう。

「これまではアリオン様の指示で手心を加えていたが、こうなったらもう許さん！　アダマンサイズの連続最大放出で一人残らず吹き飛ばしてやるッ!!」

「待って待って待ってッ!! あまりにも無謀だろう落ち着くんだ!」

たしかに聖女たちは、イザルデさんが秘宝の大鎌諸共消え去っているつもりでいるから、それ抜きの戦士団が捨て鉢で来ようと逃げるだけなら余裕ぅ～……とか思っているのかもしれない。

それゆえさっきの余裕ブチかましまくりの降伏勧告だったのだろう。

そこへ実は生きてるイザルデさんがアダマンサイズの閃光をぶっ放しまくりで追ってきたらヤツらの全滅は確実。

『ざまぁ』で終わるかもしれないが、終わるのはそれだけじゃないかもしれない。

「もし本当に、街の人々がどんどん病気にかかっているのが天罰によるものなら、それを改善できるのはヤツらだけってことになる。それを皆殺しにしてしまったら、今倒れている人たちは助からなくなるってことだぞ!!」

「ではどうすればいいのだ!? 勧告通りヤツらに降伏し、許しを請いながらアリオン様を差し出せというのか!? そんなことはオレの戦士の誇りが許さない!」

イザルデさんは戦士として、やはり何もしないままの降伏は耐えられないようだ。

だが僕は、最後まで考えることをやめられない。

生きることに集中しきってこその冒険者だからだ。

あの使者が言っていたことに違和感があった。

思い起こすのはこのエレシスの街へとくる直前、メドゥーサ様が言った言葉……。

――『信徒同士の争いに神々は相互不可侵て約束なのよ』

だからメドゥーサ様でも大聖教会の連中に呪いをかけることはできないという。

じゃあなんでヤツらは呪い（＝天罰）をかけられる？

ここエレシスの街の人々だってデメテールの加護を受けた神の信徒だろうに？

「……」

「どうしたエピク？　とにかくこれから一大攻勢だ。街の損耗を考えると反撃のチャンスは一度のみ。確実に皆殺しにできるようエピクにも協力してほしいんだが……」

「僕も今朝から、何となく熱っぽい」

「え？」

「もしかしたら僕も、もう既に天罰とやらに侵されているのかもしれない」

「えぇぇッ!?」

唐突の告白にイザルデさん、困惑しかるのちに動揺。

「何を言ってるんだ？　何故このタイミングでそんな？　しかも軽症なんだろう？　まさかそれを理由に戦わないというのかッ!?」

「ちょうどいいってことだ。これで確かめることができる」

僕は精神を集中する、自分の体の内側に向かって。

そして体内を流れる悪いものへ向かって……。

「……『消滅』」

消えた。

僕の中にある悪いものが。

そして同時に自分を蝕んでいたものの正体がわかった。

「イザルデさん、天罰の正体は毒ですよ」

「毒ッ!?」

以前、僕のことを利用して犯罪の片棒を担がせようとした犯罪者がいて、ソイツに睡眠薬を盛られたことがあった。

僕の『消滅』スキルは、自分の体の内側にあるものならば精密に探知して消し去ることができる。微細な毒成分であっても。

「僕のスキルで消せたってことは、この街を襲う健康被害の正体は『毒』です。天罰でも呪いでもない。大いなる神の仕業に見せかけてタネも仕掛けもあったってことですよ」

しかし、ここで重要なことは、神の名をかたるペテン師を暴き立ててやったことじゃない。

街の人々が毒でおかしくなったなら、それを改善させる方法もわかるってことだ。

毒には解毒。

誰もがみんな知っている。

「破れかぶれの報復よりもそっちの方が皆助かる可能性が高いですよイザルデさん。それに報復なら助けたあとでもできる」

「そ、それはそうかもしれんが……!?」

口ごもるイザルデさん。

「しかし、それは本当に可能なのか？　解毒とは、盛られた毒の種類がわかっていなければ、ではないか？　この街にも医者はいるが、もし解毒できるようならとっくに彼らが毒であることを見破り、解毒薬を処方してるんじゃないのか⁉」

クズでも聖女。

この街を陥れるのに、普通ではない特別な毒薬でも使っているのかもしれない。

通常の医者や薬師では手に負えないような悪毒を。

「そ、そうだ！　エピクが今やったようにエピクの力で毒を除いてもらえば……！」

「すまないが、僕のスキルはそこまで都合よくできていないんだ」

自分の体内だからこそ微細な成分を見分けて『消滅』させることができる。

他人の身体だとそこまではいかない。やろうと思ったら、その人のお腹ごと消し去ることになるだろう。

「そんな……ッ⁉」

八方塞がり……かに見えた。

しかしまだ手段はある。

僕には、もっとも頼りになる味方が、仲間がいるんだから。

✚〔間章〕聖なる毒婦

◆聖女ｓｉｄｅ◆

聖女ヒサリーヌは、大聖教会に所属する聖女の一人である。

国内全教会に所属している数万人のシスターから推薦された数千人の聖女候補をさらなる選抜の上に五百人残し、聖女見習いとして三～六年の修行に耐えた百人が正式な聖女として認定される。

そこからさらに十三人の上級聖女が絞られ、その中からたった一人の大聖女が選ばれて大聖教会の代表を務めることになる。

ヒサリーヌは現在上級聖女の地位にある。

物心ついた時から頂点を目指して、他人を蹴落とすことも厭《いと》わず進んできた。

ライバルとなりそうな聖女候補を陥れ、利用できそうな相手はとことんまで利用して、ボロボロになったら切り捨ててきた。

その甲斐《かい》あって上級聖女における競争も優位に進めて、次期大聖女の座にも王手がかかっている。

何しろ勇者のお付き聖女となることができたのだ。

勇者の上げた功績はそのままお付き聖女の功績となり、次期大聖女が選考される際の大きな判断材料になる。

それでなくともパートナー同士となった勇者と聖女は将来結婚するケースが多い。

当代の勇者は王子でもある。

王子に輿入《こしい》れすればいずれの立場は王妃ということで、どう転んでもヒサリーヌは安泰ということだった。

「……どうせなら大聖女兼王妃というのも面白いかもしれないわね」

歴史を紐解《ひもと》くにそんな肩書きを持った女性はいまだかつていないはず。

『史上初』という言葉に胸がときめくヒサリーヌであった。

しかし今はまだ安寧とするわけにはいかない。

勇者の名声は、在任中に上げた功績の質と量によって決まる。

もちろんこの勇者と結婚するとしても……いずれ王になる男であるとしても、功績ゼロの勇者を夫にするなどプライドが許さなかった。

既に彼女のパートナーとなるタングセンクス王子は、北の山の大邪竜を討伐した功績があり、さらには西の蛮族平定……悪魔デメテールの抹殺を成し遂げれば、勇者一生の功績としてはまずまずとなる。

誰よりも高みにあり、誰をも見下すことのできる人生のために、この聖務を何としてもやり遂げねばならないと誓うヒサリーヌだった。

◆

大聖教会、第四遠征隊。

野営地。

テント暮らしのすこぶる不快な環境の下《もと》で、ヒサリーヌは朗報をひたすら待つ状況にあった。

「なあ聖女殿……？　本当に、本当に上手《うま》く行くのだろうか？」

同室の勇者がもう何度目かわからない確認をしてくる。

『気の小さい男……』と内心呆《あき》れるも、表情には微笑《ほほえ》みを乗せて答える。

「大丈夫ですよ勇者様。大聖神が下されし助けは異教徒を適切に苦しめ、みずからの行いを悔い改めるチャンスとしてくださるでしょう。そう遠くないうちに彼らは自分たちの過ちに気づき、おのずから許しを請いにやってくることでしょう」

「そうか……、そうだな！　さすがは神、正義なる我々をお守りくださる！」

と声を励ましつつも、そわそわとテント内を歩き回る。きっとすぐにまた不安に駆られ、まったく同じ質問をヒサリーヌにしてくるのだろう。

しかしヒサリーヌに動揺はない。

彼女は今回の遠征、必成を期して二重三重の策を巡らせてきたのだから。

第一の策は、つい最近新たに就任したS級冒険者を利用する手。

こちらは現職の大聖女から授かった策だが、新しいS級冒険者には付け入る隙があり、それを活用すれば思い通りに操れるとのこと。

しかしこの作戦は失敗した。

愚かなS級冒険者は、主人の命令をまったく正確に遂行せず、よりにもよって最重要の神器を消失させてしまった。

何という大失態。

奪ってきた神器をしっかり大教会に納めなければ聖務を達成したことにはならないのに。

せめてもう一つ。

聖獣だけは手に入れて大教会に献上しなければ。

そのための第二の策。

古くから贔屓《ひいき》にしている裏薬師に作らせた浸透毒で、化外の蛮族をじわじわ殺していくのだ。

上級薬師でなければ作成できないという特別な毒は、上流の水源にさえ流し込めば地中越しに広い範囲へ広がっていき、井戸水や土から生える作物に混ざって人々の口に入る。

すると自然の病気に似た症状で健康を蝕《むしば》んでいき、多くの人々を緩やかに殺していくという。

しかもその過程は速やかで、毒を放てば数日中に死者を出し、並大抵の薬師では解毒どころか作用に気づくことすらできないという。

ヒサリーヌは、それこそ聖女見習いの時代から裏薬師を利用し、多くのライバルを陥れたり、上役の弱みを握っていいように動く手駒に仕立ててきた。

今回の聖務はその集大成。

成功の暁には、もはやこれ以上後ろ暗い綱渡りをする必要はない。

今度は自分の弱みとなりかねない裏薬師は速やかに口封じしてしまうのがいいだろう。

「それもこれも……、蛮族どもが泣いて許しを請うてからね……」

自分をここまで手こずらせたのだから、もっと虐《いじ》めて憂さ晴らしをしなければ。

誇りだのなんだのと煩《うるさ》くわめく戦士どもに額を擦《こす》りつけて土下座させるのもいい。

プライドの高いヤツほどへし折るのは楽しいものだ。

あるいは妻と子ども、どちらを助けてどちらを見殺しにするか選ばせるとか。

まあもっとも、浸透毒の解毒手段は聞いてきていないので、冒された者は誰も彼も死ぬしかないのだけれど。

「愚かな異教徒どもが苦しんで死んでいくのは本当におかしいわね……」

「聖女様！　勇者様!!」

二人の休むテントへ、聖兵が一人入ってきた。

報告だろうが、まるで飛び込んでくるような性急さで、表情にも余裕がない。

「何事です？　私たちのテントへ断わりもなく入ってくるとは無礼ですよ？」

「急報！　急報です！　異教徒どもがやってきました!!」

その報告は予想通りのもので、むしろ聖女としては拍子抜けだった。

化外の異教徒どもが、毒害に耐えきれずに降伏を申し入れに来たのだろう。何事も計画通り。

「……もっと辛抱すると思ったのに。思ったより音を上げるのが早いのね。つまらないから一度は突っぱねて追い返そうかしら？」

「恐れながら！　恐れながら違います……！」

「なんですって？」

「敵襲です！　異教徒どもは軍勢を率いて我々を攻撃しに来ました！」

「何ですってッ!?」

慌ててテントから飛び出す聖女ヒサリーヌ。

既に外は修羅場と化している。

「ぎゃあああッ!?　逃げろ！　殺されるうううッ！」

「待て待て逃げるな！　体勢を立て直せ！　聖女様と勇者様をお守りするのだッ!!」

「ふざけるな！　自分の命の方が大事だろうが！」

「聖女と勇者こそ聖なる力でオレたちを守れよぉおおおッ!!」

上空から雨のように複数の矢が降ってくる。

しかも火矢で、テントの生地に突き刺されば燃え広がって、聖軍保有の荷物一式容赦なく焼いていく。

「おわあああッ!?　一体何事だ!?」

遅れてテントから顔を出す勇者も、すぐ至近で燃え盛る炎に恐れおののく。

しかも火矢の攻撃は牽制《けんせい》に過ぎず、炎の熱さに怯《ひる》んだところで戦士たちの本隊が騎馬で突撃してきたのだ。

その勢いは弓矢にも迫り、直撃を受けた聖兵たちはたやすく打ち砕かれ、散り散りになりながら逃げ惑う。

それはもう戦闘とは言えない、一方的な蹂躙《じゅうりん》だった。

相手側に抵抗の意志がない以上ひたすら殺されていくしかない。

「愚か者！　今すぐ剣をとって戦いなさい！　異教徒どもに神の真理を見せつけるのが聖兵の役目でしょう!!」

声を張り上げるが、それが味方を奮い立たせるのに何の役にも立たないのはすぐ悟れた。

しかし一瞬だけでいい。

ヒサリーヌ自身が身を隠し、逃げおおせる間だけ耐え凌《しの》ぐことができれば。

どうせ異教徒たちのこの奇襲は、最後の悪あがきに過ぎない。

ジワジワと毒で弱っていくのを実感するから、力が失われる前に一矢報いようという破滅的行動だろう。

だからこそ逃げて時間を稼げば敵もどんどん弱っていき、形勢逆転することだろう。

「その時は、この借りを万倍にして返してやるわ。私を脅かした償いを……！　キャアッ!?」

一瞬。

ヒサリーヌの右側を眩《まばゆ》い閃光《せんこう》が駆け抜けていった。

その光の眩さに逃げようとした足が止まる。

それほどの衝撃。

「何よ!?　あれは秘宝アダマンサイズが放つ閃光!?　失われたのじゃなかったの!?」

もし本当にアレがアダマンサイズから放たれていたなら、ただの光でなく破滅の攻撃力を持った光。

もし直撃していたなら、跡形も残らず消滅していただろう。

その恐怖が実感に変わるより前に、さらにもう一光。今度は左側を駆け抜けていった。

右へ逃げようとすれば右側を閃光が駆け抜け左へ逃げようとすれば左側を閃光が駆け抜けていく。

これではどちらへも逃げようがない。

「何なのよ一体!?　何故《なぜ》私がこんな逃げ惑わなくちゃいけないの!?　私は聖女なのよ！　誰もが私を敬うのに、こんな仕打ちひどすぎるわッ!!」

左右への逃亡を封じられたのなら後方へ真っ直《ます》ぐ逃げるしかない。

しかしそれすら許されなかった。

真後ろへ真っ直ぐ駆けていったその先に、深い崖があったからだ。

「あぁ……ッ!?」

まさに断崖絶壁。

足を滑らせて落ちようものなら確実に助からないだろうと、すぐさまわかる深さだった。

「なんで……!?　なんでこんなところに崖が……!?」

この辺りは平野部が広く、切り立った谷も山もなかったはず。

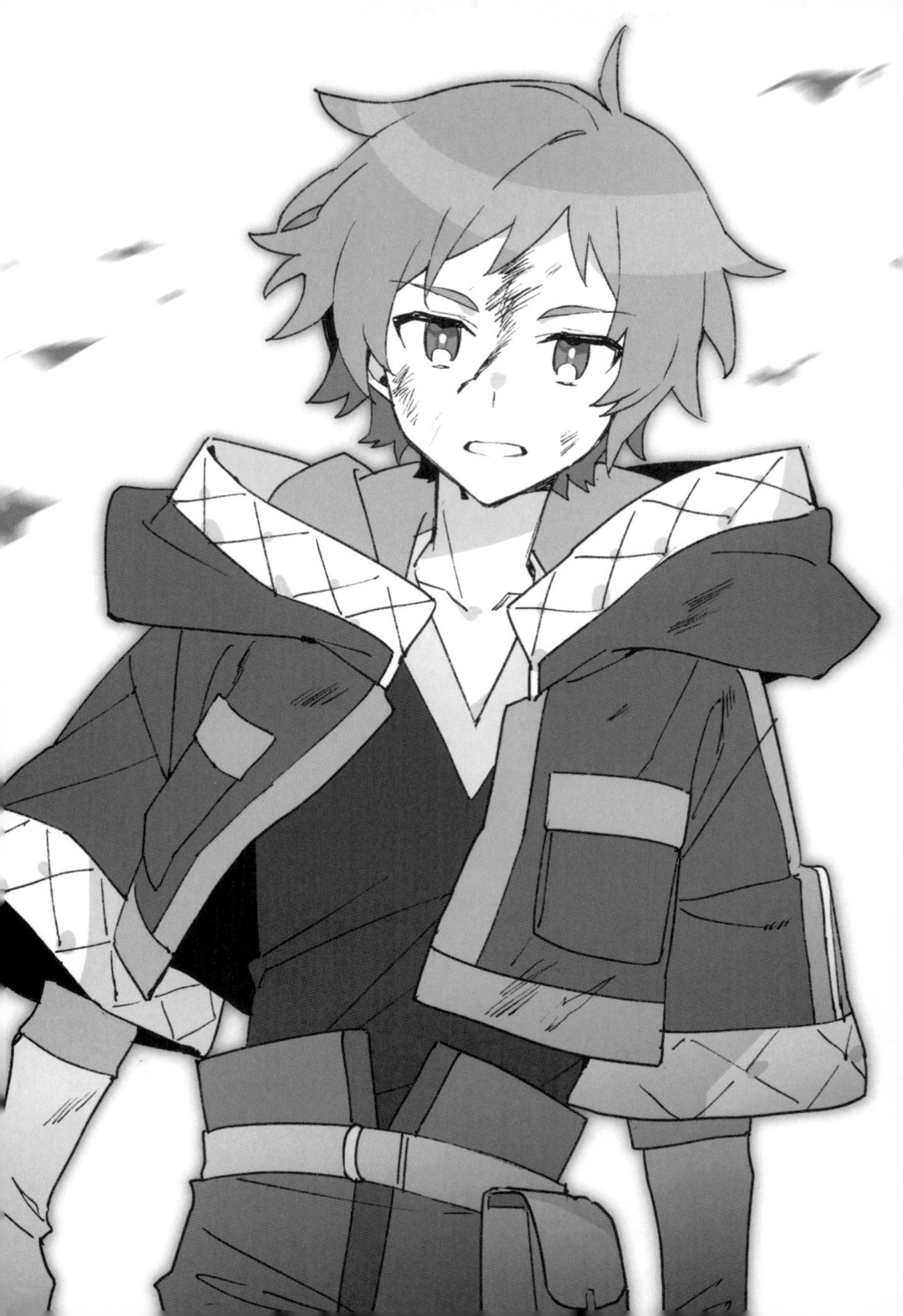

ヒサリーヌたちの逃亡を阻止せんとばかりに切り込まれた崖は何なのか。

「僕が『消滅』スキルで掘った」

その崖の向こう側に立つ、一人の少年。

彼女がここまで来る途中に巻き込んだ、S級冒険者の少年だった。

「アンタたちが逃げることは許さない。自分たちの仕出かした罪を、その身で受け止めろ」

〈エピローグ〉毒を雪《すす》ぐ助《すけ》っ人《と》

僕はエピク。

無事作戦を終了しました。

僕が『消滅』スキルで作った断崖絶壁へ、まんまと追い込まれた聖女と勇者とその軍勢。

これ以上進めば奈落の底へ落ちるとなれば停止するしかない。

たとえ後方から羅刹のごときエレシス戦士団が追いすがってくるとしても。

そして愛する土地や人を守るために鍛え上げられた戦士団は腕っぷしも強ければ足も速い。

すぐさま獲物に追いつき、三方を巡って包囲網を完成させてしまった。

残りの一方は崖。

まあ僕が人為的に掘ったものだから空堀と称した方がいいか？

とにかく聖女や勇者たちに逃げ道は完全になくなった。

こうなったらもう全方向から嬲《なぶ》り殺《ごろ》しになる未来しかない。

既に絶望の未来が見えているのか、完全包囲された聖兵たちは泣きぬれてブルブルと震え、恐怖のあまり失禁する者さえいた。

「大聖神の信徒へ対して何たる無礼……！　何たる暴虐！」

しかしその中でも気丈に振る舞えるのはさすが聖女か。

「アナタたちのしていることは悪魔の行い！　残虐なる殺戮《さつりく》行為です！　今すぐ悔い改め、武器を捨て投降しなさい！　さすれば神もアナタたちの過ちをお許しくださるでしょう!!」

「過ちか……！」

戦士の軍勢を掻《か》き分《わ》け、進み出るイザルデさん。

その手には当然のように破軍の秘宝アダマンサイズが握られていた。

「アナタ！　やはり生きていたのね!?」

「我々のしたことが過ちだというなら、貴様の行いは何だ？　我らの豊かな土地に毒を流し込み、女子供の区別もなく殺さんとしたその行いは残虐ではないというのか？」

「うぐッ!?」

聖女が見せた歪《ゆが》みの表情は、絶対にバレることはないとタカを括《くく》っていた悪事が露見したことへの驚きか。

「みずからの手を汚さず、毒に頼るなど残虐なだけでなく卑劣！　貴様らの神とは、そのような劣悪を許す邪神のことか！」

「控えなさい！　神を愚弄するなど許しませんよ!!」

一番神を愚弄しているのは彼女自身だ。

そんなこともわからず聖女はわめきたてる。

「無道な武力行使を働く自分たちを棚に上げて、我々に罪をなすりつけようなどいい度胸です！　そもそもわたくしが毒を使ったなどという証拠はどこにあるのです!?　言いがかりも大概にしないと……！」

「我々が全員症状を改善し、健康を取り戻した。それが何よりの証拠ではないか」

「!?」

そこで聖女はやっと気づき始める。

自分の思惑からはあり得ないことが起こっていることに。

「貴様らは天罰などと呼んでいたか？……くだらん。こんなタネも仕掛けもある天罰など、我らが土地では笑《わら》い種《ぐさ》だ」

「バカな……ッ!?　アナタたちは回復したというのですか？　毒……いや天罰から？　そんなことあり得ません!!」

また随分と断定的に言うが、それほど自信あってのことなのだろう。

彼女がエレシスの街の人々に盛った毒は、巧妙でかつ凶猛。

まともな手段ではまず解毒できなかった。

毒を盛った当人だからこそ持てる確信は、聖女への疑惑をますます深いものにする。

やはりコイツの仕業だと。

聖兵の誰かが暴走してトップの制御を離れたとかではなく、完全に彼女が主犯なのだ。

「聖女殿……ッ!?　一体ヤツらは何を言っているんだ？　毒？　天罰は神が下された正義の奇跡なんだろう？　なあ!?」

そして狼狽《うろた》えるばかりの勇者。

ヤツはとりあえず無関係……と。

「貴様にとってはまことに残念なことだろうが、街の毒は完全に無害化されて人々は健康を取り戻したぞ。貴様の目論見《もくろみ》は完全に破綻した」

「バカなッ!? 浸透毒は対策どころか気づくことすら難しいという最強の毒だと……ッ、はッ!?」

「語るに落ちたな」

そしてそんな毒を躊躇《ためら》いなく盛ってくるところが、あの女性の邪悪さを端的に表していて恐ろしい。

「一体……、どうやって解毒を……ッ!?」

「貴様は災いを運び込む魔女だ。これまでも数えきれない災厄をこの地へもたらした。しかしながらたった一つだけ、貴様はよいものを連れてきたな。エピクという救世主を」

「はッ?」

聖女がこっちを振り向く。

その眼光が聖女なんて生優しいものじゃなく鬼女そのもので怖っ。

「そしてエピク殿は、さらなる救い手をこの地に誘《いざな》ってくれた。あの方こそすべてにあまねく救いをもたらす本物の聖女だ。ニセモノのお前なんかと違ってな」

「何ですって!?」

その時。

満を持して天空に光が灯《とも》った。

太陽とは違う別の光。

純白の輝きを伴って現れたのは……。

「あれは!?」

「聖女?」

「天馬に跨《また》がりし聖女だ!?」

そう言われるのも仕方ないこと。

天馬ペガサスに乗って上空から飛来せし乙女。

それは僕もよく知るっていうか一番よく知る最愛の女性スェルだった!

「うーん実に凝った演出」

「相手をペースに乗せるにはハッタリも必要だってお母さんから教わりましたから」

大地に降り、ペガサスから降りるスェルは言った。

そう、僕らの故郷エフィリトの街に君臨するメドゥーサ様は彼女の母。

メドゥーサ様が山から下りてきて、スェルは母親から料理を教わるように、女神にして魔女の極意を余すことなく叩《たた》き込まれている。

もはや通常の薬師の域にはない腕前で、今回聖女が流した毒も『ちょちょいのぱ』であっという間に消し去っていった。

「毒で人を脅かすなんて薬師がする中でもっとも邪悪な行為です。同じ薬師として絶対に見逃せない。だから簡単に解毒させていただきました」

「簡単にやらないでよ！」

しかしスェルは今回僕には同行せず、エフィリトの街で留守番しているはず。

それが何故《なぜ》ご都合主義的に居合わせているのか？

僕と彼女は現在婚約者。

だからこそ念じるだけで互いの意思が通じあったりする。どんなに離れていようとも。

毒の蔓延《まんえん》という僕のスキルじゃどうにもならない事態に彼女の助けが必要になり、呼べばペガサスに跨って一日もかからずに駆けつけてくれた。

さすがのペガサス。

伊達《だて》に翼はついていない。

「お母さん仕込みの薬術をもってすれば、この程度の毒を消し去るなんてわけないです。エピクさんからの頼みならなおさらグズグズしません」

「彼女が訪れてから、病床の者たちは次々処置され見る見る回復していった。もはや快方に向かっているばかりで不安は何もない。故に貴様らの脅迫に屈する必要もまったくないということだッ!!」

イザルデさんからの鋭い語調で告げられる事実。

「そして、ここまでの悪意に晒《さら》されておきながら何の報復もなさないのであれば、我らエレシス戦士団の面目にも関わる。これまではなあなあで済ませてきたが、もはや何人《なんぴと》の抑えも我々は怒りを収めぬ！　よろしいですなアリオン様!!」

カポ、カポ……。

そのいかにもといった蹄《ひづめ》の音を鳴らしてやってくる、一頭の聖馬。

聖獣の一角であるアリオンが、神殿から出てこの平原までやってきた。

その神々しい毛並みと清らかな気配は、どんなに他に多くの馬がいようと、その一頭だけは特別であることを如実に示している。

事実、ここに集ったエレシス戦士団は敵を追い詰めるために皆等しく騎乗していたが、その騎馬たちの中にアリオンが溶け込むことはまったくなかった。

「あれが聖馬……アリオン……ッ!」

きっと初めて目にしたのだろう、聖女の目の色は憑りつかれたようになり、今や喉元に刃《やいば》を突きつけられるような状況であるにもかかわらず、猛然と駆け寄る。

「聖馬アリオン！　地母神が生んだという世界最高の名馬！　その逞《たくま》しい体つき、美しい毛並み！これほど美しい名馬は世界中探したとしても見つかりません！」

『私は？』

ペガサスさん。

キミまで出てきたらややこしい事態になるから今は黙っていて。

「こうして私の前に出てきたということは、わたくしの愛馬になると決めてきたのですね！　正しい選択です！　アナタのような聖馬は、こんな化外の地にいるよりも王都で大聖教会に管理される方がずっと正しい！　それがアナタの正しいあるべき姿ッ!!」

聖女の、アリオンへの執着は激しく、見ているこちらが引くほどだった。

そして一方の、聖女を見下ろす聖馬の目は冷ややか。

「アナタたち聖獣は、清らかなる処女を好み背に乗せると聞きます。私など誰よりもピッタリでしょう？　さあ、わたくしを背に乗せ、駆け抜けることを許可します！　私と共に王都へ凱旋《がいせん》するのです」

『触るな、汚らわしいあばずれめ』

アリオンから、手ひどい言葉が飛ぶ。

普段からそういう悪口は言いそうにない馬だったので、僕らの方がビックリしてしまった。

『私たち聖獣が、ウソを見抜ける存在だということを知らないのですか？　清らかな処女などとあからさまなウソを。お前の身体は隅々に至るまで男の手垢《てあか》に塗《まみ》れている』

「は？　いや、何を……!?」

『放埒の果てであればまだ明るさも保てましょう。しかしお前は保身や成り上がりのため、体を使ってまで男に取り入ろうとした。ここまで汚れた女は他にいません』

「やめて！　出まかせを言わないで！　ウソよ皆デタラメだわ！　根拠もなく適当なことを言わないで、この駄馬!!」

『私を聖獣と認めたのはアナタでしょう。聖獣のウソを見通す力を否定するのですか？』

抱え込んでいた秘密を暴かれ、半狂乱になる聖女。

それもそうだろう、この場には自分の子飼いの聖兵たち、間抜け面を晒す勇者、攻め寄せて包囲を完璧にしているエレシス戦士団など多くの人が居合わせている。

そんな中で取り澄ました自分の醜さを暴かれたら、そりゃ平静さも失うだろうよ。

「どういうことだ聖女殿！　アナタは清らかだと言っていたではないか!?　清らかなままオレに嫁ぎ、処女を捧《ささ》げてくれると……ッ!?」

「違うのです勇者様！　違うの違うの違うのッ！　すべてはあの駄馬のデタラメ！　うわあああああああッッ!?」

しかしそんな彼女の弁明など誰も信じることもなく、虚《むな》しい視線の充満する中に金切り声だけが響き渡るのだった。

聖女へのお仕置き、これにて完遂！

✚〈特別編〉エピクとスェルの王都観光

僕、エピク。

田舎者《いなかもの》です。

そんな田舎者の僕が、都会にやってきたらどうなるでしょう?

大騒ぎです。

見るもの聞くものすべてが新鮮でおのぼりさんになってしまいます。

A級昇格試験を受けるために王都へとやってきた僕たちですが、主目的は置いておくとしても都会はやっぱり煌《きら》びやかなるもの。

すっかり魅せられてしまった。

そうなると上京した田舎者がすることとしたら、一つだけ。

観光だ!!

王都の主だった名所を回り、今ここだけの思い出作りをしていくのだ!!

「出かけようスェル!!」

「お土産《みやげ》話をたくさん作るんですね!!」

もちろんスェルも観光に同行。

旅の道連れである彼女とも思い出を共有しないとな!

王都のことを思い出せば、スェルのことも一緒に思い出さざるを得ないように、記憶の紐《ひも》づけをしておくぜ！

何しろ僕とスェルは、ラブラブだからな!!

何なら今回の王都行きは、新婚旅行に置き換えてもいいぐらいだ!!

仮にA級冒険者に昇格できなかったとしても、スェルと二人で王都を回って大切な思い出が作れたら収支はプラス！

……と言えまいか！

「いやダメですよ。一番の目的はA級冒険者になることですから、それがダメになっちゃダメですよ……！」

実際にはS級冒険者になったんだから問題は一つもないけどな。

果たすべき目的を果たしたからには、あとは遠慮なしに余興に耽《ふけ》れるわけだ。

国の中心……王都は、とどのつまりが大都会。

他の土地にはない洗練された最先端の……それでいて歴史を重ねてきた名所旧跡。誰でも一度は名前を聞いたことがある人気スポットが数え切れないほどある。

そんな場所を、片っ端から訪問して制覇してやろう！

さて、ではどこから回るべきか……？

「そこはオレたちにお任せだぜ!!」

現れたのは、若き冒険者アレオくん。

そしてそのパートナーである女魔導士エリーさん。

「オレたちだって生まれて初めて来た王都！　一旗揚げるって大目標とは別に遊び回りたいという願望はあったぜ！」

「国民誰もが憧れる大都会だもの！　王都タワーに上ったたって言えば、故郷の友だちが羨ましがるわ!!」

エリーさんも浮かれ気味。

普段はパートナーにして恋人のアレオくんを陰で支える内助の功的印象だが、そんな彼女でも浮かれてしまうのが王都マジックか。

「主だった王都の観光スポットはあらかじめピックアップ済みよ！　王都タワー、王都ドーム、王都動物園、王都美術館、王都公園、王都御苑、王都ミッドタウン、王都スカイツリー、王都レインボーブリッジ、王都たてもの博物館!!」

「どこから行く!?　というか全部行こうぜ全部！　せっかく王都に来たんだから話題の場所を総ざらいしないともったいないぜーッ!!」

僕たち以上にハイテンションなアレオくん&エリーさんのカップルであった。

これが田舎からやってきたおのぼりさんの、本来のモチベーションなのだろうか？

もしや僕らの方が興奮足りない？

もっと熱くなれよ！　ってこと？

そうと気づけば負けてられない！

「スェルよ！　僕らも負けずに全制覇だ!!」

「そうですね！　私たちはもっと微細な、マニアックスポットも回ってよりディープな観光をしましょう!!」

マニアックなスポットって？

王都寄生虫博物館とか？

そんな風に始まる前から僕たちが迷走しかけていると……。

「フッ、王都初体験の田舎旅行者は、いつだって考えることは同じだな」

「あッ、ビリリュートさん!?」

王都のＡ級冒険者ビリリュートさん。

昨日今日上京したばかりの僕らと違って、王都を拠点に冒険者活動に励む彼はチャッキチャキの王都っ子。

そんなビリリュートさんは、王都の楽しみ方だって知り尽くしているはず。

含蓄のある人の言葉は、重みが違う。

「何よりまず、観光スポット全部回ろうという考えが無謀だぜ。おのぼりさんはまずそこから間違う」

何ッ!?

どういう意味です!?

「王都は広いんだぜ、お前らが思っている以上にな。多分お前らの出身地より二～三倍の面積があろうし、そこに収まってる観光スポットは無数。移動時間もそれなりにかかる」

「うう……ッ」

「限られた旅行日程の中で、そのすべてを回ろうと思ったら、どれだけ無茶《むちゃ》になるかわかってんのか？　ギッチギチになるぞ？　経験の少ない若手旅行者はそこから間違えるんだ」

ぐぬぬッ、言い返そうにも正論すぎて言えない。

「しかもお前らみたいに若いヤツは、ちょっとでも旅費を浮かそうと交通機関を使わずに徒歩移動するつもりだろう？」

「ぎくぎくぎくッ!?」

「それだとなおさら移動時間がかかる。まともな観光などとても無理だぞ」

まったくビリリュートさんの言う通り。

僕らも王都での滞在費は、出立の時にエフィリト都市議会の予算から心づけとして預かっている。

それにプラス、僕の冒険者としての稼ぎを少々。

大事に使わなきゃということで、できるだけ節約して王都へ辿《たど》りついた。

最低ランクの乗合馬車で、休息もなしに強行して腰いわしたりしてな。

そんな僕らのケチケチマインドを、ビリリュートさんは見抜いていた!!

「当然だ。これでも冒険者ギルドの古株、ルーキーの面倒も何度となく見てきたからお前らヒヨッコの考えなんて手に取るようにわかるのさ！」

なんて凄《すご》い……出会って初めてビリリュートさんを尊敬できる！

「とここまでの講釈で、回るべき観光地は絞るべきことがわかったはずだ。日程にもよるが、まあ三〜四ヶ所ぐらいにしておくのが無難だろう」

「はい！　その通りです!!」

「そんな中でオレからおすすめのスポットを紹介しよう！　そこさえ押さえておけば王都観光は極めたも同然と言える、選《よ》りすぐりスポットだ!!」

おお、これまでで一番頼もしいビリリュートさんの一押し！

いやでも期待が高まるぜ!!

そこは……。

「冒険者ギルドだ!!」

……。

はい？

「全地区に分布する無数の支部ギルド！　その頂点にして中心に位置するのがここ王都にある冒険者ギルドだ！　その位置づけに相応《ふさわ》しくその屋舎は城と見まがう大建造物！　名のある建築士が手掛けたということで一般人も集まる名スポットなのだ!!」

高らかに語るビリリュートさん。

なるほど王都まで来ると冒険者ギルドまで物見の種になってしまうのか。都会のスケールのデカさが窺《うかが》い知れる。

……しかし。

「さらには『ギルドに出入りする有名冒険者を一目見たい！』というのも観光客の大きな目的だな！　A級やS級ともなれば憧れの的！　そんな高位冒険者を目撃できるチャンスが大きいのも王都の強みだ！　オレのようなA級冒険者とお近づきになれて話でもできれば大幸運だ！　田舎への大きな土産話になることは確実！」

手前みそとはこのことか。

挙句に自分自身の話にまでシフトしてきおった。

大きく膨らんだ尊敬の念が、一気に反転してしぼんでいく。

「ただ話をしただけではウソかもと勘繰られるかもな！　そんな時に効果を発揮するのがサインだ！　物証があればリアリティが増すもの！　お前たちにも一枚ずつ進呈してやろう、どうだ!?」

「けっこうです」

すっかりビリリュートさんへの信頼がマイナス直下になってしまった僕たちは、自分たちで行き先を決めることにした。

「目的地は絞れ……っていうのだけは的確なアドバイスだったな」

そこだけは素直に聞き入れて、まず何より最初にどこへ行きたいかを話し合う。スェル、アレオくん、エリーさんと。

そして決まったのが……。

◆

「皆が最優先で来たがった場所が、ここか」

カポーン。

王都名物、公衆大浴場。

人間生きて動いていれば少しずつ汚れていくもの。汗も出るし垢《あか》も出る。泥に土埃《つちぼこり》、体を汚す要素は様々だ。

そんな汚れを洗い落として清潔でいるために、街では公衆浴場が設置されている。

誰でも入ることができて、お湯を好きなだけ使い、ついでに体を温めることができる。

どんな街にでも公衆浴場はあるものだが、中でも王都にあるものは別格だ。

国内最大規模で、なんと千人の入浴客が同時利用できるらしい。

敷地内にはいくつもの湯舟が設《しつら》えてあって、しかも特別な設備が様々に用意されている。

泡風呂、薬風呂、流れる風呂……僕の故郷のエフィリト街には、こんな目新しい入浴施設はなかった。

当然話題になるということで、王都見物を楽しんだ旅行者は帰ったのち、この大公衆浴場を話題に乗せて噂《うわさ》はさらに広がり、いつしかこう言われるようになった……。

——『王都に行ったら大公衆浴場を体験しておけ』と。

体を洗わないといけないんだから嫌でも体験することになるんだろうけどな、とは思った。

「いやー実はオレ、風呂あんまり好きじゃないんだけどさー」

隣で湯船に入るアレオくんが台無しなことを言った。

「髪が濡《ぬ》れるのが嫌なんだよなー。耳や目にお湯が入るのも怖いし。でもまー、女どもにお願いされちゃしゃーないよなー？　なんで女ってあんなに綺麗好《きれいず》きなんだろ？」

男だって清潔好きですよ、誤解を招く言い方やめてください。

僕だって、ギルドで虐げられていた時代は金もなく、公衆浴場にも行けずに濡れ雑巾で体を拭くのがせいぜいだった。

冬も冷水でやんなきゃだから寒いのなんのって……。

それに比べれば、こうして温かい湯船に浸《つ》かれるなんて天国のようだ。

やはり王都はいいとこだった！　一度はおいで！

「しかしなんで公衆浴場って男女別なんだろうな？　せっかく来たのにエリーと別行動なんて……、エピクだってスェルちゃんと離れ離れで寂しいよな？　一緒に風呂入りたかったよなあ？」

何を言っておるのだこやつは？

世間の常識として入浴が男女別なんて当たり前だろうよ。そこは王都だって変わりない。変わりがあってたまるか。

そりゃ大公衆浴場の入り口で別行動。一緒に来た意味あるの？　とも思うが、それをここで言ったら変態確定で、つまりはどうしようもないじゃないか。

きっと今頃はスェルも、あの塀の向こうの女湯で、入浴を楽しんでいることだろう。

同行のエリーさんも一緒に、たとえばこんな風に……。

――『エリーさんっておっぱい大きいですねえ、どうしたらそんなに育つんです？』

――『それはアレオが毎晩しつこいから……じゃなく！』

――『え？　しつこいのとおっぱい大きいのと何の関係が？』

――『それはスェルさんもそのうちわかってくるわよ、エピクさんがいるんだし』

――『エピクさんが？　何故《なぜ》？』

――『あーそれよりいいお湯ねえ。肩凝りも溶けてなくなっちゃう』

――『やっぱりおっぱいが大きいと肩凝るものなんですか？』

……とかさ。

いかん想像すると頭のぼせてきた。

お湯の温かさとダブルパンチで意識が遠のいていく……。

「おわ？　どうしたんだエピク、顔が真っ赤だぞ!?　危ない！　水だ、冷水をぉおッ!?」

◆

せっかくのお風呂で温まったのに冷や水を浴びせられてしまった。

待ち合わせの時間になったので温まり直すこともなく出た。何とも腑《ふ》に落ちない。

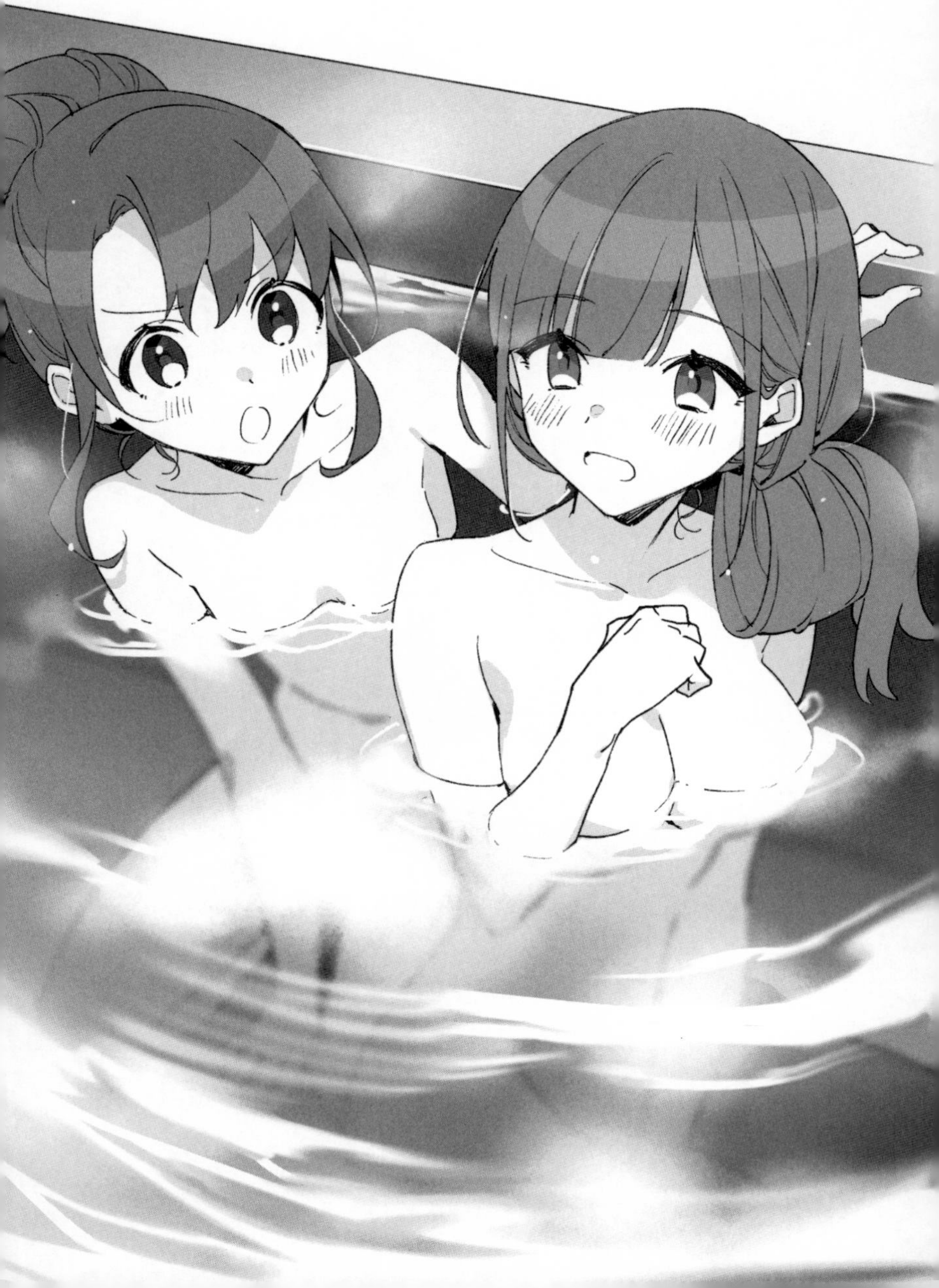

「ふぃー、サッパリしたところで今日はどうする？　宿に帰る？」

「その前にもう一ヶ所回りましょう。近場にいいものがあるんですって」

エリーさんの案内で移動。

なんでも名所の一つとして『聖獣の石』なるものがあるらしい。

道端に立っている自然石だが、その形が偶然にも『天馬に見える』というので親しまれ、今では拝みに来る人もいるとか。

民間信仰の類《たぐい》だという。

実際に見てみると、その『聖獣の石』というのは人間の背丈程度のなかなか大きな石……もはや岩？　その自然にできた形が天馬に似ているのか……？

「この盛り上がった部分が……顔？」

「これが翼の部分でしょうか？」

見立てられた部分を把握するにはなかなかのセンスが必要だった。

ただこの岩、王都の市民には人気があるようで、花やらお菓子が備えられている。

お年寄りが代わる代わる祈っては去っていた。

「王都でもこういった素朴な信仰があるんだな」

「心があったまりますねー」

しかし、そんなほのぼのした空気を引き裂く災いが乱入してくる。

「控えよ！　邪悪な信仰を神は許さん！」

大声を張り上げるのは、やけに身なりの綺麗な男だった。

しかも数人、徒党を組んでいる。

「我々は大聖教会から派遣された神官である！　大聖教会は、この奇岩を邪宗の産物と見做《みな》した！　大聖神に逆らう邪物は即刻打ち壊すべし！　代わりにこの教皇猊下《げいか》の像を安置することとなった!!」

そう言って神官とやらが引き出してきたのは、老人を象《かたど》った石像だった。

老人の像は、骨と皮だけと思えるぐらいに痩せ細り、地獄の亡者でもモデルにしているかのようだった。腕がいいだけにモデルの不気味さまで完璧に再現している。

「迷いし信徒たちよ！　このような奇岩に祈ったところで何の意味もない！　祈りは大聖教会に捧《ささ》げてこそ意味があるのだ！」

周囲にいる人々はオロオロと戸惑う。

誰もが古くからその場所にあった『聖獣石』に親しみを覚えているというのに、何が悲しくてあんなジジイ像を代わりにしないといけないのか？

「エピクさん……」

「わかっている」

義を見てせざるは勇なきなり。

僕は足音を殺して、亡者ジジイ像に忍び寄ってから……。

「あッ、あっちに金貨が落ちてる！」

「何ッ？　どこどこどこだッ!?」

金にがめつい神官たち。

お陰でジジイ像から視線が離れた。

その瞬間を狙って……。

「『消滅』」

僕のスキルで、像は跡形なく消え去った。破片も残さずに。

「チッ、金貨などどこにもないじゃないか……あれッ、教皇様の像は？」

神官たちが視線を戻しても、何もなし。

『消滅』スキルで消し去ったものは、痕跡すら残せない。

だから壊したという証拠も残らないし、僕が何かしたという疑いも起こらないってことだ。

その特性のおかげでかつては魔物を倒した功績も認められなかったが、ちゃんとスキルを扱えるようになると強みに変えられるものだな。

「教皇様の像が!?　この場所に収めよと命令を受けたのに!!」

「ええい帰るぞ!　適当に報告しておけば誰も気にせん!!」

神官たちは泡を食って立ち去っていった。

これで人々から慕われる『聖獣石』は危機を凌《しの》げた。

再びこんなふざけたことが起こらないようにアンパョーネンさんにでも知らせておいた方がいいかな？

王都はやっぱり賑《にぎ》やかなところで、ちょっと観光するだけでも色んな出来事に出くわすなあ。

MFブックス

薬《やく》草《そう》採《さい》取《しゅ》しかできない少《しょう》年《ねん》、最《さい》強《きょう》スキル『消《しょう》滅《めつ》』で成《な》り上《あ》がる 2

2023年10月25日　初版第一刷発行

著者　岡沢六十四
発行者　山下直久
発行　株式会社KADOKAWA
〒102-8177　東京都千代田区富士見2-13-3
0570-002-301（ナビダイヤル）
印刷・製本　株式会社広済堂ネクスト
ISBN 978-4-04-683002-9 C0093

担当編集　森谷行海
ブックデザイン　おおの蛍（ムシカゴグラフィクス）
デザインフォーマット　AFTERGLOW
イラスト　シソ

本シリーズは「小説家になろう」（https://syosetu.com/）初出の作品を加筆の上書籍化したものです。
この作品はフィクションです。実在の人物・団体・事件・地名・名称等とは一切関係ありません。

ファンレター、作品のご感想をお待ちしています

宛先
〒102-0071　東京都千代田区富士見2-13-12
株式会社 KADOKAWA　MFブックス編集部気付
「岡沢六十四先生」係「シソ先生」係

二次元コードまたはURLをご利用の上
右記のパスワードを入力してアンケートにご協力ください。

https://kdq.jp/mfb
パスワード
yrzjv

● PC・スマートフォンにも対応しております（一部対応していない機種もございます）。
●アンケートにご協力頂きますと、作者書き下ろしの「こぼれ話」が WEB で読めます。
●サイトにアクセスする際や、登録・メール送信時にかかる通信費はご負担ください。
● 2023 年 10 月時点の情報です。やむを得ない事情により公開を中断・終了する場合があります。

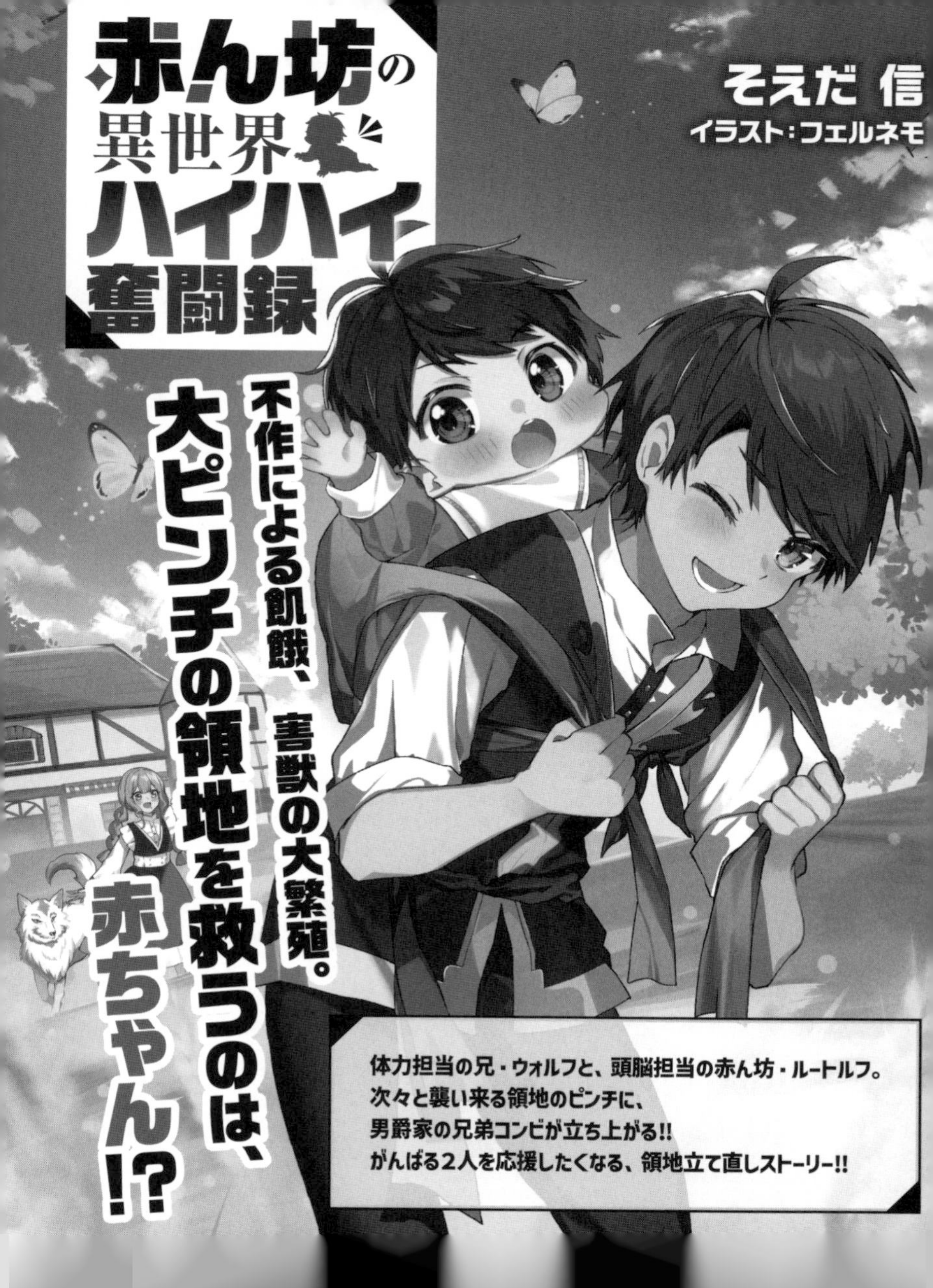
赤ん坊の異世界ハイハイ奮闘録
そえだ 信
イラスト：フェルネモ
不作による飢餓、害獣の大繁殖。
大ピンチの領地を救うのは、赤ちゃん!?
体力担当の兄・ウォルフと、頭脳担当の赤ん坊・ルートルフ。
次々と襲い来る領地のピンチに、
男爵家の兄弟コンビが立ち上がる!!
がんばる2人を応援したくなる、領地立て直しストーリー!!